지방은 악의 축일까, 아니면 신의 선물일까?

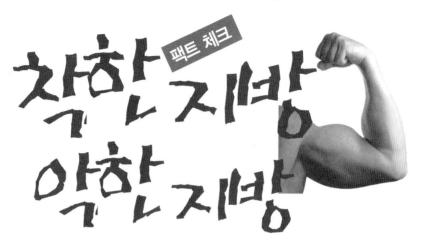

팩트 체크
착한 지방
악한 지방

공 저 제임스 디니콜란토니오 / 조셉 머콜라
감 수 김진웅 / 이진호
옮 김 배용래

당그래

팩트 체크, 착한 지방 악한 지방

1판 1쇄 펴낸날 2020년 10월 24일

지은이 제임스 디니콜란토니오 & 조셉 머콜라
옮긴이 배 용 래
펴낸이 이 춘 호
펴낸곳 당그래출판사

등록번호 제22-38호
등록일자 1989년 7월 7일
전화 (02) 2272-6603
팩스 (02) 2272-6604
홈페이지 www. dangre.co.kr
이메일 dangre@dangre.co.kr

값 15,000원

ISBN 978-89-6046-058-4
이 책의 국립중앙도서관 출판사도서목록(CIP)은 서지정보유통시스템 홈페이지(http://kolis-net.nl.go.kr)에서
이용하실 수 있습니다. (CIP제어번호: CIP2020030934)

팩트 체크

착한 지방, 악한 지방

이 책은 여러분의 건강에 유익하도록 식단에 어떤 종류의 지방을 추가하는 것이 좋겠다 하는 일반적인 정보를 제공합니다. 그러나 이것이 각 개인에 대한 개별적인 의학적 처치를 대체하려고 하는 것은 아닙니다. 다른 식이 요법과 마찬가지로 새로 시작할 때는 개개인의 상태에 적합한 지를 주치의에게 확인 받은 후 시행할 것을 권합니다. 저자와 출판사는 이 책에 포함된 내용의 적용에 따른 어떠한 부작용에 대해서도 책임 지지 아니함을 알려둡니다.

감수자의 글

김 진 웅

서울대학교 약학대학 졸업
미국 일리노이대 약학대학 약학박사
현 서울대학교 약학대학 교수
서울대학교 약학대학 약초원장
https://snupharm.snu.ac.kr/node/105

지방은 3대 영양소 중 하나로 아주 중요한 물질이지만 우리가 제일 싫어하는 물질이기도 합니다. 우리 몸에 축적된 지방이 여러가지 질병을 일으키고 체중을 증가시키는 주요 원인이라고 알려져 있기 때문일 것입니다. 그러나 좋은 지방이 부족해도 건강에 문제가 생깁니다. 이 책은 몸에 좋은 지방이 무엇이고 또 우리가 그것을 어떻게 섭취해야 건강하게 살 수 있는 지를 자세하게 알려주고 있습니다.

지방은 우리 몸을 구성하는 세포 하나하나의 구성 재료이자 우리 몸을 잘 움직이게 하는 수많은 종류의 신경전달물질 등의 기본 재료가 됩니다. 컴퓨터라는 기계도 소프트웨어가 있어야만 제대로 작동하듯이, 우리 몸도 세포와 조직, 기관을 하드웨어라 한다면 이를 잘 움직이게 하는 소프트웨어가 있어야 하는데, 지방은 바로 우리 몸의 하드웨어이자 소프트웨어로서의 역할을 모두 수행하는 아주 중요한 물질이라는 것입니다. 따라서 몸 속의 이러한 지방이 어떤 이유로 부족하거나 잘못되면 우리 몸이 망가지게 되는 것은 당연한 이치입니다.

따라서 우리는 식생활에서 어떤 지방을 선택해야 하고 또 그것이 얼마나 필요한지, 어떤 지방을 피해야 하는지 정확한 지식을 알고 있어야 합니다. 누구나 먹는 음식이라고, 맛있는 음식이라고 우리 몸에 다 좋은 것은 아니라는 것입니다.

이 책을 통하여 몸에 좋은 지방, 한가지 예를 들면 오메가3지방산은 왜 중요하며 부족할 경우에는 무슨 일이 일어나는지, 얼마나 섭취해야 하고 어떻게 섭취할 것인지 등에 대해 수많은 연구결과 및 임상시험을 통한 과학적 근거에 준해 자세한 설명을 듣게 됩니다. 또한 나쁜 지방의 대표격인 트랜스지방은 또 어떠한 지, 포화지방은 정말 해로운 것인지, 우리가 좋아하는 튀김류 및 각종 요리에 사용하는 식용유는 왜 우리 몸에 해로운지에 대해서도 상세하게 알게 됩니다.

지방에 대한 올바른 지식을 알고자 하시는 분이나, 여러가지 질병의 치료와 예방에 도움이 되는 식이요법, 보충제에 관해 지금까지 과학적으로 연구된 정확한 사실을 알고 싶은 분들은 꼭 읽어 보기를 권하는 바입니다.

감수자의 글

이 진 호
연세대학교 의과대학 졸업
펜타힐의원 원장
요오드기능의학 연구소 소장
대한만성피로학회 회장
https://blog.naver.com/pentaheal
http://www.drjino.com/
닥터지노의 병원탈출 With 기능의학:
https://www.youtube.com/channel/UCFlNbBTPi8uQJbKkpHI50_A

우리나라의 식단은 2016년 공중파에서 방영된 지방에 대한 한 다큐멘터리를 기점으로 전환점을 맞았습니다. 이전까지 건강 관리와 체중 조절에 있어서 저지방, 저칼로리가 대세였다면 완전히 다른 새로운 방법이 널리 알려지게 된 것입니다. 저 역시 잠깐 출연했지만 제가 회장을 맡고 있었던 대한만성피로학회를 통해 다큐멘터리의 제작, 기획에 큰 영향을 미쳤던 만큼 현재 저탄수화물고지방식단(저탄고지: LCHF) 트렌드에 대한 감회는 남다르다고 할 수 있습니다.

또한 저는 식단과 운동의 중요성을 느끼고 국내 최초의 저탄고지 메디칼 피트니스인 펜타핏을 만들어서 이 다큐멘터리의 후속작에 저희 트레이너도 다시 출연을 하게 됩니다. 매일매일 진료실에서 저탄고지 식단을 추천하고 있으며, 좋은 효과를 보시는 분들을 많이 만나고 있습니다. 3년간 병원에서 임상을 해서 효과는 검증되었다고 할 수

7

있습니다. 저탄고지는 자가면역, 당뇨, 만성피로, 암환자, 간질 등의 특정 환자에게는 인생을 바꿀 수 있는 식단입니다. 그래도 여전히 무엇을 먹어야 하는지, 특히 어떤 지방을 섭취해야 하는지에 대해서는 일일이 설명을 드리기가 쉽지 않았는데, 이번에 출판되는 이 책이 바로 그런 부분을 해소해 줄 수 있는 책인 것 같아서 번역 감수를 하면서도 기쁜 마음을 감출 수 없었습니다.

아무쪼록 이 책으로 인해 저탄고지의 장점이 더욱 널리 알려지기를 바라며, 건강을 위해 어떤 음식, 어떤 보충제를 먹어야 할지 고민되는 분이 있다면 큰 도움이 되기를 바라 마지 않습니다. 이 책을 만성질환을 오래 앓고 있는 분들이나 그 예방을 통해 평생 건강을 원하시는 많은 분들이 읽고 도움을 받으시길 원하는 마음입니다.

옮긴이의 글

배 용 래

옮긴이는 심장의 관상동맥경화로 인해 관상동맥우회술(CABG, 또는 By-pass)이라고 하는 큰 수술을 받았습니다. 오르막길을 오르거나 좀 힘든 일을 할 때, 또는 빨리 걷기만 해도 흉통이 느껴졌고, 그래서 종합병원을 찾아 여러 가지 검사를 받고 관상동맥조영술을 한 결과 이미 관상동맥이 70-90% 막힌 상태라는 것을 알게 되었습니다. 그래서 즉시 스텐트 2개를 삽입하는 시술을 받았으나 그 후 거의 1년 가까이 지나도록 흉통은 개선되지 않았습니다.

운동량이 부족하다는 것 이외의 이렇다 할 이상소견은 없었습니다. 고혈압, 당뇨, 고지혈증 같은 것도 없었고, 흡연 및 음주도 하지 않았으며, 가족력도 없었습니다. 뿐만 아니라 지구의 생태환경을 위하여 육류를 먹지 않음으로써 의식 있는 지식인이라 나름 자부하고 있었습니다. 그런 제가 동맥경화로 진단을 받고 가슴뼈를 열고 수술까지 받아야 하는 상황은 충격 그 자체였습니다. 그래서 수술 전까지 거의 공황상태에 빠져 정신건강과에 가서 항우울증약을 처방 받아 복용할 정도였습니다.

결국 심장의 관상동맥을 대신하여 혈관 4개를 이식하는 큰 수술을 받게 되었습니다. 장시간의 어려운 수술은 성공했으나, 수술 후 회복기에는 잘 먹어야 한다고 하니 채식도 포기하고 좋아하는 음식을 탐하였고, 어느덧 수술 전 식생활로 돌아가는 저를 발견하게 되었습니다. 수술은 급한 불을 끈 것이나 마찬가지이고 그 질환의 근본적인 문제를 해결하지 못하면 언젠가는 새롭게 이식한 혈관도 다시 막혀버릴 수 있게 될 수도 있다고 하니 다시 겁이 나게 되었습니다. 그러나 종합병원은 수술은 잘 하지만 그 원인을 콜레스테롤이라는 한 가지에만 누명을 뒤집어 씌우는 듯한 인상을 받았습니다. 그래서 질환의 진짜 원인이 무엇이었는지 파악해서 그에 따른 2차예방을 해야한다고 생각하게 되었습니다. 그래서 저의 관상동맥경화의 뿌리가 무엇이었을까 스스로 알고 싶어 국내외의 여러 서적을 탐독하게 되었고, 그 중의 하나가 이 책의 원서인 Super Fuel인 것입니다.

그리하여 수술 전 제 식생활을 뒤늦게 돌이켜 보니 채식이라는 것을 하였음에도 불구하고 문제점이 많았던 것으로 생각이 되었습니다. 과자와 빵, 떡을 밥보다 더 좋아했고 채식을 한다고 하면서도 건강하고 신선한 채소를 많이 먹지 않았으며 섭취하는 대부분을 탄수화물에 의존하여 특히 빵 과자 등에 들어있을 것으로 예상되는 트랜스지방은 많고, 단백질과 건강한 지방 및 비타민, 미네랄은 심히 부족했었던 것으로 추측이 되었습니다. 그래서 소위 저탄수화물고지방식이(LCHF)에 대해 알게 되었고 자연스럽게 지방에 대해 많은 관심을 가지게 되었습니다. 그런데 섭취하는 총 열량의 상당부분을 그 낯설고 무서운 지방으로 바꿔야 하니 그에 대한 명확한 지식이 필요하게 되었고 원서 Super Fuel이 그 목마름을 해결해 줄 수 있는 최적의 지식 창고라는 느낌이 들었고, 그래서 곧 번역을 결심하게 된 것입니다.

실제로 이 책에서 제시하는 내용을 적극 수용하여 저의 잘못된 식생활을 대폭적으로 바꾸었으며, 아울러 영양균형을 위해 필요한 건강

기능식품을 꾸준히 복용한 결과 6개월만에 체지방률의 대폭적인 감소와 아울러 근육량 감소 없이 적절한 체중이 꾸준히 유지되는 극적인 변화가 일어나 저 자신도 놀라게 되었습니다. 이제 제 몸이 좀더 건강한 상태에 한 발짝 다가선 느낌입니다. 뿐만 아니라 기능의학 병원에서 혈액 및 소변 등 각종 검사에서 결핍되었던 영양소 및 이상 소견을 보이던 수치가 정상화 되는 감격을 맞이하게 되었습니다. 그러나 이것은 이제 시작일 뿐이라고 생각합니다.

아무쪼록 여러분들도 만일 저와 비슷한 심혈관이나 대사성질환, 즉 협심증, 고혈압, 제2형당뇨, 고지혈증, 과체중/비만으로부터 자유로운 건강한 신체를 유지하고 싶다면, 이 책은 지금까지 밝혀진 풍부한 과학적 근거에 의해 여러분을 건강의 길로 안내할 것입니다. 그러나 한가지 부언할 것은 이 책은 지금까지 관련된 분야의 연구결과를 근거로 비교적 객관적으로 기술된 것이긴 하지만 논란 중에 있는 주제들도 다수 있는 만큼 독자들은 다른 학설과 주장에도 귀를 기울여 균형된 시각을 가져 주시기를 바랍니다. 또한 이 책에 등장하는 많은 전문용어들에 대해서 상세한 역주를 달아 해설하고 싶었으나 부득이 빈약한 수준으로 마무리됨을 널리 용서하여 주시기를 바랍니다.

옮긴이 배용래는 서울대학교 약학대학을 졸업한 후 약사로서 다수 제약회사의 학술개발, 생산, 품질관리 분야에서 일하였고, 일선 약국에서도 조제와 복약 지도를 담당하여 왔으며, 현재는 강화도로 이주하여 거주하고 있다. 역자 자신이 관상동맥의 협착으로 우회술(CABG)이라는 큰 수술을 받은 후, 지방 및 저탄수화물고지방식단(LCHF; ketogenic diet)에 대해 특별한 관심을 가지는 계기가 되어 이 책을 번역하게 되었다.

목차

머릿말

디니콜란토니오 박사 Dr. DiNicolantonio

나의 지난 번 저서인 **The Salt Fix**는 지난 40여 년간 우리를 속여 온 소금은 악마라는 거짓에 도전한 것이었다. 여러분도 아시다시피 대중들에게 알려진 바와 달리, 소금은 고혈압을 일으키거나 건강을 해치지 않는다. 소금은 사실 필수적인 영양소이며 이것이 없으면 신체가 최적의 기능을 발휘할 수 없다.

또 하나 대중적으로 잘못된 믿음은, 다가불포화지방산이 많은 식물유(콩기름, 옥수수유, 홍화씨유와 같은)는 건강을 증진시키고 포화지방 특히 동물성 지방인 버터, 우지, 돈지(라드) 등은 해롭다는 것인데, 이 책은 이것을 바로잡을 것이다.

인류는 오래 전부터 현재보다 훨씬 더 적게 오메가6를 섭취하고 더 많은 오메가3에 의존해 진화해 왔으나, 현대인의 식단에서 그 섭취 균형이 깨짐으로써, 이것이 수많은 사람들에게 만연한 만성질환의 근본적 원인이 되고 있다. 우리는 또한 지방의 종류에 따라 여러분의 몸에 얼마나 쌓이고, 심장과 뇌 건강에는 어떤 지방이 더 좋으며, 쌓인 지방을 태우는 것은 무엇인지를 알려 줄 것이다.

우리는 오메가6와 오메가3의 섭취 균형이 깨졌을 때 나타나는 불건강한 상태에 대해 먼저 소개한 후, 이를 최적의 수준으로 회복시키기 위한 식품과 보충제를 현명하게 선택하도록 안내할 것이다. 이 책을 통해 여러분이 지방 섭취를 줄일 필요 없이 간단히 바꾸기만 함으로써 건강을 되찾을 수 있게 되기를 바란다.

머콜라 박사 Dr. Mercola

나의 지난 번 저서 *Fat for Fuel*은 케톤식이(저탄수화물고지방 식이) 및 구석기 식단을 위한 참신한 전략을 제시한 것이다. 그 책은 미토콘드리아가 신체의 전반적인 건강에 있어 차지하는 중요성을 일깨우도록 하고, 주기적 케토시스ketosis가 체내 대사의 유연성을 키워 지방이 인체의 1차적 에너지원이 되어 체지방을 태우도록 하는 것을 알리는 목적이었다. 그 책의 패러다임은 여러분의 영양 대사 사이클에서 지방이 50-85%를 차지하는 제1의 다량영양소가 되도록 하자는 것이다.

지면 관계상 그 책에서는 지방의 선택이 얼마나 중요한지 아주 상세하게 다루지는 못하였다. 그래서 이 책이 그 간극을 메우고 여러분에게 필요한 확실한 과학적 지식을 제공하고자 한다. 그리하여 지난 20여 년간 공공 보건기관과 의사, 저널리스트들이 지방에 관하여 마구잡이로 휘저어 놓아 혼란스런 현 상황에서도, 여러분이 그 진실을 확실하게 이해할 수 있도록 할 것이다.

프롤로그
야누스의 두 얼굴, 지방

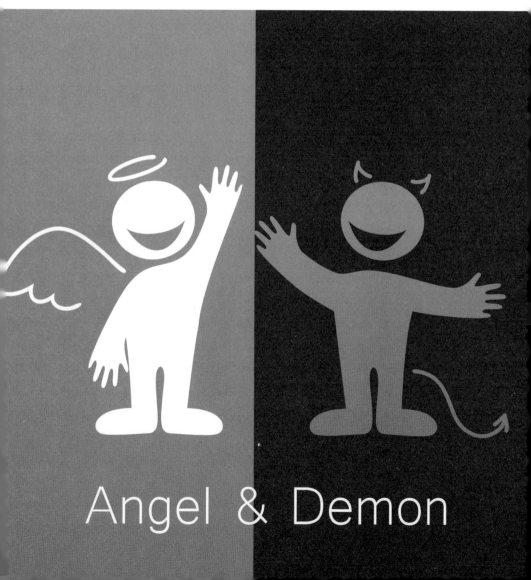

Angel & Demon

프롤로그에 나오는 용어 정리 *역주

포화지방, 포화지방산 Saturated fat, Saturated fatty acid: SFA
다가불포화지방산 Polyunsaturated fatty acid: PUFA
오메가-3 지방산 Omega-3 fatty acids, omega-3 fat, omega-3
*지방산의 이중결합이 끝(오메가 위치: 메틸기)에서 3번째부터 시작되는 다가불포화지방산
인슐린저항성 Insulin resistance
단일불포화지방산 Monounsaturated fatty acid: MUFA
올레산 Oleic acid *대표적인 단일불포화지방산으로서 올리브, 아보카도 등 식물성 식품 및
쇠고기, 돼지고기, 닭고기 등 육류에 널리 함유되어 있다.
저탄수화물고지방식단 Low carbohydrate high fat diet: LCHF
비건 Vegan *절대채식주의
돈지 Lard
우지 Beef tallow
크릴 Krill *남극해에 서식하는 갑각류의 일종 *Euphasia superba*
산업적종자유 Industrial seed oils *식용유, 식물유
리놀레산 Linoleic acid *오메가6 필수지방산
오메가-6 지방산 Omega-6 fatty acids, omega-6 fat, omega-6
*지방산의 이중결합이 끝(오메가 위치: 카르복실기)에서 6번째부터 시작되는 다가불포화지방산
알파리놀렌산 Alpha linolenic acid: ALA *오메가3 필수 지방산
에이코사펜타엔산 Eicosapentaenoic acid: EPA
도코사헥사엔산 Docosahexaenoic acd: DHA
셀리악병 Celiac disease *소장에서 영양분의 흡수를 저해하는 글루텐의 감수성이 증가되
는 자가면역질환
크론씨병 Crohn's disease
만성폐쇄성폐질환 Chronic obstructive pulmonary disease: COPD
신경병성 질환 Neurological disorders *다발성경화증 Multiple sclerosis, 헌팅턴병
Huntington's disease, 파킨슨병 Parkins's disease 등
황반변성 Macular degeneration
궤양성대장염 Ulcerative colitis
자가면역질환 Autoimmune disease
케톤 Ketone *체내에서 지방이 분해될 때 나오는 대사체

지난 수십 년 동안 **포화지방***은 악으로 낙인 찍혀왔다. 포화지방은 콜레스테롤 수준을 높이고 동맥을 막히게 하는 원인으로 지목된 반면, 식물유는 의학 및 영양 관련 기관으로부터 건강의 등불로 칭송되었다. 이는 포화지방이 콜레스테롤 수준을 높이는 반면, 식물유(대부분 **다가불포화지방산***)는 이를 낮추기 때문일 것이다. 그러나 최근 그것이 잘못되었다는 뉴스가 줄줄이 등장하게 되었다. 즉, 포화지방을 먹는 게 문제가 없다는 것뿐 아니라 심지어 더 좋다는 것이다. 그러나 이러한 소식을 전하는 몇몇 전문 영양관련 기관과 정부 조직은 바로 포화지방을 멀리 하라고 했던 바로 그 기관들인 것이다! 소위 전문가라는 사람들이 매주 상반된 이야기를 하니 도대체 우리는 무엇을 믿어야 한단 말인가?

2015년 미국식이지침Dietary Guidelines for Americans: DGA에 의하면, 여러분은 콜레스테롤 수준을 내리고 심장질환 예방을 위해 다량의 면실유, 콩기름, 옥수수유, 홍화씨유 및 해바라기씨유 같은 식물유를 섭취해야 한다. 그리고 포화지방 섭취를 총 칼로리의 10% 이하로 유지해야 하며, 돼지고기와 적색육을 너무 많이 먹지 말고 저지방 또는 무지방 유제품을 먹어야 한다. 뿐만 아니라 DGA는 식물유는 강조하면서도 매우 중요한 지방인 **오메가3***는 완전히 무시해버린다. 오메가3는 오랫동안 심장 건강에 좋다고 여겨진 것인데 이제 DGA에서는 제외되었을 뿐만 아니라 공격까지 받고 있다. 오메가3의 역할과 심장 건강에 대해 오해를 불러 일으킬만한 기사는 다음과 같다:

- 오메가3 보충제는 심장질환 위험률을 전혀 감소시키지 못한다
  - *TIME*, 2012. 9.12
- 어유fish oil 보충제 복용이 심장 건강에 도움되지 않는 것으로 보인다
  - *WebMD*, 2014. 3. 17
- 어유는 연구결과의 뒷받침이 없다 -*The New York Times*, 2015. 3.30

이 정도면 여러분을 놀라게 하는데 충분하지 않은가? 많은 심장전문가들이 오메가3가 심장 건강에 좋다고 여기지 않으며, 심지어 명망 있는 의학전문매체인 메디스케이프Mediscape의 편집장인 에릭 토폴 박사Dr. Eric Topol 조차, 내게 오는 많은 환자들이 어유를 복용하는데 나는 그들에게 제발 그것을 복용하지 말라고 충고한다고 하였다. 더 나아가 메디스케이프는 기사에서 토폴 박사는, 어유는 무용지물이라고 했다…(중략)… 어유는 아무것도 아니다, 라고도 했다. 우리는 더 이상 논쟁을 할 필요가 없다. 어유는 적당한 용량이나 알맞는 제제를 만들 수도 없다. 그것은 아무런 효과도 없다.

많은 사람들이 어유 보충제가 효과 있을 것으로 믿고 힘들여 번 귀중한 돈을 제대로 써왔다는 것을 고려한다면, 토폴 박사의 아무것도 아니다 라는 발언은 분명 악의적이라 하기에 마땅하다. 그러나 사실 이것보다 더 가관인 것은 관계기관들이 어유는 건강에 유익함이 없고, 해롭기까지 해서 전립선암의 위험률을 증가시킨다고 비난하는 것이다.

- 어유를 너무 많이 섭취하면 전립선암 위험률을 증가시킨다.
  - *Web MD*, 2013. 7. 10
- 전립선암 증가에 오메가3가 관여한다
  - *American Cancer Society*, 2013. 7. 17.

그러면 무엇이 진실인가? 어유나 크릴유의 오메가3가 과연 해로운가

이로운가? 포화지방은 건강에 좋은가 나쁜가? 그러면 우리는 왜 이런 의문을 가져야만 하는가? 왜 이런 논란이 일어나는가, 그리고 왜 이렇게까지 되었는가?

이것에 대한 답을 찾기 전에 먼저 지방이 무엇인지, 무슨 일을 하는지, 식품 중에는 어떤 지방이 들어있는지 잠깐 알아볼 필요가 있을 것이다.

지방의 기초

영양학자들이나 다이어트 지도자들은 사람들이 포화지방이나 불포화지방 등이 실제로 무슨 일을 하는지 다 이해하는 것으로 간주한다. 그러나 여러분이 그런 것들을 모른다 해도 걱정할 필요는 없다. 그것은 당신만이 아니기 때문이다. 대부분의 사람들은 어떤 지방이 어떠한지 정확히 모르며, 심지어 공중보건을 위한다는 저널리스트들조차 이러한 지식이 없으면서도 식단에 관한 기사를 쓴다는 것은 정말 잘못된 일이다. 불행하게도, 많은 의사들도 식이 지방에 대해 정통하지 못할 뿐 아니라, 최신 연구 결과를 따라잡을 시간적 여유가 없다. 결과적으로 바로 여러분과 같은 일반인은 당시에 득세하는 영양학에 관한 도그마 -그것이 잘못된 것일지라도- 를 전문가라고 자처하는 사람들을 통해 앵무새처럼 되풀이하여 들을 수밖에 없다.

그러나 이러한 식단을 충실히 따라 했음에도 불구하고 여러분이 기대했던 것과 달리, 여러분의 허리띠는 그들의 말처럼 대폭 줄지 않았음을 알게 될 것이다. 이 잘못된 가이드가 단지 여러분의 허리둘레를 조금 늘어나게 했을 뿐이라면 다행이지만, 실제로는 그 이상이다. 여러분의 몸무게가 더 늘어난 것은 가이드에 따라 지방의 대부분을 식물유를 섭취함으로써 생길 수 있는 해악 중 가장 사소한 것이라는 사실이다. 심장질환, 치매, 암, **인슐린저항성***, 자가면역질환, 조기 사망 등의 위험률의 증가에 비하면, 그건 새 발의 피나 마찬가지이기 때문이다.

지방에 관한 영양가이드를 이해하기 위해서 지방이 무엇인지부터 알고 넘어가자. 여러분이 섭취하는 식품 중의 지방은 여러분의 엉덩이, 뱃살 등에 붙어있는 지방과 생화학적으로 동일한 것이다. 그리고 여러분의 몸에 지방이 더 붙어있으면 보기 싫겠지만, 섭취하는 지방 및 여러분 몸 속의 지방은 건강에 절대적으로 필요한 것이다.

여러분이 지방이라는 단어를 들을 때 자동적으로 떠오르는 부정적인 느낌을 떨쳐내 보라. 지방은 하도 오랫동안 악으로 낙인 찍혀 그에 대한 생각만으로도 몸서리가 처질지도 모르지만 그것은 여러분 잘못이 아니다. 현실은 마트 선반마다 저지방이니 무지방이니 하는 식품들이 널려있고 의사들은 아침으로 달걀과 베이컨을 먹으면 **심장질환의 지름길**이라고들 하니 말이다.

영양에 관한 논쟁에서 흔히 **빼먹는** 것은 지방이 동물성이든 식물성이든 3가지 형태 지방산의 조합이라는 것인데, 그것은 포화지방산, **단일불포화지방산*** 그리고 다가불포화지방산이다. 어떤 지방이든지 그것이 전부 포화지방산이거나 불포화지방산으로만 된 것은 없다. 예를 들면 여러분이 끔찍하다고 생각할 베이컨의 지방이나 돈지(라드)도 포화지방산보다 단일불포화지방산이 더 많이 함유되어 있다. 더욱이 그 단일불포화지방산중에서 주로 **올레산***이라는 지방산이 대부분인데, 이것은 바로 건강상 유익한 것으로 알려진 올리브유에 다량 함유되어 있는 성분과 같은 것이다. 그리고 우리가 섭취하는 식품 중 포화지방산이 가장 많이 함유된 식품은 동물성이 아니라, 식물성 식품으로부터 온 것이다. 그것은 바로 코코넛유로서 약 90%가 포화지방산이다. 현대의 여러가지 식단 즉, **구석기식단**, **고지방 저탄수화물식단***, **비건***, 채식 등이 서로 논쟁하면서도 이 모두에게 좋은 것으로 의견 일치를 보이는 올리브유조차 대략 14%가 포화지방산이다.

포화, 단일불포화, 다가불포화가 도대체 무슨 뜻일까? 여기서 이러한 것들에 대한 기본적인 사실을 제대로 펼쳐 보이면 여러분이 추후 나올 내용들을 더 쉽게 이해할 수 있을 것이다. 그래서 포화지방산은 여러분의 동맥을 막아 버리기만 하고, 식물유는 평생 건강과 행복만을 가져다주는 천사라는 생각은 잘못된 것이라는 자료를 보여줄 것이다.

포화, 단일불포화, 다가불포화라는 용어는 그 지방산의 화학구조로부터 나온다. 간단하게 우리는 그저 모두 **지방**이라고 일컫는다. 지방은 탄소 여러 개가 길게 연결된 구조로 되어 있다. 그런데 이 탄소들은 수소라고 하는 다른 원소들과 결합할 수 있는 여분의 공간을 가지고 있다. 그 모든 공간이 수소로 모두 채워졌으면 그것을 **포화**라고 한다. 그것이 여러분이 항상 두려워하는 것처럼 혈관을 채워버린다는 뜻은 아니라는 것이다.

하나 이상의 탄소가 서로 이중으로 연결되면(이중결합) 수소는 그 공간에서 밀려난다. 이것을 **불포화**라고 하는데, 이것은 수소가 들어갈 수 있는 자리(이중결합)가 꽉 차지 않고 비어 있다는 뜻이다. 이중결합이 한 개 있을 때 단일불포화지방산이라 하고, 이중결합이 두 개 이상일 때 다가불포화지방산이 된다.

우리가 섭취하는 지방은 이들 포화, 단일불포화 그리고 다가불포화지방산의 조합으로 되어 있는데, 이들은 항상 얼마간 같이 붙어 다니기 때문이다. 어떤 지방도 완전 포화이거나 불포화인 것은 없다. 표 1은 대표적인 지방 함유 식품의 포화, 단일불포화, 다가불포화지방산 조성이다.

표 1: 지방과 기름의 지방산 조성 비율%

지방/기름의 종류	포화지방산%	단일불포화지방산%	다가불포화지방산%
코코넛유	91	6	3
버터	66	30	4
양 지방	58	38	4
팜유	51	40	9
우지	49–54	42–48	3–4
돈지(라드)	44	45	11
오리 지방	35	50	14
닭 지방	30–32	48–50	18–23
면실유	29	19	52
땅콩유	17	56	26
올리브유	16	73	11
콩기름	15	23	62
참기름	15	41	43
옥수수유	14	27	59
해바라기씨유	13	18	69
포도씨유	11	16	73
홍화씨유	9	11	80
아마씨유	9	17	74
고올레산해바라기씨유	9	81	9
카놀라유	7	65	28

지방산 조성은 사료로 곡물을 주었는지 풀을 먹였는 지에 따라 다소 다르다.

이제 여러분은 용어가 실제로 의미하는 바와 포화 또는 불포화의 개념의 중요성에 대해 이해하게 되었을 것이다. 더 깊이 들어가기 전에 지방과 기름이 무엇이 다른 것인지 알아보자. 지방은 버터나 **돈지***처럼 실온에서 고체인 것을 말하며, 기름은 콩기름, 카놀라유처럼 액체상태인 것을 말한다. 이러한 굳기의 정도는 그 구조 중에 이중결합 수에 달려있다. 수소의 포화도가 높으면(이중결합 수가 적으면) 낮은 온도에서 굳게 되어 **우지***나 버터처럼 상온에서 굳어있고 냉장고에서는 완전히 고체가 된다. 그러나 닭이나 오리 기름은 식어도 쉽게 스푼으로 떠진다. 고도 다가불포화지방산은 추워도 고체화되지 않으며, 단일불포화지방산이 대부분인 지방은 부분적으로 굳게 되는데, 올리브유가 냉장고에서 다소 응고되는 것이 이 때문이며, 어유나 **크릴유***는 고도 다가불포화지방산이므로 냉장고에서도 응고되지 않고 완전한 액체상태로 유지된다.

지방이 액체냐 고체냐 하는 것보다 더 중요한 것은 얼마나 안정한가이다. 견과류 안에서는 포화지방산이 불포화지방산보다 더 안정하다. 불포화지방산의 이중결합은 열, 공기, 빛에 의해 화학변화를 겪게 되어 좀 더 불안정하다. 그래서 어떤 종류의 지방은 요리하는데 적합한 반면 어떤 것은 그냥 먹는 것이 -아니면 먹지 않는 것이- 가장 좋다는 것이다. 즉, 앞서 표1에서 보면 콩기름이나 해바라기씨유는 다가불포화지방산이 우세하므로 높은 온도에서 요리하는데 사용하지 않는 것이 좋다. 코코넛유나 우지와 같이 포화지방산이 많은 것은 높은 온도에서도 요리하는 데 문제가 없다.

지방이 어떻게 열, 공기, 빛에 노출되고 가공되는지 잠깐 살펴보자. 동물의 지방은 채취한 후 혼재되어 있을 뼛조각이나 살점 등을 제거하고 액화시키기 위해 가열한 후 통에 담아 상품화한다. 가공하는 과정 중에 지방은 열과 빛, 공기 중에 노출되는데 동물성지방은 포화지방 비율이 높아 열과 압력에 비교적 안정하게 유지된다. 상당한 양의 불포화지방산이 포함된 닭이나 오리의 지방도 포화지방이 충분히 있기 때문에 비교적 안정하다. 이러한 지방을 요리할 때 다시 열을 가해도 대부분은 열을 견딜 수 있다.

반면에 코코넛유와 팜유, 그리고 고 올레산 함유 유지를 제외한 식물유는 대부분 불포화지방산이 많다. 그래서 식물유가 가열 조리하기에 적합하지 않다는 것이다. 원래 기름 함유량이 많지 않은 콩이나 옥수수에서 기름을 대량으로 추출하기 위해서는 상당한 열과 압력이 필요하다. 여러분의 증조할머니가 부엌에서 돈지나 우지를 뽑아내는 것은 어려운 일이 아니었겠지만, 콩기름이나 옥수수기름은 수백만 불이나 할 지 모를 기계로 거대한 공장에서나 뽑아낼 수 있는 것이다. 이런 식물유는 탈취, 표백, 정제를 위해 다시 가열될 것이다.

그런 후에는 투명플라스틱 병에 담겨 마트 선반에서 24시간 내내 밝은 빛에 노출된다. 이 변질되기 쉬운 식물유는 여러분이 요리할 때뿐 아니라, 이미 마트에 도착하기도 전에 빛, 열, 공기라는 삼총사에 여러 차례 얻어터진 꼴이 된다. 그러면 올리브유도 마찬가지가 아닐까 우려할지도 모르지만 그것은 걱정하지 않아도 된다. 올리브유는 대부분 단일불포화지방산이며 다가불포화지방산은 아주 소량이기 때문에 요리에 비교적 안전하다. 이중결합의 수가 많을수록 쉽게 산패되는데, 단일불포화지방산은 이중결합이 단 한 개뿐이다.

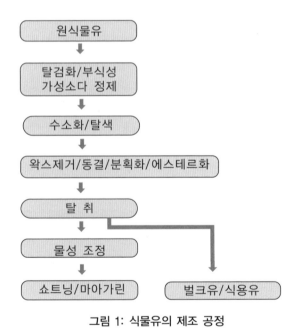

그림 1: 식물유의 제조 공정

식물유를 대량생산하기 위한 대체적인 공정은 회사에 따라 세부적으로 다른 기술들이 적용될 수 있지만 대체적으로는 그림 1과 같은 것이다.

채소 기름이라니?

식물을 원료로 한 기름을 영어로는 **채소 기름**vegetable oil이라 하지만 사실 이것들은 곡류, 콩이나, 씨앗류인 옥수수, 목화씨, 홍화씨, 해바라기씨 등으로부터 만들어지므로, 정확하게는 여러분이 생각하는 것과는 그 의미가 다르다. 브로콜리유나 가지유라는 말을 들어본 적이 있는가?

그래서 이러한 기름들을 때로 **산업적 종자유***Industrial seed oil이라고 부른다. 여러분은 아마도 특별히 심장 건강을 위해 정부의 영양지침을 충실히 따라, 옛날부터 요리에 사용된 우지나 돈지 같은 동물성지방을 식물유로 대체하거나 버터, 베이컨 같은 것을 먹지 않게 되었을 것이다. 혹시 여러분이 좀더 젊은 사람이라면 아예 이런 동물성지방에 대해 들어보지도 못했거나 오리기름으로 구운 맛있는 감자나 돈지로 구워 껍질이 얇은 파이를 맛보지 못했을 것이다.

마아가린, 식물유 스프레드, 버터 대체품 등은 산업적 종자유 함유량이 높아 의사나 영양학자들은 거의 반세기 동안이나 이것이 심장 건강에 좋다고 간주하였다. 반면에 수십 년간 포화지방산은 비만이나 심장질환의 주범으로 지목되어 왔다. 사실상 포화지방산은 **동맥을 막히게 하는**이라는 수식어 없이는 쓸 수 없을 정도가 되었다. 즉 **동맥경화 포화지방산**이라고. 이리하여 포화지방산을 산업적 종자유로 대체하라는 권고가 이어진 것이다.

산업적 종자유는 지방산중 **리놀레산***linoleic acid: LA을 특히 많이 함유한다. 다가불포화지방산인 리놀레산의 섭취는 대체로 콜레스테롤 수준을 낮춘다. 리놀레산은 필수지방산으로 인식되어 있다. 어떤 식품이 필수라고 하면 그것은 단순히 여러분이 그것을 필요로 한다는 의미 그 이상이다. 여러분의 몸이 다른 것으로부터는 만들 수 없어 꼭 그것이 있어야 한다는 것이다. 그러나 필수이긴 하지만 우리가 종자유로 섭취하는 양이 보통은 매우 많으므로 결핍이 되는 경우는 드물다. 예전의 리놀레산의 권장량은 총열량 대비 2% 이상이었으나 이것은 심히 과대 산정된 것으로 보인다. 최근의 데이터에서는 그 수치의 1/2에서 1/4까지 줄이거나 0.5-1%로 보고 있다. 이런 관점에서 미국인의 총열량 대비 7-8%의 리놀레산 섭취는 인류 역사상 전대미문의 현상이다. 다른 말로 하자면, 리놀레산 결핍의 위험성은 사실상 있을 수 없는 일이 되어버렸다.

아직도 세계의 많은 보건 기관의 권장 식단들은 전세계적인 부담으로 등장한 심장질환의 경감을 위해 콜레스테롤을 낮춘다는 리놀레산 섭취를 늘일 것을 권장하고 있다. 동물성 지방의 소비는 줄어들었고, 이 취약하고 불안정한 리놀레산이 종자유의 형태로 우위를 점하며 축복받는 위치에 올라서게 된 것이다.

그러나 이러한 종자유는 그 추출에 요구되는 산업적 공정 때문에 최근까지 우리 식단에서 중요한 부분이 될 수 없었음을 기억하여야 한다. 그래서 보건기관이나 의사, 영양학자들이 오래 전부터 요리에 사용된 다른 지방들을 대신하여 이러한 종자유를 사용하라는 권장은 다소 기괴하기까지 한 것이다. 그에 대한 합당한 근거라고는 전혀 없기 때문이다.

1961년부터 미국심장협회American Health Association: AHA는 동물성지방 대신 식물유를 섭취하라고 권장하면서, 세계의 정부 및 보건기관들이 은연중에 또는 반강제적으로 이러한 메시지를 지속적으로 퍼뜨리기 시작했다.

그리하여 **오메가6***인 리놀레산의 소비가 급증하게 되었다. 1909년에서 1999년 사이에 미국에서는 총 섭취 열량 중 리놀레산의 비율은 2.8%에서 7.2%로 2.5배 증가하였다. 특정한 지방산의 비율이 총열량 대비 7.2%라는 것이 대단한 것이 아니라고 할 지 모르겠지만, 이것은 20세기 들어 일어난 가장 큰 식단의 변화라는 것을 알아두자.

이 리놀레산의 극적인 소비 증가는 주로 콩기름의 사용 때문이다. 리놀레산 함유량이 높은 콩기름의 소비는 1909년부터 1999년까지 수 천% 증가하였다. 1900년대 초반 미국에서 오메가3와 오메가6는 식이에서 거의 같은 비율을 차지하고 있었다. 그러나 현재 오메가6의 섭취는 오메가3 대비 거의 30배나 더 많다.

산업적 종자유 섭취가 건강에 좋다고 하는 것은 신화다. 그렇다면 종자유가 어떻게 해서 총 섭취 열량 중 이런 막대한 비율을 차지하게 되었을까? 상반되는 정보들은 무엇 때문일까?

이런 혼란은 오메가3와 오메가6가 인체 내에서 유사한 생화학적 경로를 거치기 때문이며, 오메가3의 유익한 정도도 그와 경쟁관계에 있는 오메가6의 섭취 비율에 달려 있다고 믿는다.

영화 불타는 타워링 인페르노에서 불을 진화하는 소방수에 비유해 보자. 소방수와 물 호스가 충분하다고 하더라도 불이 걷잡을 수 없이 거칠게 번져 건물들이 길거리로 쓰러진다면 소방수들도 손을 쓰기가 어려워진다. 그래서 불은 더욱 거세지고 더 빠르게 번지게 되어 소방수들은 더 이상 어떤 역할도 할 수 없는 상태가 된다. 이것은 소방수들이 일을 하지 않아서가 아니라 통제할 수 없는 막대한 힘을 이길 수 없기 때문인 것이다. 오메가3와 오메가6도 이와 같다. 식이 중 오메가6가 많을수록 오메가3는 그 힘을 발휘할 수가 없게 된다.

현대의 식생활에서는 오메가6가 넘쳐나고 있다. 그리하여 오메가3가 어떤 질환에 효과가 없다고 하는 많은 연구들이 피험자들의 식이 중 오메가6가 과잉인 사실을 무시하고 있다는 것을 알아야 한다. 이것은 오메가3가 아무 일도 하지 않는 것이 아니라, 그들이 맞서 싸워야 하는 오메가6가 너무 많아 그 변화를 이끌어내기가 불가능하기 때문이다. 마치 커피잔 한 잔의 물로 거대한 화재를 진압하려는 것에 비유할 수 있다.

이러한 생각을 바탕으로 오메가3가 건강에 아무것도 아니라는 연구들을 다시 살펴보자. 현대인이 섭취하는 오메가6 섭취량의 영향을 상쇄시킬 수 있는 오메가3의 양은 하루 약 4g이 될 것이나, 대부분의 연구에서는 1g 또는 그 이하의 양을 사용하였다.

오메가6가 넘치는 상태에서 소량의 오메가3는 유익함이 없다는 것은 누구라도 놀랄 일이 아니다. 한편 이탈리아와 일본에서는 미국에서 30:1인 오메가6 대 오메가3 섭취량비가 4:1정도이기 때문에 아주 다른 결과를 볼 수 있다. 이들 나라의 연구에서는 오메가3의 유익함이 확실하게 나타난다.

오메가3 지방의 종류

위에 언급한 것과 같이 리놀레산은 오메가6의 한 가지이다. 마찬가지로 오메가3도 여러 가지 종류가 있다. 여러분이 익히 알고 있으리라 짐작되는 것들은 **알파리놀렌산***alpha linolenic acid:ALA, **에이코사펜타엔산*** Eicosapentaenoic acid:EPA, 그리고 **도코사헥사엔산***Docosahexaenoic acid:DHA이다. ALA는 대부분 녹색 채소, 견과류나 종자(아마씨나 치아씨)에 들어있는 오메가3다. EPA와 DHA는 주로 지방이 많은 생선, 패류, 크릴에 존재하며, 방목하여 목초를 먹여 키운 반추동물(소, 양, 염소, 사슴)의 지방이나 달걀노른자, 특히 치아씨나 아마씨를 먹여 키운 닭의 달걀에서 소량 발견된다. 닭은 사료로 먹인 종자 중의 ALA를 EPA와 DHA로 변환시킬수 있다. EPA와 DHA 분자는 ALA 분자보다 커서 때로 긴 사슬 오메가3또는 대부분 해산물에서 나오기 때문에 긴 사슬 어유 지방산이라 부르기도한다.

ALA는 리놀레산과 마찬가지로 필수지방산으로서 인체가 합성하지 못하므로 식이로 섭취하여야 한다. 구석기시대에는 현대인보다 10배(하루 14g)나 많은 ALA를 섭취했을 것이라는 증거가 있다. 이것은 현대에 들어와 역전되어 오메가6를 오메가3보다 과거에 비해 훨씬 더 많이 섭취하기에 이르렀다.

ALA는 필수지방산인 반면 EPA와 DHA는 인체가 ALA를 변환시켜 합성할 수 있으므로 필수는 아니다. 그래서 ALA는 오메가3의 모체라고도한다. 그러나 문제는 대부분의 사람들에게 있어 이 전환이 쉽지 않다는 것이다. 대부분의 사람들에게 ALA를 EPA로 전환시키는 비율은 5%, DHA는 겨우 0.5%에 불과하다. 가임기 여성은 그나마 전환율이 EPA 21%, DHA 9%에 이른다. 여러분 식이 중의 ALA가 아주 소량이라는 것을 감안하면 체내에서 만들어지는 EPA와 DHA는 극미량이 될 것이다. 그리하여 EPA와 DHA는 반 필수라 할 수 있는데, 이는 ALA가 약간의 유익함이 있기는 하지만 EPA와 DHA의 생화학적 역할에 비하면 한참 미치지 못하기 때문이다.

EPA와 DHA가 건강에 이처럼 중요하다면 우리 인체는 왜 ALA로부터이 긴 사슬 오메가3로의 전환율이 그토록 작은 것일까? 거기에는 두 가지주된 이유가 있다. 첫번 째로 구석기 시대에는 ALA 섭취가 아주 많았으므로 그것만으로도 충분한 양의 EPA와 DHA로 변환시킬 수 있었다. 두 번째로 그 시대에는 EPA와 DHA 섭취도 많아 하루 2-4g은 되었었다. 이제 현대에 들어와서는 ALA 섭취가 줄어든 데다 EPA와 DHA로의 전환율도 저조하므로 많은 사람들이 이 중요한 지방산의 결핍을 겪게 되어 EPA와 DHA는 조건적 필수로 여겨지게 되었다. 현대 식생활을 감안할 때, 아주 오래전 비만이나 심장질환이 없었던 때처럼 EPA와 DHA의 섭취 요구량을 맞추기 위해서는 여러분의 ALA, EPA, DHA는 지금보다 10배는 되어야 한다.

EPA와 DHA가 왜 그렇게 중요할까? 간단하다. 이 오메가3의 결핍과 불량 오메가6(주로 산업적 종자유인 콩기름, 옥수수기름, 면실유, 홍화씨유 등)의 과잉은 여러 가지 만성, 쇠약성, 퇴행성 질환을 일으켜 현대의 산업화된 세상에서 건강에 악영향을 끼치기 때문이다.

최근 연구에 의하면 오메가6 비율이 높은 산업적 종자유 과잉 섭취는 심혈관질환, 만성 퇴행성 질환, 치매, 당뇨, 그리고 비만과 연관이 되어 있다.

불량 오메가6 과잉 섭취를 하면서 오메가3가 결핍되면 **셀리악병***, **크론씨병***, 천식 및 **만성폐쇄성폐질환***COPD, 알러지, **신경질환***(다발성경화증, 헌팅턴병, 파킨슨병), **궤양성 대장염***, 류마티스성 관절염 등과 같은 **자가면역질환*** 뿐 아니라 노화와 연관된 **황반변성***과 같은 안과질환 등의 위험율을 증가시킨다.

또한 산업적 종자유를 통한 오메가6의 과잉 섭취는 만복감을 빼앗아 식욕을 높여 과식을 하게 만든다. 위에서 말한 셀리악병, 크론씨병, 대장염 등 소화기 계통이 손상된 사람들은 음식물과 영양소의 흡수 장애가 일어나 비타민과 미네랄 결핍으로 체내 ALA에서 EPA와 DHA 전환율은 더욱 감소하게 된다. 점점 더 많은 사람들이 이러한 질환으로 진단받고 있으므로 이는 정말 중요한 이슈가 된 것이다.

한편 오메가6 섭취와 균형을 맞춰 적절한 오메가3를 섭취하면, 체내 염증 억제로 뇌의 신경세포를 활성화하여 기억력과 인지력을 강화하고, 뇌와 골격근의 원활한 소통을 도우며 혈관을 건강하게 유지하여(혈압을 적절하게 조절) 전반적인 심장 기능을 정상화한다. 체내의 모든 기관은 오메가3 지방이 구조적으로나(오메가3는 세포의 구성 성분이다) 신호 전달 물질로서 적절한 공급이 필요하지 않은 곳이 없다. 우리가 단지 살아남기 위해서가 아니라 제대로 번성하기 원한다면 우리 몸과 식단에서 이 지방의 불균형이 해소되어야 한다.

나이가 들수록 몇몇 비타민과 미네랄 결핍이 일어나면서 ALA에서 긴 사슬 오메가3로의 전환율은 더욱 감소된다. 최근 폭발적으로 증가하는 인슐린저항성은 가뜩이나 저조한 ALA의 EPA와 DHA로의 전환을 더욱더 방해한다. 자동차 타이어가 시간이 지남에 따라 공기가 천천히 빠져나가는 것처럼, 나이가 들수록 이 건강한 오메가3가 가장 필요한 마당에 그 공급은 오히려 줄어들게 된다. 반대로 오메가6는 몸 속에 넘쳐나 희소한 오메가3의 결핍을 더욱 부추겨 염증에 의한 부담을 높이게 된다.

자, 그럼 어쩌란 말인가?

진실은 이렇다. 여러분의 의사나 영양학자, 정부기관의 전문가라는 사람들이 식물유를 권장하는 것은 완전히 잘못된 것인데 대다수는 제대로 된 것에 대해서는 입을 다물고 있다. 그들의 잘잘못은 둘째로 하더라도 오메가6와 오메가3가 모두 필요하므로, 여러분은 영양권장 지침과는 거의 정반대로 먹어야 함을 강조하고 싶다. 즉 오메가6는 확 줄이고 어유, 방목한 가축의 육류, 달걀노른자 등으로부터 오메가3는 훨씬 더 많이 늘려야 한다. 오메가3도 지방이므로 무지방 식품에 집착하지 않도록 하자.

이 책이 나온 이유가 바로 이것이다. 이 책은 심장 건강에 좋다는 식물유 신화 또는 오해에 관한 문제를 직접적인 근거에 의해 바로잡으려고 한다. 헤드라인 뉴스나 잡지 표지에서 **버터가 돌아왔다**Butter Is Back, *The New York Times*, by Mark Bittman, 2014. 3. 25는 기사를 보았거나, 또는 달걀흰자로 만든 오믈렛을 먹으며 노른자를 버렸을 수도 있다. 그게 사실일까? 우리는 지금까지 우롱당해 왔다. 지방에 대해 뭘 믿어야 할까? 진실은 어디에 있나? 이 책이 여러분을 안내할 것이다. 이 책에서 다음과 같은 것을 알게 될 것이다.

- 주기적 **케톤 식이*** 방법
- 정부나 보건기관들이 동물성지방을 줄이고 식물유를 더 많이 섭취하라고 권장하는 이유와 그것이 오히려 건강에 해로운 이유
- 왜 오메가3를 더 많이 먹어야 하는가, 왜 많은 사람들이 그 결핍의 위험에 있는가?
- 포화지방산이 문제라고 알려졌지만 사실은 산업적 종자유 때문이라고 보여지는 여러 가지 부정적인 건강 문제들
- 여러분 생애의 황금기에 활력 있고 건강한 삶을 누리기 위해서 오메가6와 오메가3 지방을 얼마나 먹어야 하는가, 그러면 무슨 음식을 먹어야 할까?
- 오메가3 결핍에 영향을 줄 수 있는 질환, 약물, 생활습관들
- 오메가6/오메가3 비율이 높으면 당뇨, 체중 증가, 비만으로 이어진다(힌트: 탄수화물을 줄이는 것만이 전부가 아니다).
- 만성 퇴행성 질환의 위험을 줄이기 위해 오메가3를 얼마나 더 섭취해야 하

는지 알기위해서 여러분의 오메가3 수준을 어떻게 측정할 수 있을까?

- 여러분의 식사에 포함될 가장 건강에 좋은 지방을 선택하는 방법, 요리
하기에 좋은 기름, 좋은 보충제 선택 방법(마트에 보충제가 산더미같이
쌓여 있는 것이 질려서 아예 먹고 싶지 않을 지도 모르지만)

이 책은 여러분이 만성 질환을 겪지 않도록 하고, 또는 그러한 질환
에서 회복하기 위한 균형 잡힌 지방의 섭취를 안내할 것이다. 그리하
여 지방 섭취를 최적화하여 건강을 최대화 하는 것을 목표로 한다.

참고 : 지방의 구조와 복잡성

지방이 왜, 그리고 어떻게 여러분의 건강에 영향을 미치는가를 알기 위해, 이 다양한 생리적 물질이 어떻게 분류되고 조직화 되는지 자세히 알아보자.

지방이 공통적으로 가지고 있는 성질 중 한 가지 사실은 물에 녹지 않는다는 것이다. 이는 여러분이 식물유, 버터, 돈지 등을 다루어 보았다면 잘 알 수 있다. 지방이 물과 반발하는 이유는 모든 지방이 공유하고 있는 어떤 구조 때문이다. 지방은 다양한 형태가 있지만 대부분 수소가 결합된 탄소들의 사슬로 이루어져 있다. 그것은 구형의 수소원자가 항상 지그재그 형태로 붙어있는 배열을 상상하면 된다.

이 미세 구조는 유연성을 부여하고 선형으로 뻗칠 수 있기 때문에 매우 중요하다. 그래서 지방분자들이 모이면 펼쳐지고 회전하면서 이웃들과 함께 배열하게 된다. 그러나 이러한 성질은 모든 지방이 공유하는 것이지만 생화학적 역할에 따라 매우 다양하게 분류된다. 그래서 여기서는 가장 대표적인 그룹인 **글리세르지질**glycerolipid에 한정하기로 한다.

그 이름이 이런 지방의 구성을 말해준다. 이들은 모두 글리세롤로 구성된 골격을 가지고 있다. 글리세롤은 탄소 3개로 된 대단히 짧은 구성으로서 매 탄소마다 수소가 붙은 것이 아니라 **수산기**OH라고 하는 것이 붙어 있다. 글리세르지질의 또 하나의 공통적 요소는 탄소와 수소 결합 사슬의 한쪽 끝에 카르복실기COOH가 붙어있는 지방산fatty acid을 가지고 있다는 것이다.

이러한 지방산의 기본적인 구조에 더하여 대단히 다양한 변이가 더해져서, 또 다른 부류의 부피가 크고 수용성인 인지질이 만들어진다. 이러한 조합의 마술로 아주 유사하지만 매우 다른 성질의 두 부류의 지방이 존재하게 된다. 트리글리세리드(중성지방)triglyceride와 인지질phospholipid이다. 아마도 트리글리세리드라는 것은 섭취하는 식품에 지방의 형태로 존재하며, 신체의 혈액, 세포에 축적된다는 것을 알기 때문에 여러분에게 친숙할 것이다.

반면에 인지질이라는 것은 흔히 마트에서 병에 담아 판매하는 종류는 아니다. 인지질 중 소수성(물을 배척하는 성질) 지방산은 친수성(물과 섞이는 성질)의 부피가 큰 부분과 결합되어 있다. 그래서 구조에 따른 전체적인 성질은 두 가지를 나타내게 된다. 친수성의 머리와 소수성의 두 개의 꼬리다(머리는 하나인데 꼬리가 두 개인 도마뱀을 상상해보라). 이러한 성질 때문에 수용성 환경에서 마법을 부릴 수 있다.

그 분자들은 물속에서 얇은 막 또는 판상으로 펼쳐지는데, 물 쪽으로 머리 부분이 나란히 줄지어 서며 꼬리는 꼬리끼리 맞대어 결국 머리들 사이에 샌드위치처럼 배열된다.

이 구조가 모든 생명의 기본구조로서 세포막과 그 경계는 바로 인지질의 이중구조로 되어 있는 것이다. 그래서 이러한 글리세르인지질glycerophospholipid은 자연계에서 많은 점을 공유하지만 아주 다른 역할을 하게 된다. 중성지방은 고농도의 에너지의 저장물질인 반면 인지질은 모든 세포의 구성물질인 것이다. 그리하여 우리 몸은 인지질로 만들어져 중성지방을 먹고 사는 것이다.

이제 좀 더 지방의 실제적인 면으로 접근하기 전에 지방산의 다른 면을 살펴볼 것이다. 지방의 가장 간단한 형태는 먼저 언급한 바와 같이 선형의 지그재그 구조이다. 그러나 탄소와 탄소의 결합방식을 바꾸면 훨씬 더 정교한 구조가 만들어질 수 있다. 인접한 탄소끼리 단 한 개의 결합으로만 되어 있어 유연한 지그재그 구조는, 두 개의 결합으로 된 부분(이중결합)이 하나 이상 되면 더 견고한 구조가 된다.

이렇게 해서 사슬이 길어지고 또 견고한 이중결합이 하나 이상으로 늘어남에 따라 복잡한 지방산들이 나타나게 된다. 자연계에서 이러한 지방산들이 세포막의 구성원이 되어 구조적 기능적으로 중요한 역할을 하게 된다.

여기서 오메가라는 것이 출현하게 된다. 알파와 오메가는 그리스 알파벳의 첫 번째와 마지막 문자이다. 여러 가지 다른 지방산을 구분하기 위해 이중결합이 있는 위치에 번호를 매기는 방법을 적용하였다. 카르복실기 위치를 시작 위치로

하고 반대편 끝(메틸기)의 위치를 오메가라 하며 다음의 숫자는 그로부터 몇 번째에 이중결합이 있는가 하는 방식이다. 그래서 오메가3, 오메가6, 오메가9지방산이라는 것은 각각 오메가 위치로부터 3, 6, 9번째 위치부터 이중결합이 시작되는 것을 나타낸다.

여기서 주의할 점은 오메가 숫자가 해당 지방산이 몸에 좋은가 나쁜가를 말해 주는 것은 아니다. 단지 화학적으로 구분하기 위한 것일 뿐이며, 인체 내에서 각 지방산의 작용은 개별적인 임상적 검토를 통해야만 한다.

모든 살아있는 유기체들은 좀 단순한 지방산은 합성해 낼 수 있지만, 소수의 유기체들만이 좀 더 복잡한 지방산들을 만들어낼 수 있다. 그래서 여러분이 굶주리지 않는 한 몸속에 필요한 팔미트산을 만들 수 있지만, EPA와 DHA라고 알려진 긴 사슬 오메가3는 몸에 필요한 충분한 양을 확보하기 위해 식품으로부터 섭취하여야 한다.

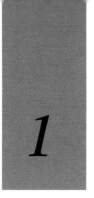

미운 털이 박힌 포화지방의 역사

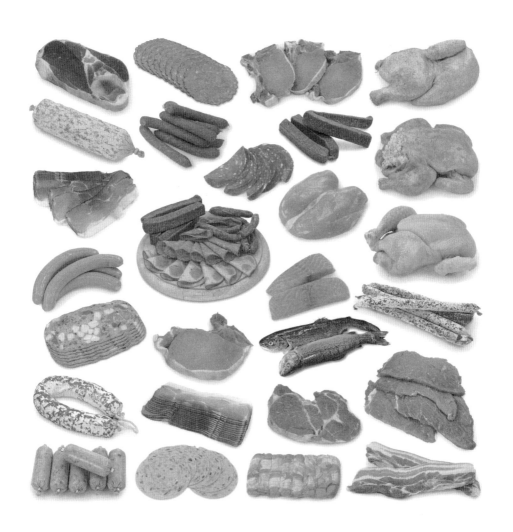

제1장에 나오는 용어 정리 *역주

6개국연구 Six Countries Study
*1953년에 6개국(미국, 캐나다, 오스트레일리아, 영국과 웨일즈, 이탈리아, 일본) 거주자에 대한 역학 연구로서 섭취 지방의 비율과 심장질환 사망률과의 연관성을 최초로 주장하였다
관찰연구 Observational study
관상동맥질환 Coronary heart disease: CHD
역학적 관찰연구 Observational Epidemiological study
식단심장가설 Diet heart hypothesis
저밀도지단백 Low density lipoprotein: LDL
고지혈증, 고콜레스테롤혈증 Hyperlipidemia
지중해식단 Mediterranean diet
7개국연구 Seven Countries Study
*1953년의 6개국연구에 이어 1956년에 막대한 재정 지원 하에 7개국연구(미국, 핀란드, 네덜란드, 이탈리아, 유고슬라비아, 그리이스, 일본)로 수정하였다.
체리 피킹 Cherry picking *본인의 논증에 필요한 증거만 끌어모은 논리 오류.
고밀도지단백 High density lipoprotein: HDL
LDL 패턴B, *작고 무거운 LDL, 좀 더 해로운 것으로 알려져 있다.
리포프로테인(a) Lipoprotein (a)
LDL 패턴A, *크고 가벼운 LDL, 덜 해로운 것으로 알려져 있다.
소프트마아가린 Soft margarine *단단한 경화유 함유량을 줄이고 대신 액상 오일을 좀 더 많이 첨가하여 부드럽게 만든 마아가린
트랜스지방, 트랜스지방산 Trans fat, Trans fatty acid
심장발작 Heart attack
허혈성심장질환 Ischemic heart disease
심근경색 Myocardial infarction: MI
엑스트라버진올리브오일 Extra virgin olive oil: EVOO
저톤식이 Cyclical diet 케톤식은 1920년대 시작된 식이법으로 지방과 탄수화물+단백질의 비율을 4:1로 섭취하는 방법이다. 주로 뇌전증 치료에 사용되며 현재의 저탄수화물고지방식이 LCHF의 원형이라고 할 수 있다.
저탄수화물고지방식단 Low carbohydrate high fat diet: LCHF
밀집사육방식 Concentrated animal feeding operation: CAFO

42

인류 역사를 훑어보면 사람들은 식품으로서 지방을 귀하게 여겼었다. 오늘날 수백 수천 가지의 식품들이 가까운 마트에 쌓여있고 전화 한 통으로 집까지 배달시킬 수도 있다. 그러나 과거에는 그렇지 않았다. 최근까지만 해도 전쟁, 자연재해 또는 예기치 못했던 사고들로 인해 기근이나 식품 부족이 그리 먼 곳의 이야기가 아니었다. 그래서 탄수화물이나 단백질보다도 칼로리가 높은 지방이 에너지원으로서 가치 있게 여겨졌던 것이다. 결국 이렇게 식품에 포함된 에너지의 양이 중요하고 그래서 좋은 것으로 생각되었다.

우리 선조들이 가축을 잡기 위해 가을이 오기까지 기다린 것은 우연이 아니다. 가축은 여름과 초가을까지 살이 찌게 되어 잡았을 때 맛있고 영양 많은 지방이 많아지기 때문이다. 1940년대까지만 해도 우리 할머니들은 배달된 우윳통에 크림이 얼마나 두껍게 끼었는지에 따라 그 품질을 평가하였다. 우리는 어쩌다가 이 맛있고 필수적인 지방 식품 대신 슈퍼마켓마다 저지방, 무지방 식품으로 가득 채우게 되었을까?

식이 지방, 그 중에서도 특히 포화 지방을 낙인찍기 시작한 것은 1950년대부터이다. 그것은 안셀 키즈Ancel Keys라는 연구자가 식이 중 지방 비율이 높은 사람들은 퇴행성 심장질환에 더 많이 걸려서 죽는다는 연구결과를 발표한 이후이다[1]. 이것이 바로 그 유명한 **6개국 연구***라는 것이다. 그러나 안셀 키즈는 실제로 22개국을 대상으로 했었고, 그가 제외한 16개국의 데이터를 추가하면 지방 섭취와 사망률 증가는 그 관계가 희박해 진다(2). 또한 그 후 영국의 의사 존 유드킨John Judkin 박사는 정제된 설탕의 섭취가 고지방 식이와 밀접한 관계가 있어, 결국 지방이 아닌 설탕이 키즈의 결론에 영향을 미쳤을 것이라는 것을 보여주었다(3).

그러나 키즈와 유드킨이 포화지방을 가지고 열띤 논쟁을 펼쳤지만 이러한 종류의 **관찰연구***observational study는 본질적으로 포화지방과 **관상동맥질환***coronary heart disease:CHD과의 인과관계를 증명할 수 없었다(4). 건강과 영양학적 연구에 있어 **역학적 관찰연구***는 연구자가 어떤 인구 집단에 대해 그들이 무엇을 먹고 어떻게 생활하는 지를 관찰하고 그 결과를 그들이 세운 가설에 견주어 보는 연구이다. 그러나 이것은 이 가설이 과학적 실험에 의해 증명되기 전까지는 교양 있는 추측에 불과하다.

역학적 관찰연구의 예로서 지중해 지역 사람들의 삶의 방식이 건강과 장수에 좋다고 자주 이야기한다. 그 이유로서 흔히 보통 식이 중 풍부한 올리브유와 신선한 채소 그리고 적당한 포도주 섭취라고 지적한다. 그러나 달리 보면 그들의 생활환경, 즉 자동차보다는 걸어 다녀야 하고 지중해변의 신선한 공기와 아름다운 풍경, 연장자를 존경하는 지역사회의 유대감, 또는 우리가 전혀 모르는 다른 요인이 작용했을지도 모를 일인 것이다. 이렇게 관찰연구는 가설을 세우기는 쉽지만 관찰된 결과를 통해 그 원인을 특정하기엔 믿을만한 것이 되지 못한다.

키즈의 6개국연구 이후 **에드워드 아렌스**Edward Ahrens는 동물성 지방 대신 산업적으로 고도로 가공 처리된 식물유(옥수수유, 콩기름, 홍화씨유 등)를 섭취하자 그들의 콜레스테롤 수준이 내려감을 밝힌 첫번 째 연구자가 되었다(5, 6 ,7). 더욱이 콜레스테롤 수준을 가장 많이 올린 지방은 코코넛유와 버터였으며 모두 포화지방의 비율이 높은 것이다. 그래서 이 아렌스의 발견은 포화지방이 고콜레스테롤의 주범임을 암시하는 키즈의 연구에 많은 힘을 더하게 되었다.

그로부터 멀지않은 1961년에 고콜레스테롤이 관상동맥질환의 핵심적 위험요인임을 밝힌 연구가 발표되었다(8). 이것이 **식단심장가설***diet heart hypothesis이라 하여 불난 집에 부채질하는 격이 되었다. 즉 고콜레스테롤 혈증이 심장질환의 주요 원인이고, 포화지방이 콜레스테롤을 높인다면, 포화지방이 심장질환의 원인이 된다는 것이다. 그리고 다가불포화지방산 (대부분 식물성 종자유)이 콜레스테롤 수준을 내린다고 하므로 이것은 심장 건강에 좋다고 하는 것이다. 그러나 A(포화지방)가 B(고콜레스테롤혈증)를 일으키고, B가 C(관상동맥질환)와 연관된다는 것만으로, A가 C의 원인이라고 할 수 없다.

그러나 이런 부실한 가설의 명백한 오류에도 불구하고 1961년 미국심장 협회American Heart Association: AHA는 미국인의 식단에서 동물성 지방 대신 식물유를 섭취하도록 공식적으로 권장하게 되었다(9). 그래서 식단 심장 가설은 작은 불씨에서 타워링 인페르노의 대화재와 같이 지금까지도 크게 번져 아무리 물을 퍼부어도 손 쓸 수 없는 지경이 되었다. 가까운 마트에 가서 버터 선반을 자세히 보면 여러분도 직접 이것을 알 수 있을 것이다. 선반에는 마아가린과 식물유로 만든 스프레드는 많은데 정작 진짜 버터 는 눈을 씻고 봐도 찾기 어려울 것이다.

그러면 관상동맥질환의 진짜 원인은 무엇인가?

포화지방이 콜레스테롤을 높이는 진정한 메커니즘은 아직 논쟁 중이지 만 간에서 **저밀도지단백***Low Density Lipoprotein: LDL 수용체의 활성을 감소시 키는 데 있는 것으로 보인다. LDL은 콜레스테롤을 혈액으로 운반하는 것인데 간에 이를 받아들이는 수용체가 줄어들거나 그 활성이 떨어지면 LDL입자와 콜레스테롤은 간에 저장되기 보다 혈액으로 들어가 쌓이게 된다(10). 반면에 다가불포화지방산은 이와 반대로 LDL수용체 활성화로 혈액 중의 콜레스테롤을 낮춘다(11,12).

이것은 그럴듯한 기전이긴 하지만 여기 문제점이 있다. 식이 포화지방이 콜레스테롤을 높이는 것은 오메가3 지방이 낮을 때에만 일어난다(13). 다른 말로 고콜레스테롤혈증의 본질적인 원인은 오메가3 지방의 부족이라는 것이 좀더 올바른 해석인 것이다. 적어도 이것은 식단심장가설을 다음과 같이 바꿀 수 있다. 즉, A(오메가3 부족)가 B(고콜레스테롤혈증)를 일으키고, 이것이 C(관상동맥질환)와 연관된다.

그러나 불행하게도 역사상 영양학과 관련하여 놓쳐버린 다른 많은 기회들과 마찬가지로, 그렇게 되지는 않았다. 의미와 상세정보는 무시되고 허황된 구호만 남게 된 것이다.

키즈와 헤그스테드Hegstead가 주장했던 포화지방이 **고지혈증***(고콜레스테롤혈증)의 원인이라는 연구는 오메가3 섭취의 배경이 고려되지 않았다. 오메가3의 결핍은 고지혈증뿐만 아니라 염증도 증가시켜 혈액의 비정상적인 응집과 관상동맥질환을 야기시키는데 관여한다.

그로부터 수 십 년간 식단심장가설로 인해 우유, 치즈, 버터, 돼지고기, 쇠고기 등이 포화지방이 많아 콜레스테롤을 높인다는 이유로 낙인찍히게 되었다. 그러나 모두가 포화지방이 해롭다고 믿은 것은 아니다. 실제로 지금까지도 많은 의사와 연구자들 그룹은 콜레스테롤이나 포화지방이 심장에 해롭지 않다고 하는 **콜레스테롤 역설**을 주장하고 있다(14).

그럼에도 불구하고, 1977년 초판 발행된 **미국영양지침**US Dietary Goals은 미국인의 포화지방의 섭취를 제한하고 다가불포화지방산을 총열량대비 10%까지 섭취하도록 권장한다. 이것은 1980년부터 5년마다 개정되어 현재에까지 이른다(15,16). 그리하여 미국인은 1977년 이후 다가불포화지방산은 이로운 것이고 이미 낙인이 찍혀버린 포화지방은 피하라는 세뇌를 받게 된 것이다.

이 이론은 이렇게 콜레스테롤을 낮추면 심장질환 위험을 감소시킨다는 것이다. 그러나 아는 바와 같이 오메가3 섭취가 적으면 —대부분의 미국인들처럼 오메가6 비율은 높고— 낮은 포화지방 섭취가 염증을 촉진시키는 물질의 합성을 증가시키게 되고 동시에 항염 작용을 하는 물질의 합성은 감소시켜 결과적으로 심장질환의 위험을 높인다. 즉 이 영양 지침이 의도하는 바와는 정반대가 되는 셈이다!

지금까지 살펴본 것은 영양학적 관점에서 보면 빙산의 일각이다. 정부의 권장 지침은 병원 및 학교 급식, 마트 진열대뿐 아니라 우리들의 건강에 대한 개념에 까지 영향을 미치게 되는 것이므로, 좀더 연구결과를 살펴서 우리가 지방에 관해 알고 있었던 것이 과연 옳은 것으로 판명 되었는지, 아니면 이제 대대적인 업데이트를 해야 할 때인지 생각해 보아야 한다.

식물유와 오메가6: 여러분이 생각하는 것만큼 심장에 이로운 것은 아니다

간호사건강연구Nurse's Health Study: NHS라는 대규모 장기간의 연구에서 다가불포화지방산의 섭취 증가가 관상동맥질환을 32% 감소시켰다고 하였다. 연구는 총열량 대비 5%를 포화지방 대신 **다가불포화지방산**PUFA으로 또는 탄수화물로 대체하였고, 관상동맥질환이 각각 42%, 17% 감소하였다 (17, 18). 이 42% 감소라는 것은 굉장한 것이어서 이 결과가 나오자 거의 대부분의 사람들이 식물유로부터 나오는 오메가6 지방(리놀레산)이 심장에 좋다는 믿음이 굳어졌다.

그러나 이 발견 또한 관찰연구로서, 본질적으로 인과관계를 증명할 수는 없는 것이다. 더구나 PUFA 섭취량 계산은 설문지에 의하여 특정한 기간에 어떤 음식을 얼마나 자주 먹었느냐 하는 것이었다. 여러분은 3일 전 점심에 뭘 먹었는지 기억할 수 있겠는가? 하물며 지난 20년간 먹은 것을 떠올린다고 생각해 보라. 이것이 이 연구를 다시 되새겨 봐야 할 점이다. 기껏해야 이 설문지에 의한 연구는 사람들의 식생활을 어림잡을 수 있다는 것뿐이며, 막말로 전혀 쓸모 없는 것이다. 어떻게든 사람들이 실제로 무엇을 먹었는지 특정할 수 없어서 견고한 증거로 삼을 수 없다(19).

포화지방을 오메가6 지방산인 리놀레산으로 대체하라는 권고는 높은 포화지방과 낮은 리놀레산 식이가 인슐린저항성 및 염증과 같은 대사성 질환의 위험을 높인다는 연구로부터 온 것이다(20). 혈중 낮은 리놀레산 농도는 관상동맥질환의 위험 및 그로 인한 사망 및 총 사망률을 크게 높일 수 있다는 것은 사실이다(21, 22, 23). 그리하여 리놀레산이 심장에 좋으니 식물유를 더 섭취하라는 근거로 사용되었다. 그러나 당시에 몰랐던 것은 리놀레산이 염증에 의해 산화되어 생성된 대사체들이 혈중 리놀레산 농도를 낮춘다는 것이다(24,25). 사실상 혈중 리놀레산 농도를 검토한 한 연구는 연구자들이 관계된 다른 요인들을 고려한다면 낮은 리놀레산 농도는 사망률 증가와 큰 상관이 없게 된다(26). 이것은 리놀레산 섭취 부족 때문이 아니고, 염증이 혈중 리놀레산 농도를 낮추고 관상동맥 위험률을 높여 사망률을 증가시켰다고 할 수 있는 것이다. 혈중 낮은 리놀레산 농도는 체내 염증의 결과로 나타난 것이지 섭취 부족 때문이 아닌 것이다.

그러니 여러분의 혈중 리놀레산이 낮게 나왔다면 오메가6 함유량이 높은 식물유를 더 섭취를 하기보다는 염증을 낮추도록 해야 한다.

여러분이 섭취하는 지방의 양과 혈중 수치가 자동적으로 관련되는 것은 아니다. 인체는 그렇게 단순하지가 않다. 여러분이 시금치를 많이 먹는다고 해서 피가 시금치처럼 녹색으로 변하는가? 섭취된 음식은 일련의 생화학적 반응을 거쳐 그 구조와 양이 크게 달라진 상태로 우리 혈액 중으로 들어가기 때문이다.

지중해식단*

지중해 지역은 오래전부터 심장질환, 당뇨, 암, 우울증 등의 발병 위험률이 낮은 것으로 알려져 왔다(27). 안셀 키즈와 그의 역학연구로 지중해식단이 1950년대부터 60년대까지 유명세를 타게 되었다(28). 키즈는 7개국의 16 지역(이탈리아, 크레타, 크로아티아의 남쪽 달마시아 등)을 대상으로 하여 이들이 미국이나 북유럽보다 심장질환 발병이 낮았다고 하였다(29). 일본도 심장질환 발병이 매우 낮았다. 이 **7개국연구***를 바탕으로 키즈는 **포화지방이 주범**이라고 결론지었다(30). 그러나 지중해 연구에서 빠진 것은 그들이 산업적 식물 종자유를 많이 섭취하지 않았다는 사실이다.

문제는 지중해식단이 오직 한 가지 패턴만 있는 게 아니라는 것이다. 식단은 나라마다 다르고 장수자가 많고 심장질환이 적은 지역의 사람들이라고 해서 전부 육류와 유제품을 피한 것은 아니라는 것이다. 프랑스와 이탈리아를 보자. 그들이 **저지방 브리치즈**Brie cheese나 **무지방 프로슈토** Prosciutto만 먹지는 않았다.

7개국연구에서 포화지방이 콜레스테롤 수치를 높인다고 낙인이 찍혔지

만, 오메가3 섭취는 고려되지 않았다. 식단 분석에는 오직 포화지방, 단
일불포화지방, 총 다가불포화지방산 섭취만을 분석하였다(31). 그래서 7개
국연구는 미국과 북유럽에서 심장질환 발병률이 높은 것이 포화지방의
과다섭취 때문인지 오메가3 지방의 부족 때문인지 확실하게 말 해 줄 수
없는 것이다. 오메가3 지방의 섭취가 계산되었다면 심장질환을 앓게 된
원인이 포화지방이 아닌 오메가3 지방의 섭취 부족이라 할 수 있을 것이
다.

연구자들은 이러한 차이를 슬쩍 감추어버려 포화지방만이 관상동맥질
환 발병의 누명을 홀로 뒤집어 쓴 격이 되었다. 만일 포화지방을 심장질
환의 범인으로 법정에 세웠다면 어떠한 배심원이라도 웃음거리로 밖에
여기지 않았을 것이다.

식이 지방에 대한 그 밖의 연구들

지중해식단은 특히 심혈관질환 건강에 좋은지 나쁜지를 검토한 여러
연구결과 중 하나에 지나지 않는다. 그러나 불행히도, 지중해식단 연구의
약점은 이 지역에만 국한된 것도 아니며, 잘못된 결과를 도출하여 식단의
법칙이 된 것도 안셀 키즈만이 아니다. 다른 나라에서의 연구결과를 찾아
보고 그것이 식단심장가설을 어떻게 증명하였는지, 또는 스위스치즈의
구멍보다도 더 많은 허점이 있는지 알아보자.

앞서 말한 바와 같이 일본은 심장질환 발병률이 낮은 것으로 인정되는
나라다. 1960년대 말 일본은 관상동맥질환이 가장 낮은 나라로 분류되었
고 포화지방도 가장 적게 섭취하는 것으로 알려졌다(32). 그렇다면 이것은
포화지방이 범인이라는 결정적 증거가 되는 것은 아닐까?

포화지방 섭취는 가장 낮고 관상동맥질환도 가장 낮다는 것, 그러나 이 것은 단지 연상 작용일 뿐이다. 이 두 가지가 동시에 나타났다고 해서 이 둘이 원인과 결과가 되는 것은 아니다. 일본인들이 포화지방 섭취가 낮은 것뿐 아니라 오메가6 섭취는 매우 적고 오메가3 섭취는 매우 많다. 일본 인이 하와이로 이주하면 그들의 관상동맥질환 위험은 커진다. 키즈는 이 것이 포화지방 섭취가 늘어난 것이 원인이라고 하지만 일본에서 먹던 오 메가3 함유량이 높은 해산물 섭취를 할 수 없었던 것이 큰 원인이라 할 수 있다(33,34).

다른 많은 역학 연구에서 높은 콜레스테롤 수치와 관상동맥 위험률이 연관된다고 하였으나(35), 반면에 또 다른 많은 연구들은 그 연관성을 밝 혀내지 못했다. 이러한 불일치에도 불구하고 연관성을 발견한 연구들은 포화지방을 건강의 제일의 적으로 규정하는 명분으로 활용되었다. 영양 학 연구에서 이런 것들을 **체리피킹***cherry picking라고 한다. 이처럼 연구자 들이 그들이 세운 가설에 맞는 연구나 데이터에만 초점을 맞추고 그렇지 않은 것들은 경시 또는 무시하는 것은 위험한 일이다. 식이 지방에 관한 아전인수격인 연구가 많다 보니 요즘 세상에는 식단에 관한 상반되는 헤 드라인이 뉴스에 넘쳐나는 것이다.

콜레스테롤에 관한 혼란

여러 해가 지난 후 많은 연구들이 발표되었을 때, 피터 패러디Peter Parodi 라는 연구자가 역학적연구(가설을 세울 수는 있지만 인과관계를 확정하 지는 못함)는 포화지방이 심장질환의 원인이 됨을 뒷받침하지 못한다고 결론지었다. 사실 패러디는 포화지방이 소위 **나쁜** 콜레스테롤이라고 하는 LDL을 증가시키지만 동시에 **좋은** 콜레스테롤이라고 하는 **고밀도지단백**

HDL*도 증가시키는데 코코넛유가 특히 더 그러하다고 밝혔다.

더군다나 포화지방은 또 다른 잠재적인 이점이 있는데 **작고 밀도가 높은 LDL*과 리포프로테인***lipoprotein(a)(36)를 낮추는 것이다(리포프로테인(a)라는 지질은 현재 총콜레스테롤이나 LDL보다 심혈관질환 위험률 지표로서 더 적절한 것으로 알려져 있다). 포화지방 섭취의 변화에 따른 혈중 지질 변화를 폭넓게 관찰한 연구를 보면, 포화지방 섭취가 늘수록 심장 건강이 오히려 개선된다고 하는데, 이는 특히 식이 중 당이나 탄수화물 대신 포화지방을 섭취했을 때이다(37). 포화지방이라는 것은 각각의 특징적인 여러 지방산들의 집합체라는 것을 기억하자. 지방의 어떤 특성들은 그 구성 중의 탄소수에 기인한다. 예를들어 총콜레스테롤과 LDL을 높이는 것은 지방산의 탄소수가 적을수록 더 하다. 즉, 라우르산(탄소수 12)이 미리스트산(탄소수 14)보다 더 높이고 스테아린산(탄소수 16)보다 더욱더 높인다(38). 그러나 쉽게 놓칠 수 있는 것은 라우르산이 HDL도 가장 많이 증가시킨다는 것이다. 라우르산의 총콜레스테롤 상승은 HDL을 상승시키기 때문이므로, HDL 대비 총콜레스테롤 비율은 감소하게 된다. 이 비율이 LDL 수치보다 관상동맥질환 위험의 지표로서 더 유용한 것이다(39). 이것이 불편한 진실이다.

또하나의 불편한 진실을 말하자면 그 유명한 프레이밍햄연구(장기간에 걸친 매사추세츠 프레이밍햄에 거주하는 사람들에 관한 역학 연구로서)로서, 포화지방과 콜레스테롤을 적게 섭취하면 작고 밀도 높은 LDL 입자를 증가시키는 것과 연관된다는 것이다. 이 작고 밀도 높은 LDL(패턴 B LDL)은 전체적인 LDL 수치보다 심장질환 위험의 지표로서 더욱 강력한 것이다(40). (여러분은 검사결과지에 LDL이라는 수치에 익숙할 테지만 LDL은 한 가지가 아니다. 그 특성과 효과에 따라 몇 가지의 하위 그룹이 있는데 이는 포화지방이 여러 가지 종류가 있는 것과 유사하다.)

또 다른 연구에서 포화지방을 많이 섭취하면 작고 밀도 높은 LDL은 감소시키는 반면 **크고 가벼운 LDL*** 입자(패턴 A LDL)는 증가시킨다고 한다(41). 이것이 핵심인데, 왜냐하면 작고 밀도 높은 LDL이 우세하면 크고 가벼운 LDL이 우세할 때보다 심혈관질환 건강에 좀 더 해로운 것으로 알려져 있으며, 이것은 동맥벽을 더 쉽게 통과하여 쌓이기 때문이다.

작고 밀도 높은 LDL은 또한 혈류 중에 더 오래 머물러 생물학적 손상이라 여겨지는 산화 가능성이 높아진다(42). 여러분은 쇠붙이가 녹스는 것이나 사과나 아보카도 등이 공기중에서 갈색으로 변하는 현상을 보았을 것이다. 이와 유사한 과정이 인체내에서도 일어나 콜레스테롤을 함유하는 **지단백**lipoprotein이 손상될 수 있고 세포막 구조성분인 지질과 DNA도 역시 마찬가지이다.

연구자들은 많은 연구를 통해 작고 밀도 큰 LDL과 관상동맥질환(CHD)과의 양(+)의 상관관계가 있음을 발견하였다. 즉, 작고 밀도 큰 LDL이 많을수록 CHD 위험성이 증가한다는 것이다(43, 44). 그러므로 여러분이 포화지방 섭취를 줄이면, 해로운 작고 밀도 큰 LDL이 증가되어 이것이 심장질환의 위험성을 높인다는 것이다. 심지어 한 연구에서 밝혀진 바로는 저지방 고탄수화물 식이를 하는 사람들은 작고 밀도 큰 LDL이 많아진다고 한다. 이것이 포화지방이 나쁘다는 신화를 완전히 무력화시키기에 충분한 것은 아니지만, 이런 사람들은 중성지방이 높아지고 HDL이 낮아져 심장질환 위험성이 증가할 수 있게된다.

지금까지 검토한 바와 마찬가지로 이것은 단순한 흑백논리의 문제는 아니다. 고중성지방 그 자체는 심장건강에 문제가 될 수 있다. 낮은 HDL도 마찬가지이다. 그러면 이 두가지가 합쳐진다면? 심혈관질환 위험성은 단순한 합이 아니라 상승적으로 나타난다. 저지방 고탄수화물 식이는 여러분의 심장질환 위험성을 낮추는 게 아니라 증가시킨다.

이러한 사실은 특히 포화지방 대신 정제 탄수화물을 섭취하면 크고 가벼우며 비교적 덜 해로운 LDL이 작고 밀도 큰 LDL로 전환됨으로써 현실화 된다. 그래서 만일 여러분이 몇 년간 또는 수십 년간 버터나 크림 대신 오렌지 마말레이드나 포도잼 등을 베이글에 발라 먹었다면 여러분은 모르는 사이 심장질환을 일으킬 수도 있는 임상실험에 참여하게 된 것이나 마찬가지다.

임상시험 : 연구에서 알게된 사실

지금까지 우리가 보았던 대부분의 연구는 본질적으로 관찰적/역학적 연구이다. 이제 임상 연구로 진입해 보자. 영양학적 임상시험의 프로토콜은 다양하지만 일반적으로는 여러가지 건강 분야를 평가하기 위해 둘이나 그 이상의 집단에 대한 결과를 평가하는 것이다. 그리고 이 집단을 대상으로 정상적인 식이 및 생활습관을 따르게 하거나 일정기간동안 계획적인 변화를 시행하게 한다. 시험 마지막에는 어떤 결과가 있었는지를 다시 평가하고 변화가 있었다면 그것으로 결론을 짓는다. 대체로 연구는 특정한 결과가 나올 수 있도록 계획되는데 예를 들면 저탄수화물 식이가 저지방 식이와 비교하여 체중감소에 더 효과적인가, 또는 비타민 D가 골다공증의 위험성을 줄이는가 등이다.

이러한 연구는 전형적으로 역학적 조사보다 더 신뢰할만한 결과를 도출하지만 또한 약점도 있다. 그 중 가장 큰 것은 건강에 영향을 줄 수 있는 모든 요인을 조절할 수는 없다는 것이다. 그 요인이란 식이나 보충제의 변화, 피험자의 사회경제적 상태, 운동량, 수면의 질적 양적 상태, 교육 정도 등 처럼 많은 것들이 작용할 수 있다.

또한 식이에 관련된 요인들에 대한 조절도 쉽지 않다. 한 가지 요인를 변화시킨다고 할 때, 예를 들면 적색육의 섭취를 줄인다면 나머지는 어떤 음식으로 대체할 것이냐 하는 문제이다. 관찰된 바에 의하면 모든 음식이나 음료들을 정확히 똑같이 먹을 수 없다는 문제가 아니라 그 음식들이 진공 상태처럼 각각 개별적으로 존재하는 것이 아니라는 것이다. 그것들은 같이 있는 다른 음식들과 상호 작용을 일으킬 수 있으므로, 무엇과 같이 섭취하느냐, 전체적으로 생활습관은 어떠한가에 따라서 부분적으로 다른 효과가 나타날 수 있기 때문이다. 그래서 이러한 것들이 잘 조절되지 않으면 엉뚱한 결과가 나타나게 될 것이다.

연구자들은 이러한 것들을 잘 알고 있기 때문에 그러한 요인들의 균형을 맞추는 조절을 하려고 한다. 그러나 그 모든 요인들을 완벽하게 조절하는 것은 불가능하다. 그럼에도 불구하고, 대조군을 포함하는 **이중맹검시험법**을 제외하고는, 이러한 **중재적 시험**이 지금까지 가장 좋은 시험 방법 중의 하나이다. 참고로 이중맹검시험법은 영양학적 임상시험에서는 거의 불가능한 것으로 알려져 있다. 왜냐하면 예를 들어 시험 도중에 특정 음식을 더 많거나 적게 먹을 수도 있기 때문이다. 이제 포화지방과 다가불포화지방산에 대한 유명한 연구들을 살펴보자. 이 연구들이 미국의 식생활에 주요한 변화 요인으로 작용했을까 아니면 아무런 영향을 미치지 못했을까?

FMHS Finnish Mental Health Hospital Study는 산업적 식물종자유가 심혈관질환으로 인한 사망 위험을 감소시킨다는 증거로 꾸준하게 인용되어 왔다. 그러나 이 연구는 심각한 결점을 내포한다. FMHS는 1959년부터 1971년 사이 두 정신과병원의 중년 남성 입원 환자들의 **1차예방**을 위한 시험이었다(46). 1차예방이라는 것은 어떤 질환, 이를테면 심장발작이나 뇌졸중 등이 처음 발생되는 것을 막는다는 의미이다. (2차예방은 재발을 방지한다는 의미이다.) 한 병원에서는 입원환자에 대해 입원한 기간 동안 오메가6가 풍부한 식이를 위해 원래 동물성인 버터를 다가불포화지방산이 풍부한 **소프트마아가린***soft margarine으로 대체하였으며, 우유는 콩기름을 첨가한 것으로 바꾸어 전체적으로 포화지방을 낮춘 식단을 제공하였다. 맛있겠네! 한편 다른 병원에서는 포화지방을 오메가6로 대체하지 않은 일반 병원식을 제공하였다.

문제는 마아가린은 인공 트랜스지방의 주된 공급원인데 오메가6 중재 집단에서는 소프트마아가린으로 대체되었으므로 인공 **트랜스지방***이 줄어든 결과가 되었다. 그래서 이 연구결과가 오메가6 중재집단이 유리한 쪽으로 왜곡되는 결과를 초래하는 원인이 되었을 것으로 본다. (인공 트랜스지방은 콩기름이나 옥수수기름 등 액상의 기름이 화학적으로 조작되어 고체상태가 되도록 하는 것이고, 단언컨데 LDL을 올리게 된다.)

또한 식이는 6년 후에 변경이 되었고 입원 환자들은 임상시험에 참여하거나 제외되는 것이 허락되어 있었다. 그 결과 모든 환자들이 6년간 같은 식단을 제공받은 것은 아니라는 것이다. 더구나 두 비교 집단이 균질화되지 않았다. 즉, 혈압, 흡연, 정신과약물의 투여 등에서 차이가 있었다. 특별히 오메가6 중재 집단에서는 심혈관질환에 의해 급작스런 사망을 일으킬 수 있는 정신과 치료 약물을 투여받는 피험자들이 적었다. 이러한 것들은 연구에서 제거되어 조절되어야만 하는 중요한 조절 인자이다.

이 연구가 이렇게 **무작위**randomized 집단에 대한 시험이 아니므로 오메가6 집단이 유리한 결과가 나온 것은, 인공 트랜스지방을 적게 섭취했다는 것, 또는 심장독성 약물의 투여가 적었다는 것, 또는 우연의 결과라고 보아야 할 것이다!(47) 한 가지 결과로 결론을 내릴 필요는 없다. 이처럼 FMHS는 오메가6가 풍부한 식물유가 심장에 좋다는 무적의 증거가 될 수 없는 연구다.

살펴볼만한 또 다른 연구는 Los Angeles Veterans Administration Study 이다. 이 연구는 8년간의 무작위 이중맹검시험으로서 심혈관질환을 겪었거나 그렇지 않은 800명의 재향군인들을 대상으로 한 것이었다(48). 연구자들은 통상적인 식이 (총칼로리의 40%가 주로 동물성지방으로 구성됨) 집단과 오메가6가 강화된 식이, 즉 2/3의 지방이 식물유, 주로 옥수수유, 콩기름, 해바라기씨기름, 면실유 등으로 대체된 식이 집단을 비교하였다. 통상 식이 집단은 총칼로리 대비 포화지방이 18%, 오메가6 강화집단은 8%였으며, 다가불포화지방산PUFA은 통상 집단 5%, 오메가6 집단 16%였다.

이제 무슨 일이 일어났을까? 동물성지방을 식물유로 대체했을 때 과연 심장질환에 유익함이 있었을까? 아니었다. 오메가6 집단은 콜레스테롤이 13% 떨어졌지만, 이것이 **심장발작*** 또는 심장질환으로 인한 돌연사를 방지하지는 못했다.

오메가6 집단에서 치명적인 동맥경화증이 더 적었지만 이것은 이 연구에서 특별히 얻고자 하는 바는 아니었다. 그것은 부수적이고 추측적인 결과이고, 그래서 이 연구는 방해요인이 잘 조절되지 않은 것이었다. 그렇더라도 이 중요한 발견을 다른 많은 영양관련 연구에서처럼 불편한 진실이 없었던 것처럼 숨기고 싶진 않다. 그렇다, 포화지방을 덜 먹고 PUFA를 더 먹은 집단은 동맥경화 질환을 덜 겪었다. 그러면 식이 지방 섭취의 차이 이외의 다른 그럴듯한 요인은 없었을까?

사실은 아주 많다. 첫 번째로, 시험 초기에 오메가6 집단은 전체적으로 흡연자수가 적었으며 줄담배 피우는 사람들도 통상 집단에 비해 적었다. 오메가6 집단은 비흡연자 99%, 통상 집단은 86%, 하루 1-2갑 피우는 흡연자 비율이 오메가6 집단은 38%, 통상 집단은 57%, 2갑이상은 오메가6 집단이 7%, 통상 집단이 13%였다.

흡연이 심혈관질환계에 미치는 악영향을 고려한다면 이와 같은 집단간의 차이는 가볍게 넘길 수 없는 것이다. 두 번째, 시험 초기에 오메가6 집단은 통상집단 대비 심장발작을 겪었던 비율이 적었으며(327 대 349), 심전도EKG 검사상 심혈관질환을 겪을 가능성이 있는 사람들의 수가 더 적었다.

끝으로 오메가6 집단은 대조군에 비해 10배나 많은 비타민E를 섭취한 것이다. 통상집단에서 비타민E를 훨씬 적게 섭취했다는 것은 연구자들이 결핍수준의 부족이라고 했을 정도였으며, 이러한 피험자들은 심혈관질환 위험성이 처음부터 증가된 상태에 있었다. 비타민E에 대한 연구를 보면 비타민E가 심장발작으로 인한 사망을 감소시킬 수 있다는 것을 보여준다. 따라서 비타민E 섭취부족 한 가지만으로도 통상 집단에서 심장발작 사망률이 높을 수 있음을 시사한다(49). 통상 집단이 심한 흡연자 비율이 높았고 이미 심혈관질환을 겪었던 사람이 많았다는 것을 결합해 보면 이 연구가 오메가6 집단에 유리하도록 처음부터 왜곡되었다는 것을 알 수 있다.

트랜스지방의 섭취 또한 앞서 살펴본 FMHS에서와 마찬가지로 또 하나의 방해요인이다. 트랜스지방 섭취가 오메가6 집단에서는 제한된 반면 대조군에서는 하루 2그람이상 많았다(50). 더구나 오메가3 (ALA)의 섭취는 오메가6 집단이 통상 집단에 비해 훨씬 더 많았다(1일 700mg 대 100mg). 사실상 대조군은 ALA가 결핍수준이었다(51). 이 시험은 결과를 방해할 수 있는 단점들로 가득해서 포화지방을 제한하고 오메가6 식물유로 대체해야 한다는 근거로 사용될 수가 없다.

또 하나의 결점투성이 연구는 Minnesota Coronary Survey이다. 이 연구는 미네소타주 6개 정신병원과 1개의 요양원에 입원한 9,000명의 남녀에 대한 4년 반 동안의 무작위 이중맹검시험이다(52). 영양학 관련 연구가 정신병원에서 자주 이루어지는 것은, 집에 있을 때보다 사람들의 식단을 조절하기 쉽기 때문이며, 한편으로는 피험자에게 섭취하도록 종용하기가 쉽기 때문이다. 이 시험은 시험군이 대조군에 비해 포화지방과 콜레스테롤을 줄이고 PUFA를 높이며 단일불포화지방MUFA은 동일하도록 설계하였다. 피험자들은 처방된 식단을 1년이상 공급받았다.

결과는 어땠을까? 포화지방을 줄이고 PUFA를 늘인 시험군은 대조군에 비해 콜레스테롤 수치가 내려갔다. 시험군은 남녀 사망자 269명이며 대조군은 248명이었으나, 이 정도는 의미있는 차이는 아니다. 그러나 남자의 경우 심혈관질환 위험성이 증가하지 않은 반면, 여성의 경우는 관상동맥질환으로 인한 사망률 28% 증가, 치명적이지않은 심혈관질환 25% 증가, 일반적 사망률 17% 증가라는 결과가 나왔다(53).

이 시험이 시사하는 바는 포화지방을 PUFA로 대체할 때 (주로 마아가린이나 식물유), 심혈관질환 위험을 감소시키지 못하며 여성의 경우는 오히려 그 위험을 증가시킬 수도 있다는 것이다. 이 시험에서도 역시 콜레스테롤은 내려갔지만 적어도 여성에게 있어서는 심혈관질환으로 인한 사망이나 일반적 원인의 사망은 증가한다는 것이다.

상이한 결과가 나타난 임상시험들

위에 열거한 시험과는 정반대의 결과가 나온 연구들이 많음에도 불구하고 사람들은 그러한 것들에 대해 별로 얘기하지 않으려 한다. 항동맥경화클럽The Anti Coronary Club 연구에서는 포화지방이 오메가6로 대체되자 심혈관질환으로 인한 사망률이 증가했으며 모든 원인에 의한 사망률은 거의 4배가 되었다(54). 관상동맥질환 이외의 원인으로 인한 사망률은 71%가 증가된 것으로 나타났다(55, 56). 따라서 이 연구는 여러분이 70년대 이후 권장 식이 지침에 따라 포화지방을 줄이고 오메가6 섭취를 증가시키면 심혈관질환 및 일반적 원인에 의한 사망률이 늘어난다는 것이다.

허혈성심장질환*에 대한 옥수수유 치료The Rose Corn Study에서는 옥수수유나 정제 올리브유를 투여 받은 피험자는 대조군에 비해 심장 건강이 악화되었다(57). 80명의 심혈관질환 환자들이 무작위적으로 대조군, 동물성지방을 제한한 정제 올리브유 투여군, 동물성지방을 제한한 옥수수유 투여군, 이렇게 3개 집단으로 나누어 시험하였다. 시험이 끝났을 때 심장발작이 재발되지 않은 생존율은 각각 75%, 57%, 52%였다(58). 옥수수유 투여군은 콜레스테롤이 감소하였다. 그렇다면 슈퍼마켓 아랫단에 진열된 대용량 옥수수유가 이제 관심 밖으로 밀려나야하는 것이 아닐까? 그게 아무리 저렴해도 이제는 세일로 땡처리하여 사라져야할 것 같다.

이제는 다음을 기억하자. 심장발작이나 다른 심혈관질환을 겪는 많은 사람들이 콜레스테롤이 정상이거나 낮은 상태에 있다는 것이다. 이것을 아무리 강조해도 지나치지 않다. 콜레스테롤을 낮추는 것이 자동적으로 **심근경색***(MI)이나 관상동맥질환(CHD)에 대한 면죄부를 주는 것은 아니라는 것이다. 그러므로 식물유가 콜레스테롤을 낮춰 심장건강에 좋다는 연구는 쉽게 산산조각날 패에 지나지 않는다. 그렇다면 여러분이 왜 여태껏 그 예전의 좋은 버터 대신 인공색소와 향료로 가미된 식물유 스프레드를 먹어왔는지 의아해 하겠지만, 그것은 여러분 만의 문제가 아니었다.

LDHSLyon Diet Heart Study 결과를 보자. 이미 심장질환을 겪은 피험자들 중에 오메가6를 줄인 지중해식단을 한 사람들은 전통적인 저지방 식단을 한 사람들에 비해 심장질환 사망률이 70%로 감소되었다(59). 그렇다. 이 지중해식단은 전통적 식단에 비해 오메가6 비율이 적다(60). 오메가3인 ALA는 약간 많았으므로, 이 LDHS 연구가 보여주는 것은 오메가6를 많이 섭취하기 보다는 오메가6/오메가3 비율의 감소가 심혈관질환 및 그로인한 사망률을 감소시킨다는 것이다. 우리가 이미 살펴본 연구들을 감안하면 다음과 같은 사실은 놀랄 일이 아니다. 이와 같은 심장 질환 사망률의 감소는 콜레스테롤 수치 감소와는 상관없다는 것이다.

PREDIMED는 7,400명 이상의 피험자를 대상으로 한 대규모 무작위 이중맹검시험이다(61). 두 가지의 지중해식단이 전통적인 저지방식단과 비교되었다. 첫번째 지중해식단은 상담을 하면서 **엑스트라버진 올리브오일**
*Extra-virgin olive oil: EVOO을 하루 5온스(실제로는 1.7온스) 섭취한다. 두번째 지중해식단은 역시 상담을 하면서 견과류 특히 호두, 헤이즐넛, 아몬드 등을 하루 1온스(약 28.3g) 섭취토록 하였다. 호두는 리놀레산과 ALA 함유량이 높고 아몬드와 헤이즐넛은 단일불포화지방산MUFA이 많다. 따라서 첫번째는 EVOO의 단일불포화지방산 MUFA가 많으며, 두번째는 EVOO의 MUFA 및 견과류의 오메가6, 오메가3가 모두 증가된 것이다.

저지방식단은 올리브유, 견과류, 소시지, 기름진 육류와 기름진 생선을 포함하여 모든 종류의 지방을 줄이도록 하였다. 그리하여 살코기, 저지방 유제품, 시리얼, 감자, 파스타, 쌀, 과일, 채소등을 섭취토록 하였다. 이러한 저지방식단에 비해 위의 두가지 지중해식단 (지중해식단 + EVOO 및 지중해식단+견과류)은 심장질환, 뇌졸중, 심장돌연사를 각각 30%와 28% 비율로 낮췄다. 심장질환 사망뿐 아니라 일반 원인 사망률도 지중해식단+EVOO는 저지방식단 대비 근소하게 감소시켰다. 모든 피험자들은 생선류를 동일하게 섭취하였으므로 EPA와 DHA와 같은 해산물의 오메가3의 영향은 배제되었다. MUFA는 두 가지 지중해식단 모두 저지방식단 대비 다소 높았으나 그 차이는 근소하였다. 리놀레산의 차이도 두 지중해식단의 유익함을 설명하지 못하는 것이, EVOO 집단은 리놀레산 섭취가 줄었으나, 견과류집단은 늘었기 때문이다. 그럼에도 두 지중해식단은 모두 전체적으로 심장 건강 및 사망률에 유익함이 나타난 것이다.

그렇다면 무엇이 그런 심장 보호효과를 나타낸 것일까? EVOO 집단 식단의 주된 변화는 정제 올리브유를 대폭 줄이고 고품질의 EVOO를 다량 섭취했다는 것이다. EVOO 집단은 하루 EVOO 섭취량이 약 50g(1.7온스)이었다. 드라마틱한 효과가 조금 적게 나타난 견과류 집단은 정제 올리브유를 줄이고 EVOO를 늘이도록 하였다. (1일 32g, 1.1온스). 저지방식단에 비해 두 지중해식단은 EVOO 섭취량이 상당량 많았다.

이 연구의 주된 메시지는 두 지중해식단에서 정제 올리브유를 완전히 배제하고 EVOO를 늘였다는 것이 심혈관 건강에 유익함으로 작용했다는 것이다(견과류 집단은 견과류 섭취에 의한 유익함도 있었을 것이다.) 흥미로운 것은 저지방식단이 저칼로리를 의도하지 않았지만, 결과적으로 지중해식단에 비해 저칼로리가 되었다. 즉, 두 지중해식단은 저지방식단 대비 고칼리임에도 불구하고 앞서의 유익함이 나타났다는 것이다. 자, 그러면 이제 여러분은 맛있고 기름진 전통적 프로슈트(이탈리아 햄)를 마다하고 건조하고 껍질이 제거된 닭가슴살을 선택한 것이 이제 좀 후회될 만도 할 것이다.

EVOO 집단은 리놀레산 섭취가 총칼로리의 정확히 5%였고 이것은 몇몇 연구자들에 의하여 여러분이 섭취해야하는 권장량의 하한선이다. 그러므로 이 연구는 리놀레산 섭취를 늘이지 않고서도 심혈관질환 예방이 가능하다는 것이며, 리놀레산 섭취가 단 5%만 되어도 가능함을 보여준다. 그래서 위의 LDHS 및 PREDIMED의 두 조절된 무작위시험은 미국 심장협회가 권장하는 오메가6 리놀레산 섭취량인 총칼로리 대비 5-10%를 지지하지 않는 것이다. 여러분도 이제 건강한 지방에 대한 구미가 당길만도 할 것이다. 이제 샐러드에 EVOO를 듬뿍 넣고 그 위에 호두 조각도 조금 넣어 보자

오메가3 연구

우리는 지금까지 오메가6 지방에 대한 연구를 상세히 검토해 보았다. 이제 오메가3에 대해서도 살펴보자. 2005년 이전 연구들은 생선이나 보충제 EPA/DHA가 심혈관질환 및 전체적인 사망률을 일관성있게 감소시킨다는 것을 보여주었다(62). 그런데 최근 연구들에서는 이것을 증명하는 데 실패한 것처럼 보여 건강증진에 관심있는 사람들에게 혼동이 야기되었다. 헤드라인 뉴스에 서로 상반되는 결과가 나와 골칫거리가 되고 있다. 그러나 우리는 이것을 분명히 할 필요가 있다. 왜냐하면 이것은 무슨 음식을 먹고 보충제를 어떻게 경제적으로 선택하느냐 하는 커다란 문제이기 때문이다. EPA/DHA가 과연 좋은 것일까? 자연산 연어가 과연 그 명성만큼 수퍼푸드라 할만한 것인가? 그런 것들을 포기하고 패스트푸드점으로 달려가야 하는 것인가(그러나 부디 그렇게 하지 말기를!)?

최근의 연구들은 오메가3의 유익함에 의문을 제기하고 그 약점과 방해요인이 충만하여 그 이전의 연구들과 상충되는 것들이 많다. 문제점들은

다음과 같다(63,64).

1. **오메가3 복용량의 불충분** : 섭취가 필요한 사람들에게 충분한 용량을 투여했더라면 유익함이 나타났을 수도 있다.

2. **오메가6 섭취의 과잉** : 오메가3는 오메가6와 섭취의 균형이 맞아야 잘 작용한다. 오메가6 섭취가 많으면 그에 따라 오메가3 섭취도 늘려야 한다.

3. **의학적 치료의 병행** : 어떤 종류의 의약품들은 오메가3의 작용을 방해하거나 효과를 저하시킬 수 있다.

4. **관찰 기간이 너무 짧다** : 건강 상태라는 것은 하룻밤에 변하지 않는다. 음식이나 보충제로 섭취한 지방은 변화가 나타날 때까지 일정한 기간이 소요된다. 몇몇 연구들은 이를 고려하지 않고 기간이 너무 짧았다.

5. **유익함을 보여줄 통계 처리가 부족하다** : 어떤 연구들은 피험자수가 너무 적거나 정확하고 신뢰할 만한 데이터가 부족했다.

반면에 EPA와 DHA의 유익함에 관한 이전 연구들은 이러한 문제점들이 제기되지 않았으므로 이들을 좀더 자세히 살펴보고자 한다. The Diet and Reinfarction Trial(DART) 연구를 살펴보자. 심장질환을 겪었던 사람들에게 기름진 생선을 더 섭취하도록 했을 때, 그렇지 않은 사람들에 비해 총사망률이 29% 감소했다(65).생선을 먹지 않는 사람들에게는 EPA/DHA 보충제를 투여하였고, 총사망률이 50% 감소하였다(66).

The GISSI-Prevenzione(GISSI-P) 연구를 보자. 이 연구는 이전에 심장질환을 겪었던 11,000명 이상의 피험자에 대해 EPA/DHA 보충제를 투여한 무작위 시험이다. 보충제를 투여 받은 사람들은 비치명적 심장질환의 재발, 뇌졸중, 사망률(67,68)등이 유의적으로 감소하였으며, 심장질환으로 인한 사망률이 30% 감소하였을 뿐만 아니라, 심장 돌연사도 45% 감소했다. 또다른 이탈리아의 무작위시험GISSI‐Heart Failure에서는 심부전 환자 7,000여명이 참여하였다. GISSI와 이와 동일한 용량의 오메가3 보충제를 투여받은 환자는 총사망률과 심장질환으로 인한 입원이 유의적으로 감소하였다(69). 이 연구들은 죄없이 불쌍한 지방 오메가3에 대한 인상적인 연구 기록이 되었다.

일본에서 콜레스테롤이 높은 18,000명의 환자에게 시행된 시험에서 하루 1,800mg의 EPA 투여가 심장 돌연사, 치명적이거나 비치명적 심장 발작, 비치명적 관상동맥 증상을 감소시켰다(70). 일본에서 주요 관상동맥질환이나 뇌졸중 환자 집단에 대한 시험에서, 오메가3 보충제 투여가 관상동맥질환 재발은 19% 감소, 뇌졸중 재발은 20% 감소시키는 효과가 있었다(71, 72). 그런데 일본에서는 이미 충분한 양의 오메가3를 섭취하고 있었다는 것을 감안한다면 추가적으로 오메가3를 섭취하면 더욱더 효과적임을 보여준다. 최근 노르웨이에서 500명의 남성을 대상으로 한 대조시험Diet and Omega3 Intervention Trial(DOIT)에서는 하루 2g의 EPA/DHA를 보충함으로써 총사망률을 47% 감소시켰다(73). 이 시험은 심장질환을 겪지 않았거나 심장 혈관질환 문제가 없는 사람도 하루2-4g의 오메가3 섭취가 수명 연장에 도움이 된다는 것이다.

전체적으로 오메가3에 대한 연구를 살펴보면, 이러한 특별한 형태의 지방이 심장질환 문제가 없거나 문제가 있는 사람들 모두에게 심혈관계에 유익함을 가져온다는 것이다.

식단에 대한 진실된 충고

2015년 미국 식이지침US Dietary Guidelines 때문에 산업적 식용유가 건강한 식습관을 지키는 부류의 식품에 속하게 되었다. 현재 미국인들은 하루 27g(약 5 티스푼)의 식용유를 섭취하도록 권장 받고 있다. 그러나 이것은 만성 질환과 암을 좀더 쉽게 일으키게 할 수 있다. 그래서 우리는 이에 대한 대안으로 이렇게 제시하고자 한다. 그것은 바로 **주기적 케톤 식이*** Cyclical Ketogenic Eating Pattern이다.

주기적 케톤 식이는 케톤을 포도당 대신 에너지로 태우는 상태가 될 때까지 2-8주 정도 **저탄수화물 고지방 식단***을 유지하는 것을 포함한다. 이렇게 해서 대사의 유연성이 확보되어 지방을 연료로 태우는 능력이 생기면, 건강한 탄수화물과 고단백을 근육운동을 하는 날 섭취할 수 있다. 표 1.1은 2015 미국식이지침과 우리가 이 장에서 자세히 보여준 연구결과를 바탕으로 제안한 건강한 식습관을 비교한 것이다.

미국심장협회는 오메가6/오메가3의 섭취 비율을 특정하지 않았다. 그러나 미국의 공식적인 심장협회임을 감안하면 지침을 설정해야 할 것이다. 이상적인 비는 4:1이다. 다시 말해 식단에서 오메가6는 오메가3의 4배를 넘지 말아야 한다(74).

더욱이 리놀레산 섭취 비율이 총열량대비 5-10%라는 것은 훨씬 더 줄여서 정확하게는 0.5-2%로 감소시켜야 한다. 이 양이 생리적으로 필수적인 양이며 그 이상이 되면 오메가3 섭취량이 아주 부족할 때는 부작용이 나타날 수 있다. 미국심장협회는 또한 오메가6를 산업적 정제 식용유인 콩기름, 옥수수유, 면실유 등으로 섭취하지 말고 자연식품(견과류, 씨앗류, 생선, 달걀 등)으로 섭취할 것을 명시해야 한다.

표 1. 1: 2015년 미국 식이지침에 의한 건강한 식습관과 우리가 권장하는 주기적 케톤 식이

2015 미국 식이지침	대안으로 제시되는 주기적 케톤 식이
곡물, 적어도 반 이상을 통곡물	정제된 탄수화물 전부와 대부분의 통곡물까지 피한다. 대신 좀 더 자연적이고 영양이 풍부한 유기농 또는 **밀집사육방식***이 아닌(non-CAFO) 육류, 가금류, 생선, 채소, 견과류와 씨앗류
채소와 과일	유기농, 거주 지역에서 생산된 채소와 과일(과일은 지나치지 않게: 베리류같이 쓴맛이 있는 과일)
무지방 또는 저지방 유제품	유기농, 방목한, 밀집사육방식(non-CAFO)이 아닌 가축으로부터 생산된 유제품으로 최대한 자연 상태의 지방이 제거되지 않은 것(무지방 및 저지방 유제품은 당분이 첨가될 수 있고 허기를 쉽게 느낄 수 있음)
단백질(해산물, 살코기와 가금류, 달걀, 콩류, 견과류, 씨앗류, 콩가공 제품)	위 첫 번째에서 언급한 동일한 육류, (밀집사육 가축의 고기와 달리 독소와 항생제내성균이 없다
기름(하루 27그램까지의 올리브유나 식물유)	엑스트라버진올리브유를 섭취하고, 산업적 식용유는 피한다.
총 열량의 10%를 넘지 않게 첨가한 당	총 열량의 5%를 넘지 않게 첨가한 당
하루 2,300mg 이하의 나트륨	케톤 식이를 할 때는 나트륨이 더 필요하다. 대부분의 경우 4,000에서 6,000mg까지 허용된다.

오메가6 지방인 리놀레산이 고함량인 정제 식용유 대신 엑스트라버진올리브유로 대체하는 것이 심혈관질환을 감소시키고 사망률을 낮출 수 있는 수단이 될 것이다.

일본에서의 연구에서 보여준 바와 같이, 이미 오메가3가 풍부한 식이를 해도 추가적인 오메가3 보충이 주요 심장질환을 감소시킴이 나타났다. 따라서 현재 미국심장협회의 섭취 권장량인 하루 500-1,000mg은 미국인들의 높은 오메가6 섭취량을 감안한다면 낮은 수치이다.

표1.2: 미국심장협회의 오메가6 및 오메가3에 대한 지침

현재 AHA의 권장사항	근거에 입각한 권장 사항
총 열량대비 5-10%의 오메가6	**리놀레산은 총 열량대비 0.5-2%**면 생리적 필요량을 충족시키기에 충분하다. 그 상한선은 총 열량대비 3%로서, 오메가3 ALA와의 대사경쟁 및 염증 전 단계 물질의 생성을 방지하기 위함이다[76]. EPA/DHA 섭취가 적절하면 3% 초과도 허용한다.(어떤 경우에도 LA는 자연식품에서 섭취해야함; 아래 참조)
산업적 정제식용유 추천	**산업적 정제식용유를 피한다.** 오메가6는 견과류, 씨앗류, 생선, 가금류, 달걀 등으로부터 섭취
최적의 오메가6/3 비율이 없음	최적의 **오메가6/3 비는 4:1 이하**
심혈관질환 예방에는 하루 500mg, 심혈관질환 환자는 1000mg의 EPA/DHA 섭취	심혈과질환의 1차, 2차 예방을 위해서는 **하루 2-4g 섭취권장**, 섭취량은 오메가3 지표(혈중 적혈구의 EPA+DHA 양)가 8% 이상이 되도록 한다 [77]

일반적으로 오메가3의 좀 더 적절한 권장량은 하루 2-4g 이며 이는 특히 심혈관질환 위험이 있거나 이미 환자인 사람들에게 그러하다. 표 1.2는 미국심장협회의 오메가3 및 오메가6 관련된 현재의 지침이다. 그러나 이것은 좀더 과학적인 절차에 따라 입증되어야 할 것이다.

요약

- 포화지방은 심장질환을 일으킨다고 하는 부적절한 누명을 뒤집어썼다. 이것은 포화지방이 콜레스테롤을 높이고, 높은 콜레스테롤이 심혈관질환(CHD)을 일으킨다는 잘못된 이론에 따른 것이다. 오메가6 지방산인 리놀레산은 자연식품에서는 적은 양이 존재하나 식용유에는 다량 함유되는 것으로서, 다음과 같이 취약한 근거로 **심장 건강에 좋다**고 알려져 왔다.

  - 포화지방을 식물유로 대체하면 총콜레스테롤과 LDL 수치가 내려간다. 그러나 이것은 오메가3 섭취가 적을 때 뿐이라는 걸 상기하자.

  - 오메가6와 오메가3를 모두 대상으로 하는 연구들이 오메가6만이 건강에 좋다고 과장한다.

  - 혈중 오메가6인 리놀레산 수치가 높으면 심혈관질환 위험률이 낮아진다고 한다. 그러나 혈중 리놀레산 수치는 섭취하는 양에 따라 자동적으로 비례하는 것이 아니다.

- 산업적 정제 식용유는 그 목적하는 바와 달리 그렇게 건강에 좋은 것 이 아니며 오히려 해로운데 그 이유는 다음과 같다.

  - 산업적식용유는 우리의 전체 진화 과정 중 대부분의 기간 동안 인간의 식품이 아니었다. 오늘날 건강하고 장수하는 인구 집단은 그 누구도 식용유를 그렇게 많이 소비하지 않는다.

  - EPA/DHA는 사망률과 주요 심장질환 위험성을 감소시키지만 이는 오메가6 섭취가 적을 때뿐이다.

● 일본과 이탈리아 등지의 건강한 인구 집단은 전형적으로 오메가6/오메가3 비가 4:1 보다 적으며 이는 자연식품을 섭취하면 자연스럽게 달성되는 것인 바, 산업적 식용유와 가공식품을 많이 섭취하면 그것이 사실상 불가능하다. 포화지방을 오메가6 특히 산업적 식용유로 대체한다면 심혈관 및 다른 만성질환 위험률이 증가한다. 바야흐로 식용유를 추방하고 다시 버터로 돌아가야 할 때인 것이다.

2

아무도 몰랐던 기술 발전의 함정
트랜스지방

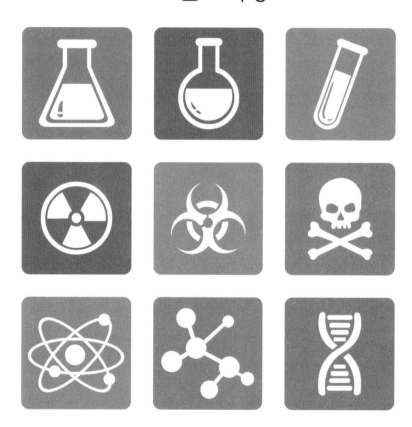

제2장에 나오는 용어 정리 *역주

트랜스지방, 트랜스지방산 Trans fat, Trans fatty acid
*식품의 트랜스지방 함유량

식품 종류	트랜스지방 함유량* g/100g
쇼트닝	10-33
마아가린, 스프레드	0.2-26
버터	2-7
우유	0.07-0.1
빵, 케익	0.1-10
과자, 크래커	1-8
짠 과자	0-4
케익 당의(frosting), 단것	0.1-7
동물성 지방	0-5
쇠고기 간 것	1

출처 Wikipedia: Tarrago-Trani, Teresa; Phillips, Katherine M.; Lemar, Linda E.;
Holden, Joanne M. (2006). "New and Existing Oils and Fats Used in Products
with Reduced Trans-Fatty Acid Content". Journal of the American Dietetic
Association. 106 (6): 867–880. doi:10.1016/j.jada.2006.03.010. PMID
16720128)

수소첨가부분경화유 Partially hydrogenated fat
공액리놀레산 Conjugated Linoleic Acid: CLA *천연 트랜스지방산
트랜스 박센산 Trans Vaccenic Acid *천연 트랜스지방산
알츠하이머병 Alzheimer's disease
쇼트닝 Shortening
마아가린 Margarine

제1장에서 여러분은 포화지방이 어떻게 심혈관질환의 주범으로 낙인 찍히게 되었는지를 알았을 것이다. 그러나 그런 결점 투성이 연구들로 식물유가 어떻게 인류의 식단에서 수백 년간 왕위를 지켜오던 동물성지방의 지위를 박탈하게 되었을까? 이것은 소위 **나쁜** 과학이 만들어낸 잘못된 정보에 근거한 것이며, 현대의 산업화한 식품 조작 기술의 파괴적인 결과인 것이다. 이것은 또한 소수만이 알고 있고 더욱 더 소수만이 이야기 할 뿐이지만 우리가 꼭 알아야 할 내용인 것이다.

트랜스지방*에 관한 이야기는 독일 화학자 빌헬름 노르만Wilhelm Normann의 실험실로부터 시작된다. 노르만의 목표는 액체상태의 기름을 좀더 안정적인 고체형태로 바꾸는 것이었고 그 실험은 성공적이었다. 1901년 노르만은 액상 식물유에 수소를 첨가하고 촉매하여 가열함으로써 고형화에 성공하였다. 당시에 돈지(라드)나 버터 같은 동물성지방의 수요가 컸으나 산업적 식물유 부산물이 늘어나고 있었고, 이것은 요리에 부적당하였다. 그래서 노르만은 이 액상 기름을 반고형화하면 보다 안정적이어서 수지가 맞을 것으로 생각했다. 그래서 노르만은 그의 발견을 비밀로 하여 특허를 받기로 하고 소수의 동료들에게만 알렸다. 그러나 그의 발견이 나중에 트랜스지방이라고 하여 세계적인 건강 파괴의 문제로 비화될 줄은 몰랐을 것이다.

1910년에 프록터앤갬블P&G이 노르만의 미국특허를 사서 상업적으로 최초의 **수소첨가부분경화유***를 생산하였다. 그 상품은 크리스코Crisco라 하였고 획기적인 것으로 일컬어졌다.

트랜스지방에 숨겨진 나쁜 과학

본격적으로 들어가기 전에 트랜스지방이 정확히 무엇인지 살펴보자. 앞서 이 책에 언급된 바와 같이 지방은 탄소와 수소가 사슬모양으로 연결된 형태로 구성된다. 이 사슬의 구성에 따라 포화(SF), 다가불포화(PUFA), 단일불포화(MUFA) 지방산으로 구분할 수 있다. 그런데 산업적으로 수소가 첨가되는 과정에서 수소가 무작위적으로 사슬에 결합하게 되어 새로운 형태인 인공적 트랜스지방이 생성된다.

수소 첨가의 목적은 액체인 다가불포화지방산을 좀더 안정적인 반고형 상태로 바꿔 외양과 식감을 변화시키고자 하는 것이다. 그러나 다른 산업적인 식품 공정과 마찬가지로 원하지 않는 결과가 나타난다. 그것은 이러한 비자연적으로 변화된 지방을 인체는 인식하지 못한다는 것이다. 왜냐하면 지방은 섭취된 후 여러분의 세포막을 형성하는데, 이때 트랜스지방은 이것을 정확히 세포막의 안팎을 뒤집는 것과 비슷한 결과를 만들어 내기 때문이다. 다른 말로 트랜스지방이 함유된 음식을 먹으면 인체 세포의 완전성과 기능이 위험에 빠지게 된다. 더욱 나쁜 것은 트랜스지방은 반감기가 길어 몸 속에 더욱 오래 달라붙어 있게 된다는 것이다. 그렇다. 쇼트닝(수소첨가식물유의 일종)으로 만든 블루베리파이가 맛있겠지만 그 안의 트랜스지방이 뇌세포에 들어가 수개월 이상 무슨 짓을 할 지 모르지 않겠는가?

중요한 한 가지 사실은 **자연적인 트랜스지방**은 인공 트랜스지방과 같은 위험성이 없다는 것이다. 사실 어떤 연구에서는 소량의 **자연적 시스**cis 트랜스지방(수소가 일정한 방향으로 배열된 트랜스지방)은 건강에 일정한 유익함이 있다고 밝혀져 있다. 예를 들면 목초를 먹고 자란 가축의 우유로 만든 버터에 들어 있는 **공액리놀레산***Conjugated Linoleic Acid: CLA은 항암작용이 있는 것으로 알려져 있다(1). 또한 **트랜스 박센산***Trans-Vaccenic Acid이라는 천연 트랜스지방은 콜레스테롤을 낮추는 효과까지 연구되었다(2).

그러나 산업적으로 생성된 인공적 트랜스지방은 이러한 유익함이 없을 뿐 아니라 심혈관질환을 일으킬 수 있다. 정확하게 트랜스지방이 어떻게 질환을 일으키는지 정확히 모르지만 몇 가지의 이론이 제기되어 있는 상태다. 어떤 연구에서 트랜스지방은 프로스타글란딘의 생합성을 방해하여 긴 사슬 오메가3가 생성되는 것을 막아 여러가지 생화학적 기능을 방해한다는 것이다. 정확한 기전과 상관없이 트랜스지방은 심장질환을 일으킨다는 것이 정설이다(3,4). 그리고 그 부정적인 영향은 심혈관질환을 넘어 더 많은 질환들에서 그 증거들이 증가하고 있다. 산업적 트랜스지방의 영향은 당뇨(5), **알츠하이머병***(6), 암(7,8) 신경병성 질환(9,10), 우울증(11)까지 다양하다.

그러나 이것은 그동안 널리 알려져 있지 않았다. 이제 여러분이 인공적 트랜스지방에 대해 알기 시작했겠지만 수소첨가부분경화유는 1900년대에 걸쳐 매우 인기있는 식품이었다.

마케팅이 세계의 식단을 바꾸다

크리스코의 개발은 성공적이었지만 그 제조회사인 프록터앤갬블(P&G)이 극복해야할 중요한 장애물이 있었다. 세월에 의해 검증된 동물성 지방을 어떻게 이 인공적인 **쇼트닝***으로 대체할 것인가 하는 문제이다. 그들의 전략은 간단하고 교활하며 기만적이었다. 그들의 타겟은 가정의 식단을 책임지고 있는 주부들이었다. 집에서 가족들을 위해 행복하게 요리하는 가정주부의 모습이 여성잡지 광고로 등장하기 시작했다. 크리스코는 버터보다 좋다*Better than butter*며 외쳤다(12).

> 요리가 담백하고 맛있어져서 가족들 모두가 좋아합니다. 소화가 잘 안되는 사람들에게도 좋습니다. 크리스코는 여러분의 주치의도 알고 있다시피 순수한 식물성 쇼트닝으로서 아주 부담이 없습니다.
> −1938년의 한 인쇄물 광고중에서−

이 마케팅전략은 크리스코가 소화도 잘되고, 자연적이며, 저렴하다며 수십 년간 계속되었다. 광고에는 의사와 과학자들이 나와 어린이들이 건강하고 행복해진다는 암시까지 하였다. 할머니에서 어린 아이들까지 크리스코로 만든 파이를 더 좋아한다는 강한 사회적 영향력을 행사하였다. 크리스코로 만드는 250여 가지 요리 레시피 북을 무료 배포하기도 하였다. 사실상 당시에 사람들은 요리나 제과 등에서 크리스코 이외에 다른 선택을 할 이유가 없어 보였다.

프록터앤갬블의 마케팅은 성공했고 1916년에만 6천만 파운드(약 27,200톤)의 크리스코가 판매되었다. 동물성 지방의 판매는 수소첨가부분경화면실유(크리스코) 때문에 추락하기 시작했고, 크리스코에 대항할 적수가 없게 되었다.

마아가린의 등장

마아가린*은 원래 1800년에 우지로부터 만들어져 프랑스로부터 미국에 도입되었다. 처음에 미국에서 마아가린은 다가불포화지방산인 식물유를 첨가하여 건강에 좋은 버터 대체품으로 나오기 전까지는 인기가 없었다. 그러나 마아가린의 생산은 버터 생산업계의 강력한 저항과 고율의 세금과 맞닥뜨렸다(13). 반대자들은 마아가린이 미국의 전통적 낙농업에 위협이 된다고 하였다. 그러나 이러한 저항과 세금 부과에도 불구하고 마침내 마아가린에서 우지를 빼고 전부 부분수소첨가경화유로 대체하게 되었다.

마아가린 판매에 있어 문제점이 있었는데 그것은 창백한 백색의 왁스 덩어리 같았다는 것이다. 식욕을 그다지 당기게 하는 외양이 아니었던 것이다. 그래서 해결책으로 버터처럼 색소를 넣어 노랗게 만들었다. 그랬더니 버터 업계에서는 역겨운 인공 색소가 첨가된 마아가린이 식품업계에 들어오지 못하도록 청원을 하였고, 그 청원은 받아들여져 한동안 마아가린에 색소를 첨가할 수 없었다. 버터 업계의 큰 저항으로 마아가린은 더 이상 나갈 데가 없었다.

대공황과 제2차세계대전

수소첨가 부분경화유 판매는 대공황과 그 이후 제2차세계대전 동안에 기하급수적으로 성장했다. 1929년부터 1939년까지의 대공황은 세계적 빈곤을 부른 경제 위기였다. 그 이전까지 주로 동물성 지방을 소비하던 많은 사람들이 이 기간에 좀더 저렴한 수소첨가부분경화유로 대체하게 되었다.

제2차세계대전이 발발하자 상황은 더 나빠져 식품의 보존이 절실하게 되었다. 전쟁용 폭탄제조에 필요한 글리세린은 지방에서 생산되기 때문에 그 수요가 늘자 미국 정부는 각 가정에 대해 여분의 지방을 기부하도록 요청했다(14). 동물성 지방의 부족과 그 할당 요구에 따라 사람들은 수소첨가부분경화유에 의지할 수 밖에 없게 된 것이다.

미국심장협회(AHA)의 참여

마케팅과 대공황, 제2차세계대전으로 동물성 지방 소비는 내리막길로 내달았다. 프록터앤갬블은 그들의 크리스코에 날개를 달 수 있는 기회라 여기고 미국심장협회에 크리스코가 동물성 지방보다 건강에 더 좋다는 보증을 위해 175만달러(15)를 지불하기로 결정했다.

미국심장협회는 이를 수락했고, 이후 미국의 식단에서 동물성 지방의 종말은 필연적이었다. 문제는 미국심장협회의 이 보증이 아무런 근거가 없었다는 것이다. 당시 자연식품인 동물성 지방이 해롭다는 단 한 건의 연구조차 존재하지 않았다. 그러나 동물성 지방은 악이 되어버렸고 세계적으로 식단에서 내쳐지게 되었다. 케이크와 과자 그리고 튀김에 이르기까지 크리스코는 세계적으로 수요가 폭발하였다. 머지않아 집집마다 커다란 크리스코통을 창고에 들여놓게 되었으며, 미국 전역의 많은 레스토랑에서 사용하게 되고, 곧 거의 모든 가공식품, 포장식품 등에 포함되게 되었다.

그러나 그 후 심장질환이 늘어나자 무언가 빌미를 찾기 시작했다. 1956년에 미국심장협회가 후원한 전국적 방송에서 **신중한 식단**Prudent Diet 이라는 것이 심장질환을 줄인다는 명목으로 등장했다. 신중한 식단이란 바로 버터, 돈지, 쇠고기, 달걀 대신에 차가운 시리얼, 옥수수유, 마아가린, 그리고 닭고기와 같은 고문에 가까운 식단이었다. 그런데 아이젠하워 대통령 주치의 더들리 화이트Dudley White 박사는 그 방송에서 미국심장협회 및 프록터앤갬블이 경악할 만큼 이렇게 말하였다. 나는 1921년에 심장전문의를 시작했으나 1928년까지 심장발작 환자를 본 적이 없었다. 1920년 이전 심장발작이 없었던 시절에는 지방이라면 모두 버터, 돈지였고, 그래서 나는 옥수수유라는 말을 들어본 적도 없었던 그 시절에 먹었던 그런 지방들이 더 이롭다고 생각한다(16).

그러나 화이트박사는 후에 의견을 바꾸었다. 아이젠하워 대통령은 심장발작으로 고통받았고, 그의 의사들은 그를 집으로 보내 항혈전제를 처방했고, 저지방식단을 하도록 권고했다. 화이트박사의 이러한 전향은, 포화지방과 심장질환의 확고한 연관성이 없음에도 불구하고 그것이 심장질환의 원인일 것이라고 생각하게 되었고, 이것은 안셀 키즈와의 세계 여행이 영향을 미쳤을 가능성이 큰 것으로 여겨진다.

레어 스테이크를 가장 좋아했던 아이젠하워 대통령은 식단에서 지방과 콜레스테롤을 제거하는 것이 목표가 되었다. 관심있는 미국인들은 그들이 사랑하는 대통령의 치료 과정을 주의 깊게 지켜봤고, 대통령이 수소첨가부분경화유로 심장질환과 투병하는 모습의 방송을 일일이 지켜보았다. 그는 14년 후에 심장질환으로 사망했다.

1957년에 신중한 식단이 소개된 그 다음해, 조지 크리스타키스George Christakis는 40-59세 남성에 대해 이 식단을 시험하기로 했다. 시험 결과 이 식단에 의한 콜레스테롤 수치는 220mg/dl 로서 동물성 지방 섭취 집단의 250mg/dl보다 낮았음이 나타났다. 크리스타키스는 기뻐하며 이 연구가 공공건강 캠페인의 기초 근거가 확립된 것으로 본다고 하였다(17). 그러나 그것은 1966년에 발표된 숨겨진 보석 같은 다음의 진술만 아니었다면 진실일지 모른다. 신중한 식단, 집단에서는 8명이 사망했으며, 달걀을 매일 먹고 육류를 매일 먹었던 대조군에서는 사망자가 한 명도 없었다[18].

그 당시에 아이젠하워 대통령은 심장발작으로 고생했고, 안셀 키즈는 미국의 공공 건강 서비스로부터 식이 지방의 효과에 대해 검토를 하도록 지원받고 있었다. 굶주린 늑대가 먹잇감을 향해 달려들 듯이 수소첨가부분경화유는 완벽한 기회를 노리고 있었다. 제1장에서 살펴본 바와 같이 안셀 키즈의 7개국 연구는 결점 투성이어서 결정적 연구가 전혀 아니었음에도 불구하고, 식용유 산업계는 심장질환과 동물성 지방 섭취의 연관성 때문에 거대한 재정지원을 하게 되었다.

정부, 미국심장협회, 건강관련 단체와 기관들이 모두 저지방 식단이 건강하고 안전하다는 주장에 도미노 현상처럼 줄줄이 넘어가게 되었다. 한편 심장질환은 그 끝이 보이지 않을 정도로 지속적 증가추세에 있었다. 이 시점에서 사태는 이미 늦은 것으로 보였다. 비판은 조용해지고 키즈의 조잡한 연구에 반기를 드는 연구자들은 무시되었으며 그들은 일자리마저 위태로운 상황에 처하게 되었다.

단 한 명의 외로운 비판자

제1장에서 기념비적 연구로서 7개국 연구, 프레이밍햄 연구, 간호사건강 연구, FMHS와 다른 연구들에 대해 얘기했는데 이들은 모두 여러 면에서 볼 때 결점들이 많았다.

그러나 어느 누구 하나 트랜스지방에 대해 관심을 가지고 들여다 보지 않았다. 결국 미국심장협회와 같은 기관조차 버터보다 트랜스지방이 더 건강하다고 홍보한 것이나 다름없다. 그 주장이 어디로부터 온 것일까? 실상인즉 트랜스지방이 인체에 어떤 영향을 미치는 지에 대해 1957년이 되기까지 전혀 연구가 없었다. 크리스코가 판매되기 시작한 지 46년 동안, 트랜스지방에 대한 인체 임상연구는 단 한 건도 없었다. 아직까지도 수소첨가부분경화유 산업계에서는 그들 제품이 더 건강하고 안전하며 더 좋다고 주장한다. 이 주장을 뒷받침할 연구가 없다면, 그것이 전체 트랜스지방 산업이 억지 주장에만 근거한 것일까? 우리는 그것을 여러분의 판단에 남겨두려고 한다.

동물성지방에 대한 공식 판단이 이루어지기 전, 안셀 키즈의 연구 발표 시기에 매우 중요한 한 연구가 있었다. 그것은 생화학자 **프레드 쿠머로프**Fred Kumerow의 연구로 이는 나중 트랜스지방에 대한 비판 근거가 되었다.

당시 쿠머로프는 일리노이대학의 연구자였다. 그는 심장질환으로 사망한 사람들의 부검 샘플을 얻을 수 있었으며 그를 통한 발견은 놀랄만한 것이었다. 샘플에 대한 검토 결과 인체 심장 조직 겉면이 트랜스지방막으로 덮여 있었던 것이다. 쿠머로프는 이 발견을 권위있는 학술지 *Science* (19)에 발표하였다. 쿠머로프의 발견이 도화선이 되어 트랜스지방에 대한 추가 연구가 촉발되었을 것으로 기대할 수 있지 않겠는가? 그러나 결과는 반대로 그의 발견은 무시당하고 그는 기피인물이 되었다. 그러나 쿠머로프는 반대자에 굴하지 않고 트랜스지방에 대하여 더 파헤치기로 마음 먹었고, 그는 56년간 사명감을 갖고 트랜스지방에 맞섰다.

쿠머로프는 우유 한 잔과 달걀 몇 개로 하루를 시작하면서, 트랜스지방이 우리가 기대하는 바와 전혀 다르다는 것을 세상에 확신시킬 방법을 강구하였다. 쿠머로프는 1968년까지 수십 년간 심장질환 사망률이 증가하는 것을 알았다. 그러나 그는 동물성 지방을 대체하여 수소첨가 부분경화유를 합법화하려는 기관에 대항하여야 하는 어려운 싸움에 휘말리게 되었다.

그럼에도 불구하고 그는 1970년대 중반까지 계속적으로 연구에 몰두하여, 돼지에 대한 트랜스지방의 영향을 연구하기에 이르렀다. 인공적 트랜스지방을 먹인 돼지는 치명적인 수준의 관상동맥경화가 나타났다(20). 그런데 쿠머로프가 낙담할 만큼 1976년에 미국식품의약국(FDA)은 트랜스지방이 해롭다는 증거가 없다고 공식적인 발표를 하고 말았다. 이렇게 되자 쿠머로프의 트랜스지방 반대운동은 덩달아 관심에서 멀어지게 되었다.

안셀 키즈의 견해가 미국심장협회, 미국국립보건원을 비롯한 정부의 의견 결정기관에 막대한 영향력을 행사하고 있었기 때문이었다. 의사 결정기관에 대한 키즈의 파워는 여러 연구자들에 대한 지원을 중단시키는 원인이 되었다. 키즈는 그와 다른 견해를 받아들이지 않았을 뿐만 아니라, 과학적 토론에 부치지도 않았고, 심지어 욕을 하거나 공공연한 망신을 주기까지 했다. 쿠머로프는 그의 스탭진에 대한 급여조차 스스로 해결할 수밖에 없었을 정도로 트랜스지방에 대한 연구는 핍박을 받았다.

식탁이 변화하기 시작하다

1990년까지 트랜스지방이 해롭다는 근거들이 증가하게 되었다. 수소첨가부분경화유 업계는 자신들의 제품을 지키고 반대 견해가 잘못됐다는 것을 반박하기 위해 100만 달러를 지원해 스스로 연구를 하기에 이르렀다. 결과는 그들을 당혹스럽게 만들기에 충분하였다. 2001년 10월 4일에 발표된 그들의 연구결과(21)는 트랜스지방이 포화지방보다 심장질환 위험률을 사실상 증가시킨다는 것을 보여주었다. 트랜스지방에 반하는 압도적인 많은 증거와, 그들 자신이 지원한 연구 결과에서조차 유죄로 판명된 트랜스지방이 드디어 종말을 맞이하게 될 것으로 보였다. 그럼에도 불구하고 미국식품의약국은 2003년까지 입장을 바꾸지 않았다. 그리고 덴마크에서와 같은 전면적인 금지를 하는 대신 2006년에 라벨에 대한 주의사항 표기만 하도록 하였다. 다시 말해 식품 영양성분표에 트랜스지방 표기가 의무화된 것이다.

더 나쁜 것은 식품의 1회 분량 중 트랜스지방이 0.5g이하일 경우에는 표기를 하지 않아도 된다는 것이다. 이것은 두 가지 측면에서 문제가 있다. 첫번 째, 대부분의 소비자들은 영양성분표를 읽을 줄 모른다는 것이고, 두번 째, 그래서 트랜스지방을 다량 섭취하기가 쉽다는 것이다. 미국식품의약국이 처음에는 트랜스지방이 함유된 식품을 되도록 적게 섭취하라는 권고 문구를 넣으려고 하였다. 그러나 나중에 그에 대한 업계의 매우 강한 비판이 일자 그것을 철회하게 되었다(22). 미국식품의약국이 미국인들의 심장 건강보다 업계의 반응을 더 우려하였다는 것은 참 우스꽝스러운 일이다.

트랜스지방의 몰락

트랜스지방이 심장 건강에 미치는 나쁜 영향에 관한 연구들이 점점 더 결정적인 것으로 드러나자, 프레드 쿠머로프는 2009년에 3,000 단어에 이르는 청원서를 통해 트랜스지방을 금지시킬 것을 미국식품의약국에 요구하였다. 그러나 미국식품의약국은 그 유해성이 확실하게 입증되었음에도 불구하여 전혀 반응하지 않았다. 마침내 2013년, 쿠머로프는 미국식품의약국이 즉시 트랜스지방을 식품업계에서 퇴출시키라고 압박하는 소송을 걸었다. 그러나 미국식품의약국은 트랜스지방을 완전히 금지시키지 않았고 업계에 5년간의 유예기간을 주어 트랜스지방을 식품에서 제거하도록 하였다.

중요한 교훈

미국식품의약국이 왜 트랜스지방의 금지를 질질 끌었을까? 만일 일찌감치 금지시켰더라면 다른 많은 나라에서도 같은 조치를 취했을 것이고 그러면 많은 생명들을 구할 수 있었을 것이다. 전문가들은 트랜스지방으로 인한 사망자는 매년 10만 명에 이른다고 믿고 있다. 이게 사실이라면 미국식품의약국은 그 직무유기로 인해 수백만 명의 미국인들을 사망케한 것일지도 모른다. 이 사망자 수는 1775년 이후 모든 전쟁에서 사망한 미국인들의 수치와 맞먹는 것이다.

1911년 수소첨가부분경화유가 판매된 이후 얼마나 많은 사람들이 이것 때문에 목숨을 잃었을까? 그 사망자수는 우리 역사상 가장 큰 규모의 재앙에 가깝다. 아직까지도 미국 정부와 업계는 107년간 식탁을 지배해온 트랜스지방을 숨기기에 급급하고 많은 미국인들은 그 폐해에 대해 무지하기만 하다.

명심해야 할 것은 자연에서 주어진 먹거리를 함부로 건드리지 말라는 것이다.

요 약

- 인공적/산업적 트랜스지방은 식물유를 고형화, 안정화하기 위해 1901년에 처음 만들어졌으나 예기치 못한 효과가 나타났다. 이 비자연적인 지방은 인체가 인지하지 못해 아주 오랫동안 인체 세포를 감싸게 된다.

- 크리스코로부터 마아가린으로 이어진 트랜스지방 업계 및 미국심장협회(미국심장협회), 미국국립보건원(NIH) 및 기타 건강관련 기관들은 처음에 아무런 과학적 근거도 없이, 추후에는 안셀 키즈의 결점 많은 증거를 들먹이며 트랜스지방이 더 좋고 동물성 지방은 해롭다고 선전하였다.

- 단 한 사람, 프레드 쿠머로프만이 트랜스지방 업계에 대항하여 트랜스지방이 심장질환을 일으킬 수 있다는 것을 증명했다.

- 미국식품의약국이 트랜스지방을 금지한 2013년까지, 수백만명이 그로 인해 생명을 잃었을 것으로 믿어진다.

3

오메가3, 오메가6에 대하여
인간은 어떻게 적응하여 왔나

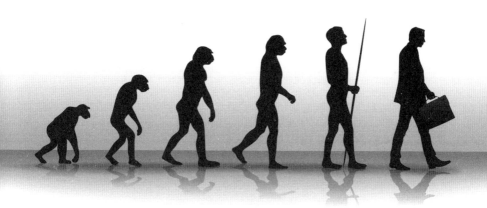

제3장에 나오는 용어 정리 *역주

단작 Monoculture
유전자 변형 농산물 Genetically modified organism: GMO
남조류 Blue green algae
어유 Fish oil
모체지방산 Parent essential oils'
비싼조직가설 Expensive tissue hypothesis *1995년 영국의 레슬리 아이엘로와 피터 휠러가 제안한 것으로, 에너지 소비가 많은 뇌의 크기가 커질 수 있었던 것은 그만큼의 소화기관의 크기를 줄임으로써 가능했다는 이론
제2형당뇨병 Type2 diabetes *인슐린비의존성당뇨병, 성인당뇨병이라고도 하며 췌장의 인슐린 분비 기능저하로 혈당이 지속적으로 높은 질환
양극성장애 Bipolar disorder *조울증이라고도 하며, 조증과 우울증이 모두 나타나는 기분 장애 질환
리놀레산 산화대사물 Oxidized linolenic acid metabolites: OXLAMs

제1장에서 잠깐 힌트를 드린 바와 같이 현대의 식단에서 오메가6는 넘쳐나는 반면, 오메가3가 희귀해졌다는 사실이 우리에게 쓰나미처럼 덮치는 만성질환의 요인이 된다고 하였다. 우리가 너무 많은 오메가6를 섭취하고 오메가3는 그에 비해 너무 부족하다면 과연 우리는 그런 것들을 얼마나 섭취해야 하고 왜 그렇게 해야 하는 것일까? 그렇다면 이런 불균형이 어떻게 일어나게 되었을까?

오메가3 및 오메가6에 관한 이야기는 바로 우리 인간들의 이야기이고, 진화 과정에서 우리가 의존해 왔던 식단 및 현재 우리가 음식을 섭취하는 방식에 관한 것이다.

1850년까지 세계 인구는 10억이었다. 1930년에 그 2배가 되기까지는 불과 80년밖에 걸리지 않았다. 1976년에 다시 그 2배인 40억이 되기까지는 50년, 그리고 1986년에 50억까지 고작 10년이 걸렸다. 우리 인간이 좋아하는 것이라곤 오직 번성하고 또 번성하는 것!

이렇게 기하급수적으로 인구가 급증함에 따라 그 인구를 먹여 살릴 식량을 더 빨리, 더 값싸게 생산해야 할 필요성이 대두되게 된 것이다. 이렇게 더욱 효율적으로 식량 생산을 해야 한다는 요구가 농업의 확장을 유도했고 마침내 산업혁명의 중요한 요인이 되었다. 우리가 최초에 수렵 채취 생활을 하다가 한 곳에 정착해 오랫동안, 그야말로 뿌리를 내리고 곡류 재배를 하게 됨으로써 우리 인류는 영양원으로서 곡류에 의존하게 되었다[1].

산업화가 진행되고 기계화됨에 따라 우리 식량의 공급원은 농장에서 공장으로 바뀌게 되었다. 그러나 식품의 생산과 물류의 편의에 따라 그 품질은 희생되었다. 우리가 얻을 수 있는 칼로리는 예전보다 크게 늘었지만 필수적인 영양소는 줄어들었다. 칼로리 과잉에 영양소는 결핍이라는 불균형이 된 것이다. 특히 식단에서 지방에 관한 지난 수백 년간 겪은 3가지 가장 현격한 변화는 다음과 같다.

1. 주로 산업적 식용유에서 비롯된 오메가6인 리놀레산의 증가이다
   (즉, 면실유, 콩기름, 옥수수유, 해바라기씨유, 홍화씨유)
2. 인공적 트랜스지방의 증가
3. 오메가3 지방의 감소-주로 식물성인 **알파리놀렌산**alpha linolenic
   acid: ALA) 및 동물성인 EPA 및 DHA 모두(2,3)

이러한 변화가 미국에서 같은 기간에 만성질환의 급격한 증가와 발맞춰 나타났으므로 이들이 그 주범이라고 추정할 수가 있다(4). 이들이 유일한 용의자는 아니지만 그 족적은 범죄 현장 곳곳에 남겨져 있는 것이다. 또다른 변화는 우리 식품이 야생에서 채취하는 것으로부터 변화되어 이제는 보통 **단작***monoculture을 통해 생산된다는 것이다. 단작이란 것은 하나의 밭에서는 한 가지 작물 만을 대량으로 재배하는 것을 말한다. 미국에서 밀, 옥수수, 콩 등이 전형적으로 이런 방식으로 재배되는데 과거에는 그렇지 않았다.

재배 방식의 이러한 변화보다 더 중요한 것은 가축 사육 방식의 변화이다. 수백만 년간 야생에서의 수렵과 어로에 의존하던 생활에서 벗어난 결과, 현대의 식료품점에서 판매되는 대부분의 육류는 **밀집사육방식**concentrated animal-feeding operations: CAFO으로 키운 것이고, 해산물들도 양식장에서 온 것들이 증가하고 있다. 육류 생산을 위한 가축들, 특히 소와

돼지는 비좁은 우리나 농장에서 키워지며, 처음에는 그들의 자연적인 먹이인 목초(소) 또는 잡식성 사료(돼지)가 공급된다. 그러나 일정한 기간이 지난 후에는 사육장으로 보내져 빨리 비육시켜 시장에 내보내기 위해 농약 범벅이 된 **GMO***Genetically Modified Organism 곡물과 콩류로 사육된다.

이러한 곡물 재배 및 가축 사육방식의 큰 변화는 우리가 현재 소비하는 식물성, 동물성 식품의 영양 성분을 크게 변화시키게 되었다. 오늘날 식물성 식품은 그 오메가3 함유량이 불과 몇 세대 전의 야생에서 채취된 것보다 적고, 가축의 육류도 역시 오메가6 함유량은 높고 오메가3 함유량은 목초를 먹여 방목으로 기른 가축보다 적어지게 되었다.

이러한 큰 변화는 불과 지난 100여 년 사이에 일어나게 되었다. 진화의 관점에서 보면 이 정도의 기간은 그야말로 눈깜짝할 만큼의 짧은 기간에 불과한 것이다. 이런 식품의 변화에 인체의 유전자가 적응할 만큼 충분한 기간은 아니었다(5). 우리 가운데 별난 사람이 있을 지는 모르겠다. 친구들 중에 이런 사람들이 있지 않은가? 쓰레기 같은 가공식품만을 먹고 운동은 전혀 안하며, 밤새도록 깨어 놀고, 다른 못된 짓은 다해도 겉으로 멀쩡하게 건강해 보이며, 잡지 표지인물로도 등장하는 그런 인물 말이다. 그러나 그런 사람은 예외적인 것이고 일반적인 모습은 아니다. 여러분은 아직 그 유전자 속에 구석기시대 유물이 남아있으며, 이 유전자들은 현대의 식품 체계와 궁합이 맞지 않는다. 그래서 이 오래된 유전자라는 유물이야말로 만성질환이라는 대재앙이 휘몰아친 현대 사회에서 우리가 받을 수 있는 처방전의 근거가 되는 것이라 하겠다. 여러분이 가공된 치킨너겟을 먹을 때, 또는 치즈 소스가 듬뿍 발라진 야구장 나초를 먹을 때, 여러분 안에 아직 남아있는 구석기 시대의 불쌍한 DNA는 어찌할 바를 모를 것이다.

그렇다면 만일 여러분이 예전처럼 건강을 회복하고 그것을 잘 유지하기 위해서는 여러분의 그 오래된 유전자의 기대에 최대한 부응하여 먹는 것이다. 그러면 우리는 정확히 무엇을 먹어야 하는 것일까?

바다의 오메가3

35억 년 전부터 5억 년 전에 이르는 아주 오래전 지구의 주된 생명체는 **남조류***blue green algae였다. 당시 대기에는 산소가 희박했고 우리가 현재 생각하는 방식의 호흡을 하는 생명체는 거의 없었다. 그러나 이 조류가 광합성을 통해(6) 산소를 만들어 내자, 차차 지구의 산소농도가 높아져 다른 생명체가 나타날 수 있게 되었다. 이 새로운 생명체들은 남조류 속에 있던 오메가3를 흡수하게 되고 이 오메가3가 새로운 생명체의 세포막에 농축되었다.

이것이 해산물에 풍부하게 존재하는 두 가지 형태의 오메가3인 EPA 및 DHA의 기원이다. 바다의 생명체는 오메가6인 리놀레산도 포함하고 있지만 그 양은 매우 적다. 오징어, 청어, 조개, 플랑크톤은 EPA와 DHA가 리놀레산보다 300배나 많이 함유되어 있을만큼, 해산물은 오메가6보다 오메가3가 더 풍부한 상태다.

그러나 인간은 땅 위에서 살고 있고, 많은 사람들은 바다에서 아주 멀리 떨어진 곳에 산다. 바닷가나 섬에 사는 사람들은 식단에서 중요한 해산물을 쉽게 접할 수 있는 반면, 내륙에 사는 사람들은 어땠을까? 그들은 이 특별한 오메가3를 어떻게 섭취할 수가 있었을까?

초기 인류와 뇌

EPA와 DHA를 식품으로부터 섭취할 수 없었던 초기 인류는 그것을 그들 자신의 내부에서 만들어냈다. 이러한 인체 내의 생화학적 공장은 인간으로 하여금 해산물이 희소한 내륙으로 삶의 터전을 확장할 수 있게 해주었다. 그들이 체내에서 합성할 수 있었기 때문에 해산물이 풍부한 곳에만 머물 필요가 없어진 것이다. 이러한 생화학적 과정이 우리의 DNA에 새겨져 있는 것이다.

여러분이 무에서 유를 창조할 수 없듯이 우리도 EPA와 DHA를 어딘가로부터 끌어다 만들어야 한다. 그 원료가 되는 것이 바로 **알파리놀렌산**alpha linolenic acid: ALA이다. 모든 사람은 ALA를 EPA와 DHA로 전환시킬 수 있는 능력이 있으며, 그 능력은 사람마다 조금씩 다르다. 그런데 그 전환 능력이라는 것은 어떤 특별한 기술이나 재능이 필요한 것은 아니고 우리가 뭘 배워서 더 잘 할 수 있는 것도 아니다. 그것은 유전자에 새겨져 있기 때문이다.

브라이언 페스킨Brian Peskin은 **어유***fish oil로부터의 긴 사슬 오메가3의 섭취 보다 식물 유래의 **모체 지방산***parent essential oils': ALA 및 리놀레산의 섭취를 주장한다. 그 이유는 인체가 ALA를 EPA와 DHA로 전환시키는 능력이 부족하고, 인체는 긴 사슬 지방산이 별로 필요치 않고 그렇게 많은 양을 생합성할 수 없어 오히려 해로울 수도 있기 때문이라고 한다(7). 그러나 인체가 EPA 및 DHA를 생합성하는 과정에는 많은 에너지가 필요하다. 그래서 EPA와 DHA가 식단에서 풍부했던 그 옛날에는 이 생합성 능력이 중요하지 않았다. 왜냐하면 인체가 불필요한 에너지를 쓸 이유는 없기 때문이다. 그러나 EPA와 DHA 공급원이 부족하게 되자 ALA를 EPA와

DHA로 전환시키는 능력은, 비상시 보호 모드로서 그것이 절대적으로 부족할 시기에 유용하게 된 것이다.

이런 것들을 종합해 보면 어떤 사람들은 그 전환 능력이 작음에도 불구하고, 더 정확하게는 그 능력이 작기 때문에, EPA와 DHA라는 특별한 오메가3이 인체에 중요한 것이다. 또한 인간의 그 전환 능력이 유전적으로 점차 커지게 되었기 때문에, 인류가 해안가에서 아프리카 내륙으로 삶의 터전을 확장할 수 있었던 것이다. 따라서 EPA와 DHA가 (페스킨의 말과 달리), 해롭지 않다고 하는 편이 합리적인 것이다. 그렇다면 물이나 공기처럼 좋은 것은 쉽게 구할 수 있어야 한다는 면에서, 과연 초기 인류의 전형적인 식단에 EPA와 DHA는 얼마나 포함되어 있었던 것일까?

수백만 년을 거치는 동안에 인류의 위장관은 식물성인 채소류와 과일 등을 소화시키기에 적합한 영장류처럼 길고 컸지만 차츰 육식동물처럼 짧아지는 변화를 겪었다. 장관의 길이가 짧아진 것은 식물성 식품을 소화시키기에 적합하지 않으며, 강한 위산과 긴 소장은 동물성 식품의 소화 흡수에 더 적합한 것이다(8). 그러나 이 변화가 소화기에만 한정된 것이 아니다. 우리의 뇌의 발전에도 영향을 미쳤다. 진화생물학에서는 이를 **비싼 조직 가설***expensive tissue hypothesis이라 하여 다음과 같이 설명한다. 소화기관은 마라톤에 비유할 정도는 아닐지라도 에너지 소비가 매우 많은 기관 중 하나이다. 만일 겨울철 먹거리가 떨어져 몸의 에너지가 고갈됐을 때를 생각해보자. 그런 갑작스런 무기력 상태에서, 예를 들자면 칠면조 고기를 통해 아미노산인 트립토판을 취하는 편이, 길고 커다란 소화기관을 유지하기 위해 에너지를 유보하는 것보다 유리하기 때문이라는 것이다. 우리 선조 인류는 막대한 양의 거칠고 섬유질 많은 잎이나 채소를 분해해서 소화시키는데 많은 에너지가 필요했다.

그러나 인류의 진화에 따라 소화기 계가 좀더 동물성 식품에 적응하게 되면서 채식할 때보다 소화하는데 필요한 에너지가 줄어들게 되었다. 운 좋게도 이런 에너지가 그냥 사라진 것이 아니다. 그것은 좀더 발전하여 복잡한 현대 인류의 뇌의 발달로 이어져, 교향곡을 작곡하고, 소설을 쓰고, 인공위성을 궤도에 올릴 수 있을 만큼이나 된 것이다.

인류는 먹잇감 동물의 거의 모든 부분, 장기까지 섭취하였다. 뼈와 뇌를 부수어 그 안의 골수 및 뇌도 먹을 수 있었다(9). 생각만해도 징그럽다고 할 지 모르지만, 동물의 뇌는 연어보다도 많은 DHA가 함유되어 있어 초기 인류는 비위가 약한 21세기 사람들과 달리 많은 DHA를 섭취할 수 있었다. 그러나 기억할 것은 이들은 야생동물을 먹었기 때문에 현대의 집단사육방식으로 생산된 가축과 달리 전염병의 우려는 없었다는 것이다.

뇌의 총 지방량, 특히 DHA의 높은 함유량 덕분에, 동물의 뇌조직을 먹음으로써 인간 자신의 뇌와 몸이 더욱 커지는 것이 가능했을 것으로 보고 있다(10).

선사 인류로부터 해부학적으로 현대인으로의 진화에 있어서 DHA 요구가 필연적이었으며, 현재에도 뇌의 중요한 구성 성분이 되었다. 지방은 인체 세포의 필수 구성요소이다. 그리고 DHA는 뇌에 특별히 풍부한 것이다. 오늘날 우리는 EPA와 DHA를 음식으로 또는 식물성 식품의 ALA로부터 전환시켜 얻게 되지만, 수렵 채취 시대에 적응된 유전자 특성에 비추어보면 현재는 그 섭취량이 매우 적은 것이다. 현대 인류의 뇌는 농경사회로 정착하기 이전 시대 인류의 뇌보다 약 11% 작다(11). 이것은 아마도 그 이후 EPA와 DHA의 섭취가 너무 적었기 때문일 지 모른다.

아프리카 밖에서의 진화

인류가 아프리카를 벗어나 그 바깥으로 삶의 영역을 확장하기 이전인 85,000년 전에, ALA를 EPA와 DHA로 전환시키는 능력의 변화가 유전 자상으로 나타났을 것으로 보여진다. 사실 이 전환 능력의 향상이 바로 인류를 아프리카의 작은 지역에서 더 멀리 그리고 그 아프리카대륙 너머 까지 확장하게 된 요인이다. 연구자들은 그래서 이 변화를 급속한 인구증 가를 가능하게 했으므로 전환점이라고 부르기도 한다.

이 전환 능력의 변화는 아프리카에 머물렀던 인류에게는 유전자에 고 정되었으나 유럽이나 아시아로 간 집단에게는 그렇지 않았다. 이것이 바 로 현대 여러 지역의 사람들이 이 전환 능력이 각각 다른 이유이다. 언급 한 바와 같이 이 전환 능력은 우리 모두에게 있지만 어떤 사람들은 더 큰 반면 다른 사람들은 그렇지 못한 것이다.

그러면 아프리카 바깥으로 나간 초기 인류에겐 어떤 일이 일어났을까? 인류학자들은 우리의 선조들이 아프리카를 떠날 때는 유럽과 아시아로 해안선을 따라 이동했고, 그 후 아메리카로 갈 때는 러시아와 알래스카처 럼 당시에는 연결되어 있었던 육지를 통하여 이동했을 것으로 추측한다. 바닷가에 있는 동안에 그들은 EPA와 DHA 공급이 쉬웠을 것이다(12).

현대 유럽과 아시아인들은 유전적으로 그 전환 능력이 부족하다. 이것 은 바로 그들의 선조가 바닷가 근처에 살았고 EPA와 DHA 섭취가 쉬워 그 능력이 별로 필요하지 않았기 때문이다(13). 그러나 세대를 거듭하면서 도 이 능력이 여전히 부족하다는 것은 선사시대부터 이어져 온 충분한 양 의 EPA와 DHA 섭취가 생존하고 번성하는데 부족함이 없었음을 말해준 다(14,15). 불행히도 평균적인 미국인들은 EPA와 DHA의 섭취가 부족한데 그들의 유전자는 그것이 풍부했던 시절의 유전자를 그대로 가지고 있는 것이다. 현대 인류에게 이 유전자가 적응할 수 있는 기간이 너무 짧았다. 그래서 제1장에서 언급한 바와 같이 EPA와 DHA는 기능적 필수functionally essential 영양소이다.

기본사항 : 우리가 ALA로부터 EPA와 DHA를 생합성하는 전환 능력이 있다고 그것을 충분히 만들어낼 수 있는 것은 아니다. 우리는 식품이나 품질 좋은 보충제를 통해 충분히 섭취하는 것이 좋다.

자연 식품

구석기식단Paleo diet 전문가 이튼S. Boyd Eaton과 코너Melvin Konner는 현대의 역병과도 같은 심장질환, **제2형 당뇨병***, 암뿐만이 아니라 불안, 우울, **양극성 장애***와 같은 정신적 질환들은 현대에도 수렵 채취와 같은 생활방식을 영위하고 있는 사람들에게는 나타나지 않는다는 것을 밝혔다. 그러면 여러분은 그런 원시적인 부족들이 오래 살지 못하기 때문이라고 간단히 말해버릴 지도 모르지만, 그러나 이들은 만성질환이 증가할 수 있는 60대가 되어도 마찬가지로 건강하다고 한다(16,17). 산업화된 지역에서는 심지어 어린이들도 제2형 당뇨나 대사성 질환, 병적인 비만으로 진단받는 경우가 많은 것을 보면 이것이 단순히 나이의 문제는 아닌 것이다.

이튼과 코너의 연구에 의하면 후기 구석기시대의 인류는 하루에 섭취하는 약 3,000 칼로리 중 65%를 식물성으로부터, 나머지 35%를 사냥으로 잡은 육류로 섭취했던 것으로 나타났다. 그러나 코딘Loren Cordain과 같은 다른 구석기식단 연구자들은 아직도 수렵 채취 생활로 삶을 영위하는 229 부족에 대한 연구에서 정 반대로 육류가 68%, 식물성이 단지 32%에 불과하다고 하였다(18). 이 편차는 아마도 부족들이 사는 지역의 동식물 분포가 다르기 때문으로 생각된다. 예를 들면 기후가 따뜻한 곳에 사는 부족들은 식물성 식품이 많았을 것이고 추운 지방 부족들은 동물성 식품을 더 많이 먹게 되었을 것이기 때문이다. 어떤 경우든지 분명한 것은 초기 인류의 식단에는 식물성, 동물성 식품이 모두 포함되어 있었다는 것이다.

알파리놀레산(ALA)은 녹색 잎 채소에 많이 들어있다. 녹색 채소의 오메가3인 ALA 함유량은 오메가6와 같거나 3배까지 달한다(19). 지구 상에서는 아주 오랜 기간 동안 녹색 잎 식물이 주된 생태계를 이루고 있었다. 육지 포유류의 근육에는 오메가6가 오메가3보다 2-5배 많고, 지방조직에는 거의 동등하다. 야생 식물은 오메가3가 오메가6보다 많아 그 반대 비율로, 대체로 3배 많게 존재한다. 따라서 우리의 구석기 조상들 식단은 오메가6 대 오메가3 비가 1:1 로 완벽한 균형을 이룬다(20). 그러나 동식물에 함유된 오메가3는 ALA 형으로 들어있고, 좀더 중요한 긴 사슬의 EPA와 DHA는 해산물에서 얻어진다. 그런데 여기서 기억해야할 것은, 현재의 식단의 가장 큰 변화는 닭, 돼지, 소 등이 밀집사육방식(CAFO)으로 키워지며 GMO로 오염된 곡물을 기본으로 키워진다는 점이다. 코딘 등에 의하면 곡물로 키워진 가축의 오메가6/오메가3 비는 방목한 가축에 비해 2배 이상이라는 것이다(21). 그 이유는 곡물이라는 것은 씨앗이기 때문에 기본적으로 오메가6가 많고, 목초는 오메가3가 많기 때문이다. 인간과 마찬가지로 소도 그들이 먹는 것으로 이루어지는 것이다. 가축들이 오메가6가 많은 사료를 먹으면 그 고기와 지방에는 오메가6가 많아지게 되고 그 고기를 먹는 우리들에게도 그대로 전달되는 것이다.

가축들을 곡류로 키우는 이유는 풀만 먹였을 때보다 훨씬 더 빨리 살찌기 때문이다. 지방이 많아지면 그것이 근육 조직 사이에 쌓여 소위 '마블링' 이라 하여 스테이크에서 선호하는데, 지방이 곧 맛을 좌우하기 때문이다. 곡류로 키워진 가축의 고기에는 방목으로 풀을 먹인 고기에 비해 지방 마블링이 2배 가량 많다(22). 또한 곡류 사료의 탄수화물 때문에 포화지방도 더 많다. 인간과 마찬가지로 가축에 대한 과잉의 탄수화물 섭취는 그 몸에 더 많은 지방을 축적시키게 된다. 현대를 사는 여러분의 몸도 밀집사육된 가축과 다를 바 없는 것이다!

곡물 사료로 키운 가축, 방목하여 풀을 먹여 키운 가축, 야생 동물의 지방 비교

- 곡물 사료로 밀집사육된 가축의 지방은 방목으로 키운 가축에 비해 오메가6/오메가3 비율이 2배 높다.
- 곡물 사료로 밀집사육된 가축은 방목으로 키운 가축에 비해 마블링이 2배 이상 많다.
- 야생에서 잡은 동물의 오메가3 함유량은 곡물 사료로 키운 가축 대비 2-4배, 그리고 목초 먹인 가축 대비 2-3배 많다.

만일 여러분도 자신의 몸 속에 마블링이 생기지 않길 바란다면 식단에서 오메가6를 줄이고 오메가3를 늘여야 할 것이다. 제1장에서 언급한 바와 같이 그 첫번 째 단계는 식용유를 내다버리는 것이고, 두번 째는 일시적으로라도 밀집사육되지 않고 계속적으로 방목하여 풀을 먹여 키운 고기를 선택하는 일이다. 운 좋게도 여러분이나 가족 친지 중 하나가 사냥을 할 수 있으면 야생 동물의 좀더 균형적인 지방을 섭취할 수도 있을 것이다. 엘크나 사슴고기는 오메가3 함유량이 목초 먹인 쇠고기에 비해서도 2-3배 더 많아 우수한 오메가3 공급원이 될 수 있다. 사냥할 수 없다면 방목한 쇠고기, 양고기 또는 적절한 들소 고기가 건강을 위한 선택이 될 것이다.

현대의 식단은 건강의 재앙

연구자들이 권장하는 최적의 지방 섭취 비율은 단일불포화지방산:다가불포화지방산:포화지방산MUFA:PUFA:SF이 6:1:1이라고 한다. 즉 MUFA가 주된 지방이 되어야 하고 그것이 PUFA나 SF보다 6배는 많아야 한다는 것이다. PUFA중에서는 오메가6와 오메가3 비가 1:1이 좋다고 한다(23). 어떻게 해야 우리 식단이 이렇게 될까?

구석기 시대에는 총 리놀레산(오메가6) 섭취가 하루 7.5~14g이었으나 현재는 2배로 증가하였다고 한다(24,25,26). 오메가3인 ALA는 정 반대로 줄어들었다. 구석기시대에 하루 15g이었으나 현재는 무시해도 좋을 정도인 1.5g으로 거의 1/10이 되었다. EPA와 DHA는 더 심하다. 현재 EPA와 DHA 섭취량은 143배 줄어 하루 100~200mg이 되었다(27,28). 구석기 시대에는 660~14,250mg이었다(29,30). 그런데 우리는 아직도 그 유전자를 그대로 가지고 있는 것이다.

페스킨은 어유 과다 복용은 암, 심장질환 당뇨를 일으킬 수 있다고 제안하였다(31). 그러나 여러분이 고용량(하루 3,000~4,000mg)을 복용하여도 이것은 과다 복용은 아니다. 왜냐하면 구석기시대에는 14,000mg까지도 섭취했기 때문이다. 사실 현재 고용량이라고 하는 것이 구석기 시대 선조들 섭취량으로 보면 중간 정도밖에 되지 않는다.

구석기 시대 선조들은 오메가6 섭취가 적고 오메가3는 상당히 많은 양을 섭취하였으므로 현대인에 비해 이 지방의 비율이 아주 달랐을 것이다. 오메가6/오메가3 섭취 비율은 0.79로서 현대인의 15~20에 비해 현격하게 작은 것이다. 값싼 설탕과 정제 탄수화물이 넘쳐나는 것을 제외하더라도, 식용유 주성분인 오메가6 섭취의 폭발적 증가는 아마도 농업의 발전이 가져온 가장 극적인 변화가 아닐까 한다. 이러한 사실을 감안한다면, 많은 사람들이 만성 질환으로 시달리고 있다는 것이 놀랄 일도 아닌 것이다.

오메가6인 리놀레산에 대해서 조금 더 파고들면 이것이 여러분의 몸에 전부 해를 끼치기만 하는 것은 아니다. 그것은 그 형태에 따라 다를 수 있다. 리놀레산은 필수지방산이다. 영양학적 관점에서 필수라는 것은 생화학 과정에서 필수적인 기능을 담당하는 것으로서 몸 안에서 만들어낼 수 없는 것이므로, 반드시 음식으로부터 섭취해야 하는 것이다. 따라서 리놀레산이 나쁘다는 것이 아니라, 실제로 꼭 필요하지만 그 양이 소량만 필요하다는 것이다. 오메가3에 비해 오메가6를 너무 많이 섭취하거나, 그것이 변질된 형태로 바뀌면 몸이 망가지게 된다.

지방을 변질시키는 요인은 네 가지가 있다. 열, 빛, 공기 그리고 압력이다. 그래서 이런 변질을 산화라고 한다. 제1장을 상기하면 산화는 음식 중의 지방을 변화시키고 여러분의 몸 안의 지방도 변화시킨다. 우리 선조들이 섭취하던 오메가6는 산화로부터 보호된 원래 형태대로(즉 그것이 동물성 지방이든 견과류, 씨앗류 또는 다른 식물성 재료이든지) 섭취하였다. 이것은 우리가 현재 오메가6를 섭취하는 방법과 다르다. 현재 대부분의 오메가6는 옥수수, 콩, 면실, 홍화씨, 해바라기씨 등으로부터 추출된다. 가장 최근에 개발된 이러한 추출과정에서 그 원재료 안에 들어 있던 지방은 위 네 가지의 변질 요인에 노출된다. 따라서 이런 기름들은 생산과정에서부터 이미 산화가 일어나고, 이어서 독성이 있을지도 모를 투명 플라스틱병에 담겨져 마트에 진열되어 있는 동안 또다시 빛에 노출되어, 결과적으로 촉매적 산화 손상을 받게 된다.

리놀레산이 최종적으로 산화된 형태를 **리놀레산 산화대사물***Oxidized

Linoleic Acid Metabolite, OXLAMs라고 한다. 이 OXLAMs는 만성 통증, 심혈관 질환, 간장 및 신경계 질환을 일으키거나 악화시키는 것으로 알려져 있다 (32). 여러분은 교량의 쇠가 녹슬어 삐걱거린다면 그 위로 여러분의 자동차를 몰고 가고 싶지는 않을 것이다. 마찬가지로 산화되고 변질된 지방을 섭취하고 싶지는 않을 것이다.

포화지방은 어떨까? 우리의 포화지방 섭취는 하루 40g 정도로 구석기시대보다 많다고 여겨진다. 유제품은 구석기시대에는 섭취하지 않은 것인데 이것이 현대인의 포화지방 섭취가 높아지는 데 기여했을 것이다. 야생동물 사냥에 의존하던 것으로부터 곡물 사료로 키운 가축의 고기로 대체된 것이 우리 식단의 포화지방을 높이는 요인이 되었다. 그러나 이것이 유의한 변화이긴 하지만 표3.1에서 보듯이 이것이 변화의 전부는 아니다. 우리 식단에서의 가장 큰 변화는 오메가3 섭취가 대폭 줄었다는 것과, 결과적으로 오메가6/오메가3 비율이 크게 왜곡되었다는 것이다.

표 3.1: 구석기시대 및 현대 식단에서 식이 지방 섭취의 비교

식이 지방	구석기시대	현 재	변화율
리놀레산(오메가6)	7.5-14g (33,34) (산업적 식용유가 아님)	하루11-22.5g (35,36) (거의 모두 산업적식용으로부터)	23%감소에서 3배 까지 증가
ALA(오메가3)	12-15g (37,38) (산업적 식용유가 아님)	하루1.4g (39) (대부분 산업적 식용유로부터)	8.5-10배 감소
EPA와 DHA(오메가3)	660-14,250mg (40,41)	하루100-200mg (42, 43)	3-142배 감소
오메가6/오메가3 비율	0.79 (44)	15-20 (45,46)	19-25배 증가
포화지방	32-39g (47)	22-55g (48,49)	1.8배 감소에서 1.7배 까지 증가
인공 트랜스지방	0g	5.4g (50) (총 섭취 칼로리 중 2.6%)	현대 식단에 새롭게 등장. 구석기시대엔 없던 것

이 표는 하루 섭취하는 식이 지방의 양을 추정한 것이다.
이 표의 변화율은 구석기시대 섭취량에 대한 현재 섭취량의 변화이다.

요 약

● 인류는 예전부터 잎 채소와 사냥으로 포획한 야생 동물의 고기를 통해
오메가6와 오메가3의 비가 1:1 정도로 섭취하는 것으로 진화되어 왔고,
DHA와 EPA의 섭취 여부와 상관없이 식물성 ALA로부터 그것을 생
합성할 수 있는 능력이 있었다.

● 인류가 아프리카에서 벗어날 때 바닷가에 머물렀기 때문에 EPA와
DHA를 해산물을 통해 충분히 섭취할 수 있었다. 그래서 유전자는 이
전환 능력이 퇴화되는 결과를 낳았다.

● 이제 우리는 오메가6/오메가3 비가 20:1 정도로 섭취한다. 우리 유전
자는 아직 이런 변화에 적응하지 못했다.

● 결과적으로 우리는 만성 질환 및 정신적 질환의 증가를 경험하게 되었
다.

● 이런 것들을 고려하여 이 책의 해결책은 다음으로 압축된다.
  1. 식단에서 ALA, DHA, EPA의 섭취를 늘인다.
  2. 자연식품에서 오메가6를 섭취하기 위해 산업적 식용유는 피한다.
  3. 인공 트랜스지방을 먹지 않는다.

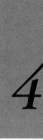

4

오메가6로부터 탈출하여
장수하는 사람들

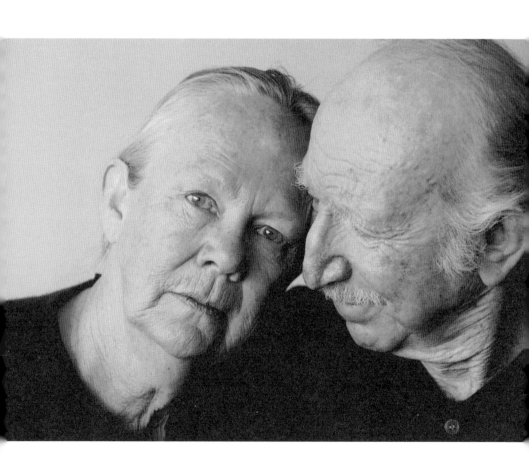

제4장에 나오는 용어 정리 `*역주

염증 Inflammation
항염작용 Anti-inflammatory
염증유발작용 Pro-inflammatory
류마티스성관절염 Rheumatoid arthritis: RA
허혈성심장질환 Ischemic heart disease *심장에 대한 혈액 공급이 원활하지 못해서 생긴 질환으로 협심증, 심근경색증 등을 말한다.
뇌졸중 Stroke *뇌혈관이 막히거나(허혈성죄졸중) 터져서(출혈성뇌졸중) 생기는 뇌의 장애
건선 Psoriasis
자가면역질환 Autoimmune diseases *자신의 정상적인 신체조직이나 세포에 대한 비정상적 면역반응이 나타나 발생하는 질환. 제1형당뇨병, 류마티스성관절염, 다발성경화증 등
제1형당뇨병 Type 1 diabetes *췌장에서 인슐린이 분비되지 않아 발생하는 당뇨병, 소아당뇨병이라고도 한다.
염증성대장질환 Inflammatory bowel disease
편평상피암 Squamous cell carcinoma
선암 Adenocarcinoma
기버터 Ghee butter *인도의 전통적인 버터로서 방목하여 기른 소나 물소 젖 등의 버터에서 수분, 유당 등을 제거하여 정제한 버터로서 실온보관이 가능하며 발연점이 높아 가열요리에도 적합하다고 한다.
겨자씨유 Mustard oil
이환율 *일정 기간 동안 한 인구 집단 내에서 어떤 질병이 새로 발생한 환자 수의 비율
인슐린저항성 Insulin resistance *인슐린의 작용에 대해 세포가 반응하지 않는 상태
오메가3인덱스 Omega3 index *적혈구 지방중 오메가3(EPA+DHA)의 비율. 8% 이상이 권장치. 우리나라에서는 주로 기능의학병원이나 가정의학과를 통해 비급여 혈액검사인 지방산분획검사라는 것을 받아보면 알 수 있다.
*참고: 옮긴이의 지방산분획 검사 결과
 오메가3 인덱스: 13.1
 오메가6/오메가3 비율: 1.79
C반응성단백질 C reactive protein: CRP *신체의 염증의 정도를 나타내는 지표로서 0.1mg/dl 이하가 기준치

제3장에서 우리는 서구 식단이 심혈관 질환, 암, 비만, 제2형당뇨 및 기타 여러가지 질환과 연관되어 있음을 보았고, 그것은 우리가 진화해온 것과 달리 오메가3의 섭취가 적고 오메가6가 과잉이기 때문이라는 것이다. 인류가 이 지구상에 나타난 이후 거의 전 기간 동안 이 두 가지 지방의 비는 거의 동등했다. 그러나 현재 그 비는 16:1로 오메가6가 매우 우세하다 (1,2).

구석기시대 이래의 이 비가 극적으로 변화한 것 말고도 총 EPA와 DHA의 섭취량이 거의 1/10로 줄었다. 우리가 이번 장에서 살펴볼 것은 그것이 우리 건강에 파괴적인 결과를 가져온다는 것이다. 최근 건강 및 영양 관련 유행어 중의 하나가 **염증***이라는 것인데 이것과 관련이 있다.

염증이라는 말을 들으면 여러분은 아마 **불꽃**을 떠올릴 것이다. 그리고 그것은 맞는 말이다. 여러분의 몸 안에서 불이 **나는** 것이 염증이다. 다소 단순화된 감이 있지만 그렇게 다르지 않다. 염증은 **발열**, **발적**, **부종**, **당김** tenderness, 그리고 **통증**이라는 증상으로 나타난다. 발목을 다치면 그 주변이 빨갛게 되면서, 붓고 당기는 느낌과, 만져보면 열이 나는데 이것이 바로 염증이다. 염증은 나쁜 것으로 인식되지만 사실은 자연적이고 필요한 과정이다. 우리 인체가 손상되었을 때 그에 대한 반응인 것이다. 염증은 그 피해가 손상된 부위에만 국한되게 함으로써 전신으로 퍼지는 것을 막아 몸을 보호한다. 염증이 없다면 이론적으로 자전거 사고로 넘어져 무릎이 까졌을 때조차도 치명적 출혈로 죽음에 이를 수도 있다

염증은 그것이 극심할 때, 만성적인 경우, 그리고 해소되지 않는 경우에만 문제가 된다. 이런 것들은 발가락을 부딪치거나 손을 베는 것 등과는 다르다. 만성적이고 조절되지 않는 염증은 몸이 불타는 것과 마찬가지이다. 이것은 무릎 관절이나 피부 등과 같이 특정 조직에 국한해서 나타나는 것이 있고, 몸 전체에 퍼져 일어나는 경우도 있다. 혈액 응고의 경우, 섬유소 용해에 의해 혈전이 손상 부위 밖으로 퍼져나가는 것을 막아주도록 조절되는데, 모든 염증도 이처럼 스스로 적절히 조절되는 과정이 필요하다. 만성염증에는 항상 그 원인이 존재하는데, 그것이 팔이 부러졌을 때와 달리 분명하지 않을 때가 많다. 다른 원인으로서, 알려지지 않은 음식물 알러지 또는 민감성, 환경 독소에 대한 노출, 또는 우리가 이 장에서 집중하고자하는 식이 지방의 불균형 등이 있다.

지방이라는 것이 엉덩이나 뱃살처럼 여러분이 원치 않는 부위에 낀 기름 덩어리만이 아니다. 그것은 우리 몸에서 염증을 촉진시키거나 해소하기도 하는 신호를 전달하는 여러가지 물질의 재료가 되는 성분인 것이다. 여러분은 아마 오메가3는 **항염작용***anti-inflammatory을 하는 반면 오메가6는 **염증 유발 작용***pro-inflammatory을 한다는 내용을 들어본 적이 있을 것이다. 그러나 이것은 오해의 소지가 있다. 오메가3와 오메가6 지방은 모두 염증유발 물질 또는 항염 물질의 구성성분이 될 수 있다. 이것 아니면 저것이 아니다. 일반적으로 말하면 오메가3는 좀더 항염 물질을 많이 만들고 오메가6는 좀더 염증 유발 물질을 많이 만들어낸다. 그래서 서구 식단에는 오메가6가 넘쳐나도록 왜곡되어 있어서 많은 사람들의 몸은 지속적으로 손상된 것과 같은 상태에 있게 되는 것이다.

그러면 여러분 몸에 방화범 오메가6가 넘치는데 소방수 오메가3가 부족하면 어떻게 될까? 다음과 같은 만성질환과 연관성이 있다. **류마티스성관절염***, 건선, 염증성대장질환, 고혈압, 동맥경화, 알러지, 암, 그리고 기타(3).

세계 각지에서 오메가6/오메가3 비가 낮은 식단을 섭취하는 인구 집단은 특별히 건강하다. 따뜻한 지방이거나 추운 지방이거나, 극지방이나 열대의 섬이거나, 동물성 식품을 주로 섭취하거나 식물성 식품을 주로 섭취하거나, 이러한 건강한 인구집단에 공통된 점은 식단에서 오메가3는 풍부함과 동시에 오메가6는 적다는 것이다. 여기에 대해 자세히 알아보자.

그린란드

그린란드의 이누이트들은 오랫동안 생선과 해산물을 섭취하여 심혈관질환 및 그로 인한 사망률이 낮은 것으로 알려져 왔다(4). 서구 식단과 달리 그들은 식단에서 오메가3가 오메가6에 비하여 2배까지 많았다. 오메가6는 총열량대비 2%, 오메가3는 5%로서 오메가6/오메가3 비율이 0.4에 불과했다. 미국의 16에 비하면 그 차이가 엄청나다. 1974-76년 사이에 미국에서 45-65세 남성의 **허혈성심장질환*** 사망률이 40.4%인데 반해 이들은 5.3%에 불과해 8배나 적었다(5). 심혈관질환 사망률도 낮아 7%인데 미국과 유럽은 45%이다.

일본은 미국과 유럽에 비해 오메가3 섭취량이 높지만 그린란드에 비하면 낮다. 심혈관질환으로 인한 사망률은 12%로서 미국/유럽과 그린란드의 중간에 있다. 결정적으로, 인체 조직에서 채취한 검체에서 시험해 보면 오메가6/오메가3 비가 그린란드 1:1, 일본 12:1, 미국과 유럽은 50:1로서(6), 그 비율이 클수록 심혈관질환으로 인한 사망률이 높아진다는 것이다.

이것은 대부분 오메가6와 오메가3의 **혈관**과 **혈구** 세포에 대한 작용에 따라 일어나는 것이다. 결국 심장은 심혈관계의 한 기관이다. 심혈관질환이 일어나는 것이 심장 자체에 문제가 있기 때문이 아니다. 과잉의 오메가6 그리고 부족한 오메가3로 인해 혈액이 좀더 응고되기 쉬워지고, 이것 때문에 심장발작과 **뇌졸중***이 일어나기 쉬운 상태가 되며, 혈관이 좀더 확장되는 것을 방해한다(7). 혈관이라는 것은 여러분 가정의 배관처럼 딱딱하고 고정된 금속 파이프 같은 것이 아니다. 그것은 신체에서 여러 필요에 따라 수축하고 팽창하여야 한다. 과잉의 오메가6 및 부족한 오메가3는 혈관이 좀더 경화, 수축되어, 심장으로 하여금 더 심하게 펌프질을 하도록 만들어 혈관이 터지게 하거나 다른 합병증을 유발하기도 한다.

그린란드 사람들의 전통적 식단은 자연적인 오메가3가 많고 오메가6는 적어 염증이 낮은 상태에 있다. 그래서 그들이 **건선***, 천식, 기타 다른 염증성질환이 적다는 것은 그리 놀라운 일이 아니다(8,9). 또한 그들은 **자가면역질환***인 **제1형당뇨병***와 다발성경화증Multiple sclerosis: MS 또한 적은 것으로 알려져 있다. 연구에 의하면 오메가3는 또다른 자가면역질환인 **염증성대장질환***Inflammatory Bowel Disease: IBD, 류마티스성관절염, 건선에 효과 있음이 나타났다.

이 모든 정보들을 종합해 보면, 오메가6/오메가3 비율이 낮은 집단은 만성질환이 덜 일어나고, 이 비율이 높으면 여러가지의 만성질환 -건선, 류마티스성관절염, 심혈관질환, 제2형당뇨 등-이 증가한다는 것이다.

일본

일본으로 옮겨 가 보자. 오키나와는 아직까지 장수 지역 중 하나로 세계에서 기대 수명이 가장 긴 지역이다. 오키나와 사람들은 일본뿐 아니라 세계에서도 심장질환이나 뇌졸중, 암 발생이 적어 그로 인한 사망률이 가장 적었다(10). 제2차세계대전 전에는 이들이 요리에 동물성 지방을 (주로 돼지비계) 사용했었다. 그러나 이렇게 건강하게 오래 살던 사람들이, 그 후 1990년까지 포화지방에 대한 근거 없는 두려움을 갖게 되어 대부분의 요리에 식용유를 사용하게 되었다. 결국 일본의 다른 지역 사람들과 달리 오메가3보다 오메가6를 6-7배 더 많이 섭취하게 되었다(11). 일본의 연구를 보면 오메가6/오메가3 비율이 올라간 뒤에 관상동맥질환, 폐염, 기관지염, 폐암 등이 증가한 것으로 관찰되었다. 오메가6가 많은 식용유의 과잉과 그것으로 인한 오메가3의 부족이 분명히 세계에서 가장 장수하는 사람들에게 악영향을 끼친 것이다. 1990년까지 오키나와 남성은 일본에서 기대수명 1위에서 5위로 떨어지게 되었다. 같은 해에 70세 이상 남성의 사망률은 오키나와가 가장 낮았으나, 50세 이하 남성의 사망률은 오키나와가 가장 높았다. 다른 말로, 오메가6/오메가3 섭취 비율이 평생 동안 낮은 노인은 수명대로 산 반면에 젊은 층은 오메가6를 좀더 오랫동안 섭취했기 때문에 짧은 수명이라는 대가를 치르게 된 것으로 보인다.

일본의 다른 지역도 크게 다르지 않았다. 1900년에서 1950년까지 일본의 오메가6/오메가3 섭취비는 3:1 이하였다. 1970년까지 리놀레산 섭취가 4g에서 12g으로 3배나 증가함에 따라, 그 비가 4:1로 높아졌다. 이러한 변화와 함께 폐, 대장, 유방, 전립선, 췌장, 식도 및 피부에 암 발생이 증가하였다(13).

폐암 발생으로 인한 사망이 증가한 것은 좀더 살펴볼 필요가 있다. 폐암에는 두 종류가 있는데, 흡연으로 발생하는 **편평상피암***squamous carcinoma과 흡연과 관계없는 **선암***adenocarcinoma이 있다. 일본에서 폐암은 선암에 의한 사망률이 절반을 넘는다. 이것은 1950년 이후에 일본에서 흡연 이외의 사망 원인이 무엇인가 있음을 나타낸다.

동물시험에서 오메가6가 많은 옥수수유가 **폐암 선종**을 일으킴이 나타났다(14). 사실 옥수수유뿐 아니라 오메가6가 많은 식용유들은 일반적으로 동물에서 발암성이 있는 것으로 나타났으며(15), 오메가3는 이를 억제함이 나타났다. 지방은 인체 신호 전달 물질이 되고, 세포 구성성분이기도 하다. 그러므로 세포가 어떤 잘못된 지방으로 대체되거나 그것이 염증 유발 물질과 결합되어 있으면서 동시에 항염증 물질이 너무 적다면, 세포 수준에서 기능 장애가 일어나 암이 발생할 가능성이 높아지는 것이다(16).

일본의 연구가 이를 다음과 같이 정확히 요약했다. 오메가3 지방(식물성인 ALA 및 어유의 EPA와 DHA)은 발암을 억제하는 반면. 오메가6는 발암을 촉진한다. 산업화된 나라의 오메가6 섭취 비율인 총열량대비 6-8%는 발암 촉진작용을 하는 포화 용량 수준이다(17). 이것은 미국심장협회가 총열량대비 리놀레산을 10%까지 섭취할 수 있다고 한 것을 고려하면 충격적인 것이다. 일본의 연구자들은 오메가6/오메가3 섭취 비가 2:1(18)을 넘지 않을 것을 권장하는데 이 책에서 권장하는 것과 동일한 수준이다.

인디아

일본에서 서쪽으로 가서 인디아를 보자. 인디아의 연구자 맬호트라S.L. Malhotra는 100만명이 넘는 18-55세의 각각 다른 곳에서 일하는 철도노동자를 대상으로 1958년에서 1962년까지 연구를 행하였다(19). 연구 도중에 남부 인디아 사람들은 심장질환으로 인한 사망률이 북부지역 사람들보다 6배나 높았고, 서부와 북동부지역 사람들의 심장질환 사망률은 낮게 나타났다 (20, 21).

더욱 이상한 것은 사망률 차이뿐만 아니었다. 사망자의 평균 연령도 남부 인디아 사람들은 북부에 비해, 10살이나 작았다(22). 또한 골치 아픈 것은, 운동과 일반적인 활동이 건강과 수명에 미치는 효과에 대한 우리의 기대와 달리, 사무 노동자들이 육체적 노동이 요구되는 근로자들에 비해 사망률이 낮게 나타났다는 것이다(23). 또한 그들의 일의 종류만을 따로 떼어 분석해 보면, 나이나 육체노동의 강도에 있어 차이가 없었음에도 불구하고 남부 지역 육체 노동자들은 북부 지역 사람들보다 사망률이 15배나 높게 나타났다 (24). 그러면 그와 같은 결과의 원인은 무엇일까?

연구자들은 흡연, 사회경제적 요인, 스트레스 등은 이 사망률의 극적인 차이와 관계가 없음을 밝혔다. 그들은 노동자의 총 지방 섭취가 요인이 될 수 있음을 간과했다. 북부 인디아는 총 지방 섭취량이 남부보다 19배나 많았고, 심장질환 사망률은 7배나 낮았다.

이 발견은 추가적인 연구를 통해 보강되었다(25). 맬호트라는 1963년에서 1964년 사이의 심장발작 발생은 남부 지역 사람들이 북부보다 7배가 높다고 밝혔다. 다시 말해, 이것은 총 지방 섭취량 때문이 아니다. 왜냐하면 북부 사람들은 남부에 비해 지방을 19배나 많이 섭취했기 때문이다. 차이는 섭취하는 지방의 종류로부터 온 것이다. 당시 북부는 주로 유제품을 포함한 동물성 지방을, 남부는 식물유를 선호하였다(26). 남부는 지방 섭취가 매우 낮았으며 대부분은 땅콩유와 참기름이었다. 이와 대조적으로 북부에서는 지방 섭취가 총열량대비 23%에 달했고, 대부분은 기*ghee 버터(27), 유지방, 발효유 등 동물성 포화지방이었다.

소위 지중해식단은 총열량대비 지방섭취비율이 35-40%이므로, 북부 인디아의 23%는 매우 낮은 수치이다. 그러나 북부 인디아의 하루 지방섭취량이 70-190g인데 비하여, 남부 인디아의 10-30g은 매우 낮은 것이다(28). 그래서 북부 인디아 사람들은 저지방식단에 가까웠지만, 심장질환 사망률이 높은 남부 사람들에 비하면 지방섭취가 많았다. 맬호트라는 남부 사람들이 선호한 식물유는 그 45%가 대부분 오메가6인 PUFA였지만, 북부 사람들의 동물성 지방은 PUFA가 2%에 불과하였다고 밝혔다(29). 북부 사람들은 요구르트, 버터밀크, 라시lassi:인디아의 요구르트 음료, 기타 발효된 유제품을 섭취하였으나, 남부 사람들은 이런 것을 아주 적게 섭취했다.

1950년에 북부 인디아의 심장질환 사망은 서구 세계에 비해 아주 드문 상태였다. 그곳은 역사상 가장 낮은 심장질환 사망률을 보인 곳 중의 하나였다. 1950년부터 1960 사이의 인디아의 연구에 의하면, 북부 델리 지역 사람들은 **관상동맥질환**Coronary Artery Disease: CAD에 의한 사망률이 예외적으로 낮았다(30). 사실 세계에서 가장 낮았을 것이다(31). 또한 다른 형태의 심장질환 사망률뿐만 아니라 뇌졸중과 같은 뇌혈관질환도 현격하게 낮았다. 1950년 델리 지역의 심장질환 사망은 총 사망자의 3%에 불과하였으니, 서구 세계의 50%와 대조적이다(32). 당시에 델리는 심장 건강의 파라다이스가 분명했다.

그러나 불행히도 오키나와에서 일어났던 파괴적인 변화와 같은 것이 현대 인디아에서도 일어났다. 1970년대까지만 해도 인디아는 CAD, 당뇨병 등의 발생이 다른 나라에 비해 낮았다(33). 오랜 기간 동안 전통적으로 인디아의 요리에 사용되는 지방은 **기버터** 및 **코코넛유**(대부분 포화지방)와 **겨자씨유***(MUFA와 오메가3가 풍부)였다. 이 지방들의 공통점은 오메가6가 적어 오메가6/오메가3 비율이 낮다는 점이다. 1990년대까지 인디아 전통 요리에 사용되는 지방이 콜레스테롤을 낮추기 위한다는 명목으로 거의 대부분 오메가6 식물유로 대체되었다. 미국은 그들의 대중 문화만 수출한 것이 아니었다. 불행히도 그들의 잘못된 영양학적 가이드를 세계에 전파해 그에 종속시킨 것이다. 인디아의 식단은 언제나 EPA와 DHA는 적었으나 ALA는 풍부했다. 그러나 현재는 식물유가 판치는 바람에

ALA는 줄어 들었고 오메가6는 높아지게 되었다. 그래서 항염증성 지방에서 염증 유발성 지방으로 그 균형이 기울어지게 되었다.

오늘날 도시 기반의 저지방 식단은 오메가6 섭취를 총열량대비 7%가 되도록 요구하는 바, 이런 인디아의 지침을 따른다면 오메가3 섭취가 줄어 결국 오메가6/오메가3 비가 20:1까지 치솟아 대단한 염증 유발성 지방 식단이 되어버린다. 인디아 시골 지역의 오메가6/오메가3 비가 5:1인데 이것도 높은 편이긴 하지만 도시지역의 20:1에 비하면 좋은 것이다. 도시에 비해 시골 지역 사람들은 제2형당뇨를 비롯하여 비만 등의 만성질환 **이환율***이 작다. 도시 지역의 건강을 의식한다는 엘리트들이 소비하는 지방은 소위 심장건강에 좋다고 광고하는 오메가6 식물유다. 결과적으로 총열량대비 오메가6가 19%로 올라가 이런 사람들은 오메가6/오메가3 섭취비가 50:1까지 치솟게 된다!

시골 지역처럼 전통적인 인디아 식단에서는 오메가6가 총열량대비 5.5%일 뿐이며 오메가6/오메가3 비는 5:1이다. 이 지방의 대부분은 포화지방이 많은 기버터와 겨자씨유를 사용한다. 연구자들은 식용유가 인디아 사람들에게 마의 손길을 뻗치기 전까지는 당뇨병 이환율이 작았다고 한다. 그러나 도시나 시골 지역을 막론하고 오메가6가 높은 식사를 하는 사람들은 당뇨병 이환율이 커진다.

오메가6/오메가3 비율의 증가는 인디아에서 만성질환 특히 제2형당뇨와 비만의 증가와 관련성이 있다. 수십 년 전에는 세계에서 당뇨병이 가장 적었던 나라가 이제는 당뇨병 **발생률**에서 앞서가고 있다. 제2형당뇨 연구에서 오메가6/오메가3 비율을 현저하게 낮추고 총 지방섭취를 감소시키면 **인슐린저항성***이 낮아지고 혈당강하제 복용 필요성을 낮춘다고 밝혔다(34). 인디아의 연구자들이 이 진실을 이렇게 파악했다. 인디아 **사람들이**

콜레스테롤 공포라는 환상에 빠져 지난 날의 이상적인 지방 섭취 패턴을 놓쳐버려 인슐린 저항성에 직면하게 된 것으로 보인다. 이제 인디아 식단에서 오메가6 지방의 안전한 사용이 심각한 관심사가 되었다(35).

이 연구들에서 흥미있는 점은 EPA와 DHA가 풍부한 어유 보충제를 조금 섭취하는 것으로 충분하지 않다는 것이다. 그것만으로 마술처럼 개선되지는 않는다. 즉, 오메가6를 줄여야 하고 그래서 그 비율이 극적으로 변화되어야 한다. 그리고 이것은 식물유 대신에 그동안 전통적으로 사용된 오메가6가 적은 지방을 사용함으로써 달성될 수 있다.

키타바(파푸아뉴기니)와 이스라엘

스태판 린드버그Staffan Lindberg을 비롯한 의사, 진화생물학 관련 연구자 팀이 트로브리안제도Trobrian Isalnds 일부인 파푸아뉴기니의 키타바Kitava섬 사람들에 대해 연구를 하였다. 키타바인들은 고탄수화물 식이를 하여 식이 중 69%가 탄수화물, 10%가 단백질, 21%가 지방이다(36). 그들의 총 지방 섭취비율은 비교적 낮았고, 지방은 대부분 코코넛에서 온 포화지방이었다. 총열량 대비 고작 2%가 MUFA, 또한 2%가 PUFA였다. 키타바인의 식단은 주로 뿌리 채소류(얌, 고구마, 타로)와 과실류, 코코넛, 생선, 그리고 채소들이었으며 서구식 식품과 알코올은 무시할 수 있는 수준이었다. 그들은 유제품, 정제 설탕, 곡류, 식물유를 사실상 거의 먹지 않았고, 동물성 지방은 오메가3가 많은 생선으로부터 비교적 소량을 섭취한 것이다.

총 지방 섭취는 적었지만 포화지방은 많아서, 총열량대비 17%로서, 미국심장협회 정책입안자들이 공포에 놀라자빠질 정도인 것이다. 그들은 미국의 지침보다 많은 포화지방을 섭취하지만 현대 미국인들보다 오메가6

는 현저하게 적고 오메가3는 많은 점이 다르다. 키타바인들의 신체 운동의 정도는 서구인들보다 약간 많긴 하지만 특별히 더 많은 건 아니다. 흡연율이 높음에도 불구하고 뇌졸중 및 심장질환은 사실상 거의 없다(37).

여기서 다시 이들은 심장질환의 주요 요인인 흡연율이 높은 인구집단이지만, 거의 면역이 생긴 것처럼 보인다. 미국심장협회에 문의한다면 아마 키타바인은 흡연 및 포화지방 과다섭취 때문에 **시한폭탄**으로 체크될 것이다. 그리고 그들은 일상적으로 비교적 신체 움직임이 많으므로, 미국인처럼 매일 3종경기 같은 헬스 운동도 하지 않는다. 그들은 매우 불리한 입장에 있는 것처럼 보이지만 린드버그 등은 그들이 매우 건강함을 발견하였다. 그러면 이것은 **키타바의 역설**이라고 할 수 있지 않을까?

바야흐로 무슨 무슨 **역설**이라고 하는 것이 여기저기 튀어나오는 세상이 되었지만, 이것이 진정한 역설, 즉 규칙에서 벗어난 예외일까, 아니면 우리가 세운 규칙 또는 가정 자체가 잘못된 것일까? 결국, 포화지방이 해롭지 않거나, 과잉의 오메가6가 심장에 나쁘거나, 오메가3가 보호 효과가 있거나, 아니면 이 세가지 다 맞는 것일 수 있다.

이제 이스라엘의 경험을 알아보자. 만일 리놀레산이 미국심장협회에서 권장하는 10%까지 심장에 좋다면, 리놀레산을 많이 섭취하는 집단의 심장과 혈관 건강이 아주 좋아야 할 것이다. 이스라엘의 경우, 이와 정반대이다. 이스라엘은 리놀레산섭취가 가장 많은 인구 집단 중의 하나인데 아울러 심혈관질환과 고혈압 발생률도 높았다. 제2형당뇨 및 비만도 역시 높았다.

비만, 제2형당뇨, 고혈압 그리고 심혈관질환은 모두 만성적 인슐린저항성으로 인해 나타난다. 다른 요인도 있긴 하지만 인슐린저항성이 가장 주요한 요인인 것이다. 이것은 대사성 질환에서 도화선 같은 것으로 작용하며 다음과 같은 여러가지 증상을 동반한다. 복부비만(복부 둘레가 크다), 고혈압, 공복 혈당의 증가, 낮은 HDL, 또는 높은 중성지방수치 등이 그것이다. 따라서 그들이 비만하고, 당뇨가 있으며 혈압이 높다는 것은 이스라엘인이 대사성 질환을 겪고 있음을 의미한다. 그래서 오메가6 과잉이 문제라면, 그것을 줄이도록 하면 어떤 일이 일어날까?

이탈리아 연구가 이 질문에 대한 대답이 될 것이다. 90명의 환자들에게 지중해식 식단을 제공하고, 다른 90명에게는 미국심장협회에서 권장하는 소위 신중한prudent 저지방 식단을 따르도록 했다(38). 지중해식단 그룹은 과일, 채소, 견과류, 통곡물, 올리브유를 저지방 식단에 비해 많이 섭취하도록 했다. 그러자 그들의 오메가6/오메가3 비율은 11에서 6.7로 낮아졌으나 그래도 아직은 높은 편이나, 큰 개선이 있었다. 저지방 식단 그룹은 그 비율이 거의 변화가 없었다. 지중해식단 그룹은 올리브유를 저지방 식단 그룹 대비 하루 거의 1테이블스푼(15㎖) 정도 더 섭취하게 되었고, 저지방 식단은 거의 변화가 없었다. 오메가3는 지중해식단 그룹이 거의 두배, 저지방식단 그룹은 거의 변화가 없었다.

따라서 지중해식단그룹은 총지방 및 오메가3 섭취는 증가했고, 오메가6는 줄었다. 그래서 무슨 일이 일어났을까? 2년 후에 지중해식단 그룹은, 미국정부의 기괴한 영양지침(탄수화물 50-60%, 단백질 15-20%, 지방 30% 이하)과 유사한 저지방 식단 그룹에 비해 대사성 질환이 거의 50% 적게 나타났다. 지중해식단 그룹이 총 지방섭취가 늘었음에도 불구하고, 체중감소가 더 컸고 염증도 줄었다. 그러나 지중해식단에 과일과 곡류가 더 많으므로 이것이 저탄수화물 식단은 아니었다(39). 따라서 비만과 대사성 질환이 꼭 탄수화물 때문만은 아니라는 것을 보여준다. 식단의 지방을 변화시킴으로써 탄수화물을 크게 줄이지 않고도 대사성 질환을 경감시킬 수 있다는 것이다. 그러나 그렇다고 해서 파스타나 빵을 잔뜩 먹어도 된다는 것이 아니라, 아침에 전지우유로 만든 요구르트에 베리류나 견과류를 곁들이는 아침 식사도 괜찮다는 것이다(40).

표 4.1:은 이 장에서 나온 몇몇 인구집단의 오메가6/오메가3 섭취비이다.

표 4.1: 여러 지역 식단의 오메가6/오메가3 비 추정치(41)

인구 집단	1960년 이전	최근 또는 현재
그린란드 이누이트	0.4: 1	모름
일본	1-2: 1	4: 1
인디아(시골지역)	3-4: 1	5-6.1: 1
인디아(도시지역)	3-4: 1	38-50: 1
영국	10: 1	15: 1
북유럽	10: 1	15: 1
미국	7-8: 1	17: 1

염증과 오메가3 인덱스(Omega-3 Index)

사람들은 두통이나 치통 생리통 등과 같은 급성 염증성 통증이 일어나면 아스피린이나 이부프로펜 같은 진통제를 복용한다. 이런 진통제들은 염증을 일으키는 물질을 만드는 효소의 작용을 억제함으로써 효과가 나타난다. EPA와 DHA도 이런 염증 유발 효소의 작용을 억제한다(42). 그렇다고 해도 여러분이 정강이를 테이블 모서리에 부딪혔을 때도 오메가3 몇 캡슐이 통증을 감쪽같이 사라지게 한다는 것은 아니다. 다만, 여러분이 꾸준히 매일 식단에서 오메가3를 섭취한다면 만성적인 염증, 이를테면 동맥경화, 류마티스성관절염, 염증성 장질환 같은 증상들을 줄일 수 있다는 것이다.

119

여러분이 오메가3를 충분히 섭취하고 있는지 여부는 **오메가3인덱스***로 알 수 있다. 오메가3인덱스는 혈액의 적혈구 중의 오메가3 양을 측정하는 것이다. 그것은 세포막의 총지방에 대한 비율로 표시된다. 적정한 수치는 8% 이상이며, 4%나 그 이하면 심각한 결핍이라고 본다. 그러나 전에 여러분 몸 속의 특정한 지방의 양이 여러분이 섭취한 양을 정확히 반영하는 것이 아니라고 했지만, 오메가3의 경우는 그 상관성을 믿을 만하다(43). 그것을 염두에 두면, 오메가3인덱스는 체내 염증과 대체로 반비례한다. 즉, 오메가3인덱스가 높을수록 염증 수준은 낮은 것이다. 그러면 이것이 체내에서 어떻게 나타나는 지 살펴보자.

말초 동맥 질환이 있는 환자(신체의 사지, 위장 등의 동맥이 좁아져 혈행이 어려워져서 통증이 나타남)에 대한 연구에서, 오메가3인덱스가 높은 사람은 낮은 사람에 비해 **염증 지표**가 낮게 나타났다. 실제로 오메가3인덱스가 평균 6.8%인 사람은 염증 지표인 **C반응성 단백질***C-reactive protein: CRP 수준이 오메가3인덱스가 4.5-3.7% 인 사람들보다 훨씬 더 낮게 나타났다(44). 또한 오메가3인덱스는 관상동맥질환 사망률에 대한 독립적인 위험 인자이기도 하다(45). 이것이 의미하는 것은 오메가3인덱스가 낮으면 사망률이 커지게 된다. 다시 말해 관상동맥질환이 있는 사람에게 이 인덱스는 역의 **상관관계**이라는 것이다. 즉 인덱스 수치가 낮을수록 사망률이 커진다는 것이다(46).

염증의 나라

오메가6/오메가3 비율의 증가는 서구세계에서 비만과 제2형당뇨, 심혈관질환과 같은 질환의 증가와 궤를 같이한다. 전에 밝힌 바와 같이, 오메가3는 항염증성 물질의 원료가 되는 반면 오메가6는 염증 유발 물질의 원료가 된다는 것을 상기하자. 여러분이 균형된 오메가6/오메가3 비(1:1 또는 이와 유사하게)로 섭취하게 되면, 여러분의 몸은 정상적이고 건강한 상태를 유지하여, 염증이 낮은 수준으로 억제되며, 이것은 마치 난로에 파일럿램프가 항상 켜져 있지만 이것이 집 전체를 태워버리는 것은 아닌 것과 같은 이치이다.

대부분의 나라의 정부나 기관에서 오메가6/오메가3 비의 지침을 4:1에서 그 이상 19:1까지 오메가6를 더 많이 권장하고 있다. 이 장에서 보면 건강한 사람들은 최소한 이 지침의 가장 낮은 비(4:1)과 유사하다. 심장질환이 적은 그린란드 이누이트와 일본인들은 이보다 훨씬 더 적은 비를 유지한다 (1:1- 4:1). 제3장에 언급한 바와 같이 이것이 인류 조상이 지구에 나타난 이후 인체의 유전자가 기대하는 바이다. 전체적으로 보면 과학적 근거를 바탕으로 할 때, 오메가6를 줄이고 오메가3를 늘이는 간단한 방법으로 여러분의 건강을 현격하게 개선할 수 있는 것이다.

요 약

● 염증은 나쁜 것이라 알려져 있지만 그것이 적절하게 작동할 때는, 그 것은 필요하고 정상적인 인체의 기능이다. 발열과 부종은 신체에서 외상에 대한 반응으로서 그 손상이 그 부분에 국한되도록 하는 역할 을 한다. 염증은 그것이 적절하지 않은 방식으로 나타날 때 문제가 된다. 즉, 극심하거나, 만성적이거나, 해결되지 않을 때이다.

● 이것이 불변의 법칙은 아니지만 기본적으로 오메가6는 염증을 부추 기고, 오메가3(특히 EPA와 DHA같은)는 염증을 조절한다.

● 인디아, 일본, 그린란드 이누이트, 키타바섬, 이스라엘 사람들에 대 한 연구에서, 연구자들은 오메가6를 적게 섭취하고 포화지방과 오메 가3는 충분히 섭취하는 것이 염증과 제2형당뇨, 암, 심장질환과 같은 질환을 감소시킨다는 것을 밝혔다.

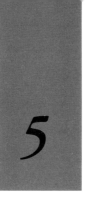

5

심장을 위한 선택

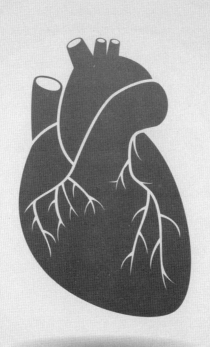

제5장에 나오는 용어 정리 *역주

혈전 Blood clots
산화질소 Nitric oxide *혈관내피세포에서 합성되어 혈관 평활근에 작용하여 혈관의 이완에 관여하는 중요한 물질
아산화질소 Nitrous oxide
폴리페놀 Polyphenols *항산화 효과가 있는 식물성 물질로, 탄닌, 카테킨, 레스베라트롤, 쿼르세틴 등이 있으며 올리브에는 올러유러핀 oleuropin이 함유되어 있다.
렉틴 lectin *렉틴은 당단백질로 식물이 포식자에 대항하여 생성하는 일종의 독소라는 이론이다
내피세포산화질소합성효소 eNOS *Endothelial nitric oxide synthase 3,
중성지방 Triglyceride *섭취된 과잉의 탄수화물 및 지방산이 소모되지 않았을 때 체내에서 합성되어 저장되는 지방의 한 형태
가족성고지혈증 *유전적인 고지혈증
아마씨유 Flax seed *한해살이풀인 아마의 씨앗으로 식물성 오메가3 알파리놀렌산(ALA)의 함유량이 많다
심부정맥 cardiac arrythmias *심장에 잘못된 전기신호가 발생하여 심박동이 빨라지거나 불규칙한 상태가 되는 질환
폐색전증 pulmonary embolism *정맥계에서 생성된 색전이 폐동맥을 폐쇄하는 질환
혐기성발효 Anaerobic fermentation
호기성발효 Aerobic fermentation
칼라마타 올리브 Kalamata olive *그리이스 남부산 검은 올리브
원산지명칭보호 Protected designation of origin: PDO
지리적표시보호 Protected geographical indication: PGI
아스타잔틴 Astaxanthine *카로티노이드계 적색 색소로서 새우 게 등의 갑각류에 널리 분포하며 항산화작용이 있다.
루테인 Lutein *카로티노이드계 황색 색소로서 엽록체에 많이 함유되어 있다.

지난 장에서 인류 역사상 대부분의 기간 동안에 취해 왔던 식단에서 우리는 많이 벗어나 버렸고, 현재 만성질환의 큰 증가를 경험하고 있다고 하였다. 지구상 여러 위치에 있는 나라들, 북극권, 지중해 지역, 아시아, 남서태평양 등에 사는 사람들을 살펴본 결과, 그들이 고탄수화물 식단이든 아니든, 거의 식물성 식품만을 먹든 동물성 식품을 주로 먹든 관계없이, 공통된 요인이 있었으니, 그것은 바로 오메가6의 섭취는 적고 오메가3는 많았다는 것이다. 이들 대부분은 최근까지도 특별히 건강했고 특히 미국에서 거의 반 세기 동안 역병처럼 번지고 있는 만성 질환으로부터 자유로왔다. 그런데 우리가 살펴본 바와 같이 그들이 전통적인 식단을 버리고 소위 특히 심장 건강에 좋다는 것들을 받아들이기 시작하자, 그들의 부러운 건강과 장수는 미국처럼 만성 질환으로 무너졌다. 미국에서 1970년대에 과학적 근거에 의해 만들어졌다고 하는 영양 지침을 따라 하다가, 많은 나라들이 식단에서 오메가6/오메가3 비율이 높아지게 되었다.

그 정반대가 되는 과학적 근거가 크게 증가함에도 불구하고, 뉴스 헤드라인은 과거의 실수에 여러분을 자꾸 갇히게 만들고 만다. 건강식품으로 어유와 크릴유 제품들이 많이 등장하고 있지만 영양 관련 기관들은 갑자기 오메가3가 기대하는 것만큼 건강에 유익하지도 않고 심지어 해로울 수도 있다고 말한다.

이 장에서 오메가6와 오메가3가 심혈관 건강에 미치는 몇가지 영향에 대해서 깊이 있게 다룰 것이다. 우리는 사회적 통념과 현실에 대해 보여주고, 오메가3의 심장건강에 대한 역할을 살펴본 다음, 포화지방(SF)과

단일불포화지방산(MUFA)에 대한 것으로 넘어갈 것이다.

심장질환

통념: 식물유를 정규적으로 섭취하면 콜레스테롤이 낮아져서 심장질환 위험을 낮출 수 있다.

현실: 많은 양의 식물유 또는 산업적 식용유를 섭취하면 총콜레스테롤과 소위 나쁜 콜레스테롤이라고 잘못 붙여진 이름의 LDL을 낮추기는 하지만, 이것이 심장질환이나 심장발작으로부터의 자유를 보장하는 것이 아니다. 여러분이 지금까지 콜레스테롤이 낮으면 무조건 좋다고 생각한다면 이제 생각을 바꾸자. 심장발작은 콜레스테롤의 높고 낮음에 상관없이 평등하게 나타난다. 식이 지방의 콜레스테롤과 심장질환에 관한 연관성은 그 총 섭취량이 아니라 형태에 달려있다. 식물유 섭취가 많으면 크기가 작고 고밀도인 LDL(패턴 B) 입자가 많이 만들어지는데 이것이 크고 가벼운 LDL(패턴 A)에 비해 심장 건강에 더 해롭다. 이것은 또한 LDL 입자의 산화가능성을 높여 혈관의 손상을 일으킬 수 있다. 마지막으로 산업적 식용유는 소위 **좋은** 콜레스테롤이라 부르는 HDL도 낮추는데, 이는 좋아할 일이 아닌 것이다.

오메가3의 역할

통념: 오메가3 지방(EPA와 DHA)은 LDL을 올려 심장질환을 일으킬지도 모른다. 더욱이 오메가3는 혈당과 인슐린 수치를 높여 우리 몸의 산화손상이 일어나게 할지 모른다.

현실: EPA와 DHA가 LDL을 높이는 것은 사실이지만, 오메가6와 달리 크고 가벼운 LDL을 증가시키는 반면에, 동맥 벽에 쌓이기 쉬워 더 해로

운 작고 무거운 LDL은 감소시킨다. 따라서 EPA와 DHA의 LDL에 대한 효과는 유익한 것이다. 또한 심장발작이나 뇌졸중을 야기할 수 있는 위험한 **혈전***의 생성 및 염증의 발생을 억제한다. 그래서 이 중요한 지방은 혈압을 낮추고 혈관의 수축과 이완 기능 및 전체적인 건강을 개선시킨다.

오메가3의 유익성을 의심하는 이유는 어떤 경우에는 기대 효과가 나타나지 않는다는 것 때문이다. 그러한 경우란, 오메가6를 많이 섭취할 때이다! 오메가3에 대한 연구에서 종종 피험자들의 식단을 고려하지 않는 경우가 있다. 그들의 평상시 식단이 서구적 식단일 경우, 오메가6가 넘실대는 바다에 오메가3 몇 방울 떨어뜨리는 것처럼 아무런 효과가 없을 수 있는 것이다. 한편, 오메가6 섭취가 비교적 적은 사람들에게 있어서나, 또는 연구자가 조직세포에서의 오메가3 비율을 고려한 경우에는, EPA와 DHA는 심장건강에 일관성 있게 도움이 된다는 것을 보여주었다.

혈압

통념: 해산물 유래 오메가3(EPA와 DHA)는 혈압 강하 효과가 없다. 오메가6는 혈압을 올리지 않는다.

현실: EPA와 DHA를 합하여 하루 3그램 이상 섭취하면 특히 제2형당뇨나 심장질환 환자에서 혈압을 유의성 있게 내린다는 것이 밝혀졌다. 식용유의 오메가6는 혈압을 올려 건강한 동맥 혈관을 손상시킬 수 있다.

고혈압은 조용한 살인자라고도 불리운다. 그 이유는 많은 경우에 아무런 증상이나 경고없이 찾아오기 때문이다. 다른 심장질환들은 흉통, 숨참 등의 증상이 동반되는 것과 달리, 고혈압은 조용히 발생해서 심장과 혈관이 치명적으로 손상되기 전까지 모를 수도 있기 때문이다. 그래서 우리는 고혈압을 항상 경계해야 하는 것이다. 이러한 것을 염두에 두고 혈관 건강에 작용하는 여러 요인들을 살펴 보고자 한다.

소금

통념: 고혈압을 일으킨다고 하는 전통적인 악역은 보통 소금이 맡아왔다. 즉, 신체가 물을 저류시켜 심장과 혈관에 부담을 주기 때문이라는 것이다.

현실: 건강한 사람들이 태초부터 소금을 섭취해왔다. 소금은 고혈압 혐의자로 재판에 세운다면 무죄가 될 것이다. 오히려 오메가6가 소금보다 훨씬 더 혈압에 파괴적인 작용을 함에도 불구하고 그것은 거의 무시되어 왔다. 본서의 저자 디니콜란토니오DiNicolantonio 박사의 다른 저서 *The Salt Fix*에서 소금에 관한 상세한 논쟁이 나와 있다. 소금은 고래로부터 귀중한 것으로 칭송되어 왔으며, 고혈압의 1차적 원인이 아니다. 실제로 소금 섭취가 너무 적어도 혈압을 올릴 수 있다.

지방

통념: 지방을 먹으면 동맥이 막힌다.
현실: 여러분이 영양에 관해 일반적인 견해를 가지고 있다면, 아마 동맥에 미치는 지방의 효과에 대한 진실을 잘 인식하지 못할 지 모른다. 혈관의 기능은 그 혈액의 흐름에 따라 수축, 이완시키는 물질에 의해 조절되고 필요에 따라 확장되어야 한다. 그렇지 않으면 혈액의 흐름이 원활하지 못하게 되어 혈압이 올라가게 될 것이다.

혈관을 확장시키는 1차적인 물질은 **산화질소***nitric oxide이다(이것을 치과에서 사용하는 웃음가스라고 하는 아산화질소nitrous oxide와 혼동하지 말자). 이것은 혈관을 확장시킬 뿐만 아니라 혈전의 형성을 막아주는 작용도 한다(1). 그렇다면 지방은 여기서 어떤 역할을 할까?

우리가 검토한 바와 같이 리놀레산과 같은 오메가6는 산화에 매우 취약하다. 산화 손상된 리놀레산은 산화질소의 합성을 감소시킨다(2). 산화질소가 줄어들면 혈압이 오른다(3).

더욱이 오메가6 과잉 섭취는 작고 무거운 LDL과 산화 LDL을 증가시킨다. 산화 LDL은 경화가 일어난 동맥 벽에 쌓인 플라그를 구성하는 물질로서(4), 혈관이 제대로 작용하지 못하게 방해하게 되는 것이다. 이처럼 혈관이 확장되는 능력을 방해할 뿐만 아니라, 혈관을 직접적으로 수축하는 물질의 합성을 촉진하기도 한다(5). 콩기름, 면실유, 옥수수유 등이 동맥경화와 고혈압과 관련이 있다는 것을 들으면 이제 **심장 건강에 좋다**는 말이 무색해질 것이다(6). 그러나 이것은 오메가6가 자연적인 형태로 존재하는 씨앗과 견과류를 섭취할 때에도 무조건 해당되는 것은 아니다.

그림 5.1은 관상동맥질환에 대하여 리놀레산이 미치는 영향 대하여 과거와 현재의 이론 비교이다.

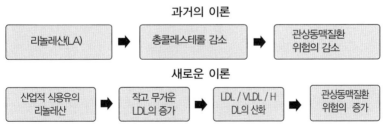

그림 5.1 오메가6 리놀레산의 관상동맥질환에 미치는 영향에 관한 과거와 현재의 이론

지방과 혈압

이제 우리가 잘 알고 있는 것부터 짚고 넘어가자. 오메가6가 혈압에 미치는 영향에 대해 오메가3가 어떻게 그에 대항하여 작용할까? 한 연구에서 경증 고혈압환자에게 어유 하루 6g을 10주간 투여하여 옥수수유 6g 투여와 비교하였다(7). 옥수수유는 동맥압을 높이고 작기는 하지만 혈압을 약간 올리는 것으로 나타났다(8). 그러나 이것은 이미 혈압이 높았던 사람일 경우에는 약의 복용이 필요 없는 단계에서 필요한 단계로 변화시켰을 수도 있는 것이다. 적어도 어유는 오메가6가 많은 옥수수유보다 혈압을 낮추는 효과가 있었으며 단 10주만에 그 효과가 나타난 것이다. 하루 6g의 긴 사슬 오메가3 어유가 비교적 고용량이기는 하지만, 오메가3가 풍부한 해산물을 섭취하는 건강한 식단에 보충제를 조금만 추가하면 쉽게 이룰 수 있는 용량이다.

따라서 EPA와 DHA는 혈압에 대하여 옥수수유보다 더 효과적이다. 그럼 단일불포화지방산(MUFA) 같은 다른 지방은 어떨까? 오메가6가 아직도 우위에 있다고 생각하는가, 아니면 아직 확신이 서지 않는가?

씨를 제거한 올리브유(MUFA가 많다)와 오메가6가 많은 해바라기씨유(다가불포화지방산 PUFA가 많다) 비교시험에서 올리브유가 고혈압 환자에 대한 확실한 효과를 보여주었다. 6개월간 고 MUFA 저 PUFA 그룹과, 고 PUFA 저 MUFA 그룹을 비교하였다(9). 6개월 후 피험자들은 반대의 식단을 섭취하도록 바꾸어 결국 모든 피험자들이 두 가지 식단을 다 경험할 수 있도록 하였다.

그렇다면 해바라기씨 그룹(고 PUFA 저 MUFA)은 심장 건강에 얼마나 효과가 있었을까? 미국심장협회가 여러분에게 강조한 만큼의 효과가 나타나지 않았다. 그들은 오메가6를 총열량대비 10%까지 섭취하도록 했다. 해바라기씨유 그룹이 대충 그 범위에 속했다. 피험자들은 평균 혈압이 134/90이었다(정상은 120/80mmHg)(10). 시험이 끝났을 때, 올리브유 그룹(고 MUFA 저 PUFA)은 평균 혈압이 감소하여 127/84로서 아직 좀 높기는 하지만 훨씬 정상 혈압에 가까워졌으나, 해바라기씨 그룹은 혈압이 전혀 내려가지 않고 사실 약간 올라간 135/90이었다.

진정한 효과는 고혈압 약물 복용에서 나타났다. 올리브유 그룹은 혈압이 48% 내려간 반면, 해바라기씨유 그룹은 4%만 내려갔다. 올리브유 그룹 중 8명은 약물을 중단할 수 있었지만 해바라기씨유 그룹은 모두 계속 약물을 복용해야만 했다. 그뿐만 아니라 처음에 약물 복용이 필요치 않았던 두 사람은 나중에 약물 치료를 받아야만 했다. 연구자들은 두 기름의 여러가지 차이점 중에서 올리브유에 함유된 **폴리페놀류***가 산화질소를 증가시킴으로써 혈압을 내린 것으로 믿고 있다(11). 폴리페놀은 품질 좋은 올리브유를 먹을 때 뒷맛이 약간의 타는 듯한 후추 맛을 내는 물질이다. 따라서 해바라기씨유는 운동경기 관람 시에 먹는 경우라든지 어쩌다 먹는 것은 괜찮지만, 요리할 때 일상적으로 사용하는 것은 피해야한다. 스티브 건드리Steven Gundry 같은 의사들은 대부분의 종자유는 **렉틴***lectin 함유가 많아 전적으로 피해야한다고 말한다.

다음에는 오메가6 리놀레산이 고혈압에 미치는 기전을 요약하였다.
- 산화질소의 합성을 감소시키는 것으로 보인다 (12).
- 인슐린 신호의 전달을 방해하고 맥관계(혈관계)에서 **eNOS*** 합성에 관여하는 효소 활성화를 방해한다 (13).
- LDL의 산화를 증가시키므로 혈관의 기능을 방해하고 혈압을 높인다 (14).
- 혈관 수축을 일으키는 물질의 생성을 증가시킨다 (15).

● 만성 염증을 증가시켜 혈관의 기능을 방해한다 [16,17].

EPA와 DHA의 효용

고용량의 해산물 오메가3는 피를 묽게 하는 성질을 가지고 있다. 혈전이 쉽게 생길 위험이 있는 분이라면 이것이 주된 이점이다. 대사증후군이 있으면 1차적으로 인슐린저항성이 나타나 혈전 형성이 쉬운 상태가 된다 [18]. 앞 장에서 살펴본 바와 같이 오메가6를 많이 섭취하면 인슐린저항성이 커진다는 것을 기억해보자. 특히 인슐린저항성이 있어 혈당이 높으면 혈액이 혈관 속을 물처럼 부드럽게 통과하지 못하게 되어 끈적한 죽처럼 변해 동맥에 압력을 주게 된다. 그럼 혈압이 오르는 건 당연하다.

고혈압과 고지혈증을 동반하고 있는 비만한 사람들에 대한 연구에서, 어유를 보충하면 **중성지방***과 혈압을 낮추고 혈전 생성을 낮추는 것이 발견되었다[19]. 제2형당뇨 및 비 당뇨환자에 대한 어유 보충제 투여 연구에서는 **수축기 혈압**이 크게 내려갔음이 나타났다. 당뇨가 없는 사람은 수축기 혈압이 평균 159에서 146으로, 당뇨 환자는 158에서 142로 내려갔다. 그럼에도 이들은 아직 고혈압 상태에 있기는 하지만 훨씬 건강한 쪽으로 어유가 도움을 준 것이다. 어유는 강력한 물질이긴 하지만, 그것이 모든 걸 해결하지는 않는다. 식단 및 생활습관 등의 변화와 함께 하면 고혈압은 더욱더 내려갈 수 있다.

어유에 대한 31건의 연구에서 어유는 대조군에 비해 용량 의존적인 혈압 강하가 나타났다. 즉 어유의 용량이 높을수록 혈압이 모두 많이 내려갔다 [20]. 그러나 어유는 **평균 최소 3.3g 투여**가 가장 큰 효과가 나타났으며 특히 고혈압, 고지혈증, 동맥경화 환자에 있어 효과가 두드러졌다.

이것은 다음과 같은 것을 의미한다. 혈관과 심장이 충분히 건강한 상태일 때는 어유가 큰 작용을 하지 못할 수도 있다는 것이다. 이에 반해 고혈압이 있거나 심혈관질환이 있을 때 어유나 크릴유는 자연스런 도움이 될 것이다. 또다른 여러 건의 연구가 이를 뒷받침한다. 3g 이상의 긴 사슬 어유를 투여했을 때, 정상 혈압인 사람은 혈압 강하가 적었으나, 고혈압 환자는 훨씬 더 컸다(21).

다른 연구들이 이를 더 확실하게 입증한다. 36건의 무작위 시험에서 평균 하루 3.7g 이상의 어유를 투여하자 혈압이 유의하게 내려갔다(22). 다른 16 건의 시험에서 하루 평균 0.5g에서 4.5g을 평균 2개월간 투여하자 혈관 확장 능력이 개선되었다(23). 이 연구들은 과체중이나 제2형당뇨 환자에 대한 것이었다(24). 제2형당뇨환자들에 있어 심혈관 문제들은 사망의 주요 원인이므로, 심장 건강과 혈관 확장을 개선시키는 것은 이들 환자에게 가장 크게 환영 받을 일이다.

ALA: 오메가3의 모체

서론에서 알파리놀렌산alpha lindenic acid: ALA은 오메가3의 모체이며, 리놀레산lindenic acid: LA은 오메가6의 모체가 된다고 하였다. 이들 모체 지방산이 특정한 효소에 의해 전환되면 각각 오메가3와 오메가6 지방산이 생성되기 때문이다. 사람의 경우에도 가계도라는 것을 보면 맨 위의 두 사람으로부터 그 자손들이 가지를 치듯이 등장하는 것과 마찬가지로, ALA와 LA는 각각 오메가3 및 오메가6 가계도에서 맨 위에 있는 두 가지이다.

ALA는 푸른 잎 채소, 아마씨, 호두, 몇가지 두류 등에 함유되어 있으며, EPA와 DHA의 모체가 된다. 인체는 거주지의 지리적 조건과 식단에 따라서 ALA를 EPA와 DHA로 전환시키는 능력이 차이가 나며 매우 제한적이라는 것을 알았다. 그래서 해산물의 EPA와 DHA를 섭취하는 것이 좋다고 하였다. 그렇지만 ALA는 그 자체로도 혈압에 유익함이 있는 것으로 보인다.

한 연구에서 체지방의 ALA 1% 증가할 때마다 수축기 및 이완기 혈압은 5mmHg 내려간다고 하였다(25). 혈압에서 5라는 수치가 그다지 큰 것이 아니라고 볼 수도 있지만 단지 1,2 차이로도 공식적인 고혈압 진단 기준에 들게 되면 의사가 약을 처방하거나, 식단과 생활습관의 변경을 권고할 수 있다.

이러한 조용한 살인자의 위험을 줄이기 위해 오메가3 섭취량을 적절히 하고, 오메가6는 줄여야 할 것이다. 특히 이미 고혈압이나 심장질환이 있을 때는 그 균형을 잘 맞추어야 한다. 제8장에서 그 방법을 알려 줄 것이다. 이제 고혈압에서 혈중 콜레스테롤에 대해 알아보자.

혈중 지질

좋은 지방, 나쁜 지방, 치명적인 지방에 대한 많은 혼란은, 여러분의 식단 중에 포함된 지방이 혈액 중의 지방에 미치는 효과 때문이다. 여기서 우리는 혈중 지질이라 불리우는 것 중에 좋은 것과 나쁜 것을 가려내는 데 도움이 되는 과학적 근거들을 보여줄 것이다.

포화지방과 좀더 범위를 좁혀서 오메가3 지방이 대체로 LDL을 올리므로 심장 건강에 해로운 것으로 낙인 찍히게 되었다. 이와 반대로, 오메가6가 많은 식물유는 콜레스테롤을 내리므로 칭송받아 왔다. 그러나 총콜레스테롤이나 LDL만을 따로 떼어내서 보고 좋고 나쁜 지방을 판별하는 것은 오류에 빠질 수 있다.

영국에서 총열량 대비 약 6%의 PUFA를 포함하는 4가지 식단에 대해 비교 연구하였다. 다른 점은 오메가3와 오메가6 양의 차이이다. 오메가6/오메가3 비가 3:1인 식단은 우리가 지금껏 진화를 통해 유지해 온 비율과 유사한 것으로서, 혈중 지질 수치를 개선하였으나, 그 비가 11:1인 경우에는 그렇지 않았다. 오메가6/오메가3 비율을 낮추면 LDL입자가 커지며 HDL이 증가하여 심혈관 건강에 유익하다(26).

유럽 여러 병원의 피험자에 대한 한 연구에서는 대사증후군이 있는 사람들에게 어떤 종류의 지방이 혈중 지질 수치에 좋은 영향을 준다는 것을 밝혔다(27). MUFA가 풍부한 식단과 오메가3를 추가로 포함하는 저지방 식단이 패턴B(LDL B)에서 패턴A(LDL A)로 개선시키는데 도움을 주었는데, 이것은 좀더 해로운 작고 무거운 LDL에서 가볍고 큰 무해한 LDL로 혈중 지질이 개선되었음을 의미한다. 이것은 다른 두 식단, 즉 포화지방이 높은 식단 및 해바라기씨유를 포함하는 저지방 식단과 비교가 된다. 한편 앞서 언급한 위 2가지 식단이 중성지방을 내리는 효과도 나타났는데 높은 **중성지방**은 심혈관질환 위험의 지표가 되기 때문에 의미있는 것이다(28).

LDL은 그 자체가 해로운 것은 아니다. 작고 무거운 LDL과 특히 산화된 LDL이 실제로 해가 되는 것이다. **가족성 고지혈증***(유전적인 고지혈증) 환자에게 3.4g의 EPA와 DHA를 투여한 연구에서 단 8주만에 중성지방을 25% 낮추는 훌륭한 효과를 보여주었다(29). LDL이 21% 증가했으나 작고 무거운 입자는 줄고 주로 크고 가벼운 입자가 증가하였다. 전체적으로 LDL이 증가했지만 심혈관질환에 유리한 쪽으로 개선되었다(30). 적어도 7건의 연구에서 오메가3가 LDL을 패턴 B에서 패턴 A로 개선시킴이 나타났다(31). 기존의 의학계에서 LDL을 무조건 나쁘게 보는 것을 바꿀 필요가 있다. 건강과 영양에 관한 것은 다른 것과 마찬가지로 그렇게 간단히 흑백논리로 구분할 수 없다.

고지혈증 남성에 대한 3가지의 식단에 대한 연구를 살펴보자. 그 식단은 각각, 오메가3 ALA가 많은 **아마씨유***, 오메가6가 많은 해바라기씨유, 그리고 해바라기씨유와 EPA/DHA가 많은 어유를 강화한 것이다. 112주 후에 모든 그룹에서 콜레스테롤 수치가 내려갔다(32). 그러나 중성지방은 해바라기씨유 그룹을 제외한 아마씨유 그룹과 해바라기씨+어유 그룹만이 내려갔다. 특히 주목할 것은 해바라기씨+어유 그룹은 작고 무거운 LDL은 줄고 HDL은 늘었다는 것이다. 따라서 중성지방 감소와 HDL 증가에 따라 해바라기씨+어유 그룹은 관상동맥질환의 위험에 대해 상당한 개선효과를 보인 것이다. 바로 이 중성지방/HDL 비율이 LDL 자체보다 관상동맥질환에 대해 더 우수한 예측 지표로 알려져 있기 때문이다.

해바라기씨+어유 그룹에서 나타난 효과가 아마씨유 그룹에서는 없었다는 것을 염두에 두자. 아마씨유가 오메가3 ALA가 풍부하지만, 심장 건강과 관련한 지표를 개선시키는 데 있어서 어유에 함유된 EPA/DHA가 더 강력하다는 것이다. 해바라기씨+어유 그룹 남성에게 나타난 개선 효과는 조직에서 DHA 농도가 높게 나온 것과 관련이 있다(33).

혈중 지질에 대한 효과: EPA 대 DHA

혈중 지질 수치 개선에 관해서라면 EPA와 DHA는 ALA에서는 찾아볼 수 없는 독특함이 있다. 그래서 식물성 오메가3(ALA)라고 하는 것만 가지고는 혈중 지질 개선이 충분하지 않을 지 모른다. 그래서 EPA와 DHA가 필요한데, 그러면 그 중 어떤 것이 더 좋을까, 아니면 둘 다 필요한 것일까?

LDL 크기와 밀도의 개선이라면 EPA보다 DHA의 작용이라고 생각된다(34,35). 콜레스테롤이 정상인 건강한 사람들에 대한 시험에서, DHA를 하루 2.3g 투여했을 때 HDL이 13%까지 증가하였는데, 동일한 용량의 EPA는 그렇지 않았다(36). DHA는 **중성지방** 낮추는 데에도 EPA보다 더 효과적이었다(37). 고지혈증 환자에 대하여 3g의 DHA를 투여했을 때에도 동량의 EPA보다 중성지방을 더 많이 낮추었다(38). EPA와는 독립적으로 DHA는 또한 **심부정맥***, 혈전, 동맥경화에 대해서도 보호효과가 있는 것으로 보인다(39).

그러나 이는 논쟁의 여지가 있는 것으로 왜냐하면 아주 고도로 정제하지 않으면 순수한 EPA와 DHA를 얻기 힘들기 때문이다. 또한 이들은 자연 식품에서는 보통 함께 존재한다. 오메가3 보충제도 대부분 이들이 함께 포함되어 있고 EPA가 좀 더 많이 들어있다. DHA가 더 많이 들어있는 제품이 더러 있으므로 DHA가 주는 특별한 효과를 얻고 싶다면 이런 제품을 선택하는 게 좋을 것이다.

혈소판과 응고

혈소판은 혈액 중에 존재하며 혈액응고에 관여하는 세포이다. 얼핏 혈액응고 하면 나쁜 것을 떠올릴 수 있다. 혈전이 혈관에서 떨어져 나와 폐로 들어가면 치명적인 **폐색전증***이 될 수 있다. 그러나 모든 응고가 나쁜 것은 아니다. 염증에서와 같이 혈액응고가 필요한 곳에서 필요할 때 생기는 것은 출혈로 사망에 이르는 것으로부터 여러분을 보호하는 자연적이고 정상적인 과정이다. 문제는 혈액이 너무 짙어 끈적이게 되면 응고가 너무 쉽게 일어날 수 있다는 것이다. 그래서 혈액을 묽게 하는 약이라는 것이 바로 **뇌졸중, 심장발작 또는 폐색전증 등**의 위험을 줄이기 위한 것이다. EPA와 DHA는 천연의 **피를 묽게 하는 약**으로 오래전부터 알려져 왔다. 고용량 EPA/DHA는 특허 받은 의약품의 작용과 비슷하면서도 부작용은 적다. 이 때에도 혈중 지질에 대한 효과와 마찬가지로 혈액 응고 방지에서도 DHA가 EPA보다 효과가 살짝 더 크다.

그런데 만일 여러분이 알약을 그렇게 많이 삼키는 것을 싫어하면 어떻게 할까? EPA/DHA캡슐은 크기가 커서 삼키기 어렵다면, 그냥 좀더 오래된 방법을 택하면 된다. 그것은 신선한 생선으로 섭취하는 것이다. 특히 기름진 생선이 좋다. 일주일에 약 1파운드(454g) 조금 넘게 4주간 섭취한 사람들은 혈액 응고와 관련된 지표가 35% 감소한 것으로 나타났으나, 섭취를 중단하자 수치가 원래대로 돌아갔다[40].

이것은 당연한 것이다. 여러분의 몸은 역동적이어서 항상 변화하는 생화학적 시스템이기 때문이다. 어떤 좋은 효과를 계속 얻고 싶으면 그것을 꾸준히 해야만 하는 것이다. 여러분이 건강한 이와 잇몸을 원한다면 칫솔질을 한번만 하고 마는 것으로 끝나지 않는다. 이처럼 건강한 혈중 지질 상태를 유지하기 위해서도 음식이든지, 보충제든지 꾸준히 지속해야만 한다. 오메가3의 효과를 기대한다면 저녁 한끼 생선 먹는 것으로 끝나거나, 보충제를 1주일 먹고 끝나서 되는 것은 아니다.

혈액 응고가 정상적인 것이라면 너무 묽어져도 나쁜 것은 아닐까? 혈액응고가 지나친 것이 재앙이 될 수 있다는 것을 알았는데, 그러면 오메가3를 너무 많이 먹으면 필요할 때 응고가 충분하지 않게 되는 것은 아닐까? 짙고 끈적한 혈액이 심장이 펌프질 하는데 어려움을 줄 수 있는데 너무 묽으면 어떻게 되는가? 그러나 이것은 기우이다. 이런 문제에 대해서 연구한 바에 따르면, 큰 수술 전에 오메가3를 복용한 사람이 수술 중 출혈 위험이 사실상 없다고 밝혀졌다(41). 여자들은 때로 출산 중에 과다 출혈이 일어나는 수가 있지만 한 연구에서 오메가3를 매일 약 2.7g을 복용한 임신부들도 출산 중 출혈이 증가하지 않았다고 밝혔다(42).

이미 혈전 방지제나 피를 묽게 하는 약을 복용하는 사람들은 오메가3 복용에 대해 조심스러울 것이다. 그런 강력한 약을 복용하고 있으면 혈액이 더욱 지나치게 묽어지는 것 아닐까 걱정할 수 있다. 그러나 실제로 그러한 사람들에 있어서도 오메가3 보충이 출혈 과다의 위험을 증가시키지 않는다는 것이 나타났다(43).

다음은 EPA와 DHA의 지질에 대한 효과에 관한 것이다. 모든 경우에 DHA가 EPA보다 더 효과적이었지만 이것이 EPA가 중요하지 않다거나 나쁘다는 것은 아니다. EPA는 심혈관계 이외에 유익한 효과가 있으므로 EPA를 피할 필요는 없다. 어유 보충제를 고를 때 DHA가 더 많은 것을 고르는 게 좋다는 의미일 뿐이다. 이것은 제8장에서 다시 다룰 것이다.

혈중 지질과 혈소판에 대한 EPA와 DHA의 효과
- 중성지방을 낮춤
- 작고 무거운 LDL(패턴 B)을 낮춤
- 크고 가벼운 LDL(패턴 A)을 높임
- HDL을 높임
- 혈소판 응집을 최적화함(과도한 응집을 억제)

심장발작과 심장 돌연사

심장질환에서 가중 흔하게 일어나는 증상은 불행히도 돌연사cardic death

로서 모든 관상동맥질환 사망의 50-60%를 차지하며(44), 한 번 일어나면 대부분은 두 번의 기회란 없는 것이다. 따라서 이에 대한 예방적 접근이 필요하다.

미국에서 매년 아무 사전 경고없이 심장이 멈추어 병원 밖에서 외상 없이 심장이 정지하는 사람이 30만명에 이른다. 이런 경우 대부분은 혈전에 의하여 비정상적인 심장 근육의 수축에 의한 것이다(45,46). EPA와 DHA가 이런 위험을 줄일 수 있는 가장 좋은 대책 중의 하나일 것이다. 연구에 의하면 오메가3 섭취가 적고, 오메가6 섭취가 많은 경우 심장발작heart attack뿐 아니라 그로 인한 사망의 위험이 높다고 한다. 이탈리아에서의 연구를 보면, 심장발작 후 EPA와 DHA 투여로 4개월 안에 심장 돌연사 위험을 낮추는 것으로 나타났다(47).

2003년에 유럽심장협회는 어유를 심장발작 후 표준적인 치료법의 하나로 권장하기로 하였다(48). 실제로 어유 3개월 투여로 심장발작후 사망률을 낮출 수 있음이 밝혀졌다(49). 많은 연구를 통해 어유 보충이 심혈관질환에 의한 사망률을 30-50% 감소시킬 수 있으며, 심장 돌연사를 45-81%까지 낮출 수 있다고 한다(50). 이런 효과를 갖는 의약품을 제약회사에서 개발한다면 아마도 여러분은 약국에서 굉장히 비싼 값으로 사야 할 것이다. 그러나 여러분은 이제 건강식품점으로 가서 좋은 품질의 EPA/DHA를 사면 되니 이 얼마나 행운인가. 서구 국가들 대부분에서 심장 돌연사할 확률은 일본보다 약 20배는 높다(51). 오메가3인덱스(제4장에서 설명)가 중요한 이유이다. 일본의 오메가3인덱스는 약 10%인 반면, 서구에서는 4.5%에 불과하다(52,53). 오메가3인덱스가 8% 이상이면 4% 이하인 경우보다 심장 돌연사 위험을 약 90% 감소시킬 수 있다(54). 다른 연구에서, 오메가3인덱스가 4% 이하인 사람은 8% 이상인 사람들에 비해 심장 돌연사 위험이 약 10배 높다는 것이다(55). 오메가3인덱스가 5%이면 3%인 사람에 비해 심정지 위험이 70% 줄어든다(56). 따라서 오메가3인덱스를 높이는 것이 확실히 좋은 방법인데 일본처럼 10%로 올린다면 심혈관 건강이 최상이 될 것이다.

이미 살펴본 바와 같이 오메가3인덱스는 여러분의 EPA/DHA 균형을 최적화하는데 좋은 정보가 될 것이다. 그러나 불행히도 Quest나 LabCorp 같은 미국의 대부분의 임상검사회사에서는 이 검사를 할 수 없고 특수한 실험실에서만 이를 비교적 비싸지 않게 검사할 수 있다. 그러나 꼭 실험실에 가야하는 것은 아니다. 검사 키트를 요청하고 우편으로 받아서 몇 방울의 혈액을 직접 채취해 검사지에 떨어뜨려 다시 보내면 된다(www. mercola.com/omega3test) (미국의 경우에 한함).

관상동맥질환

그리스로부터 크레타섬까지에 이르는 남부 유럽은 심혈관질환이 적은 것으로 널리 알려져 있다. 심장질환이 많은 북유럽은 오메가6 섭취가 많은데 비해 남부 유럽은 주로 올리브유 섭취로 MUFA가 식단에 많기 때문이다(57).

올리브유의 주된 성분은 올레산(MUFA)으로서 심혈관계 건강에 여러가지의 긍정적인 효과가 있음이 밝혀졌다. 즉, LDL의 산화를 줄여주고, 혈액응고를 감소시키며 혈관기능을 개선한다(58).

역학적 연구에 의하면 지중해식단에 함유된 많은 올레산은 심혈관질환을 줄이는 효과가 있는 반면에, 식용유에 많이 함유된 오메가6는 심장질환뿐 아니라, 제2형당뇨와 비만과 관련이 있다(59,60,61). 가장 최근 미국의 식이지침인 2015년 개정판에서, 올리브유나 식물유를 섭취하도록 권장하고 있다. 그러나 올리브유를 포함시킨 게 그나마 없는 것 보다는 낮지만, 우리가 살펴 본 바와 같이 특히 품질 좋은 엑스트라버진 올리브유가 심장 건강에 좋지만 오메가6가 많은 식물유는 그렇지 않은데, 이에 대해서는 구체적인 언급이 없는 것이 아쉽다.

더욱 효과적인 엑스트라버진 올리브유

일반적으로 엑스트라버진 올리브유가 정제된 올리브유보다 폴리페놀 함유량이 더 많아 건강에 좋다고 믿어진다. 한 연구에서 심장 건강에 대한 올리브유의 폴리페놀 함량을 시험하였다(62). 올리브유는 여러가지가 많이 시판되고 있으므로, 그냥 할인판매하는 것을 사는 게 좋은 지, 전문점에 가서 돈을 좀 더 주더라도 폴리페놀이 더 많은 것을 사는 것이 좋은지 하는 질문은 중요한 것이다.

연구를 통하여 보면, 피험자들이 폴리페놀 함량이 낮은 것, 중간인 것, 높은 것을 각각 섭취했을 때, 폴리페놀 함량이 많을 수록 HDL은 높아지고 산화 LDL은 낮아지는 것으로 나타났다. 연구자는 말하기를, 올리브유는 MUFA가 전부가 아니다. 폴리페놀 함량이 혈중 지질과 산화 손상에 대하여 효과를 발휘한다(63). 그리스의 의사이며 의학의 아버지라 불리우는 히포크라테스는 이를 이렇게 잘 표현했다. 음식이 곧 약이고 약이 곧 음식이다.

좋은 올리브유 찾는 법

미국 식품점과, 레스토랑에서 제공되는 올리브유를 조사한 결과 그 중 60%에서 90%가 값싼 것, 산화된 것, 해바라기씨유나 땅콩유와 같은 오메가6 기름 등이 혼입된 것 등이 있었으며, 심지어 식용으로 사용될 수 없는 등급의 올리브유도 있어서, 여러가지로 건강상의 문제를 일으킬 수 있음이 나타났다. 또한 엑스트라버진올리브유라는 것조차도 값싼 헤이즐넛유, 콩기름, 옥수수유, 해바라기씨유, 야자유, 참기름, 포도씨유, 호두유 등으로 희석된 것도 있었는데, 라벨에는 표시되어 있지 않으므로, 소비자들은 이런 것을 100% 순수한 것인지 식별할 수가 없는 것이다.

이와 유사하게, 사용기한이나 유통기한도 전체 제조단위Lot에 대한 것을 의미하지 않을 때도 있어, 그 기한까지 품질이 유지되는지에 대한 규정도 없다. 여러분이 정말로 알고 싶은 것은 실제로 기름이 **압착된 날짜 또는 수확된 날짜**인데 이는 올리브는 나무에서 따자 마자 변질될 수 있기 때문이다.

올리브유는 기본적으로 수확한 바로 그 날 압착하여 만든다. 고품질 제품은 수확한 지 몇 시간 내에 압착되며, 저급한 것은 10시간이 넘어 압착되는 것도 있다. 이상적으로는 1시간 한번 내에 압착하는 게 좋으나 적어도 몇 시간 내에 이루어져야 한다. 수확한 날짜는 여러분이 사용할 때 6개월 이내이어야 한다. 그러나 실제로 수확한 날짜를 표시한 제품은 거의 없다. 레스토랑에서 빵을 적셔 먹는 올리브유는 보통 저급한 것일 수 있으므로 피하는 게 상책이다.

올리브유는 그 안에 함유된 **엽록소 성분** 때문에 냉장해도 변질되기 매우 쉬운 법이다. 여러분은 올리브유병을 테이블 위에 놓고 일주일에도 몇 번씩 열고 닫기를 반복할 것이다. 기름은 언제든지 빛과 공기에 의해 산화되며, 특히 엽록소는 불포화지방산의 산화를 촉진한다. 분명히 산화된 무슨 기름이든지 산화된 것은 이롭기보다는 해로움이 많다. 올리브유가 산화되는 걸 막기 위해 반드시 다음과 같이 하여야 한다:

- 어둡고 시원한 곳에 둔다.
- 신선함을 유지하기 위해선 작은 포장을 구매한다.
- 쓰고 나서 바로 뚜껑을 닫는다.

좋은 올리브유를 사기 위해서는, 맛을 볼 수 있는 곳이나 전문점에서 사도록 하자. 좋은 올리브유를 고르는 방법을 알아보자:

1. 산패. 크레용이나 접착제 냄새가 나거나, 오래된 견과류나 느끼한 맛이 나면 기름이 산패한 것이므로 사용하지 않는다.

2. 퀴퀴한 냄새. 퀴퀴한 곰팡이 냄새가 나면 올리브가 채취된 후 압착하기 전까지 오래 경과되어 산소없이 **발효(혐기성발효)*** 가 일어난 것이다. 그런데 이런 냄새가 너무 흔해서 정상적인 것으로 오인할 수 있다. 올리브유는 발효된 듯한 늪지대 냄새나 땀에 젖은 양말 같이 퀴퀴한 냄새가 나면 안된다. 그런 냄새를 구분하기 위해 **칼라마타 올리브***Kalamata olive 중에서 자주빛이나 검붉으며 단단하지 않아야 한다. 대신 갈색을 띄고 뭉개진 것을 골라 냄새를 맡아보라. 그것에서 바로 퀴퀴한 냄새가 날 것이다.

3. 곰팡이 냄새. 올리브유가 먼지 또는 곰팡이 같은 냄새가 나면, 그것은 바로 곰팡이가 생긴 올리브를 원료로 했기 때문인 경우가 흔하다.

4. 와인이나 식초 냄새. 올리브유가 뒷맛이 와인이나 식초 같은 맛이 나면 그것은 산소 존재 하의 **발효(호기성 발효)*** 가 일어나 이런 강한 맛이 나기 때문인 것이다.

다음은 전문가들이 말하는 최고 품질의 올리브유를 고르는 방법을 요약한 것이다:

- 수확한 날짜: 당해 연도에 수확한 올리브로 만든 것을 구매하라. 조기 수확early harvest 또는 가을 수확fall harvest인 것을 확인한다.

- 보관과 맛: 기름을 깨끗하고 온도 조절이 되는 스테인레스제 컨테이너에 보관하고 불활성 질소가스 등을 충전해서 산소를 방지하고, 판매할 때 병에 담아주는 판매업체를 찾아보라. 사기 전에 맛을 보도록 요청한다.

- 색과 향미: 올리브유 생산 전문가 구이 캄파닐레Guy Campanile에 의하면 진짜 고품질의 엑스트라버진올리브유는 거의 투명한 녹색을 띄고 있다. 하지만 좋은 올리브유도 황금색에서 연한 볏짚색까지 여러가지이므로 이것이 절대적인 것은 아니다.
올리브유는 신선하고 과일 향과 비슷한 향미가 있는데, 풀 냄새, 사과향, 푸른 바나나향, 허브향, 쓰거나 매운맛(건강한 항산화제) 등이 날 수도 있다.

- 곰팡이 냄새, 요리한 것 같은 냄새, 느끼한 맛, 누린내나 금속성의 맛, 골판지 같은 냄새 등이 나는 것은 피해야한다.

- 병 포장: 병에 담긴 제품을 살 때는 어두운 색깔 유리병, 스테인레스스틸, 박스에 담은 맑은 유리병처럼 차광용기인지 확인한다. 항상 6주 이내에 소비할 수 있는 양이어야 한다.

- 표시기재 사항: 엑스트라버진임을 확인하고, pure, light 또는 pomace 등은 화학 공정을 거친 제품일 수 있다. 때때로 의미 없는 표시가 있는데, first pressed, cold pressed 같은 것이다. 현재 엑스트라버진올리브유는 압착하지 않고 원심분리기로 추출하므로 그런 용어는 의미가 없다. 진정한 올리브유는 올리브 페이스트에서 첫번 째 공정에서만 나온다.

- 품질인증: 캘리포니아 올리브유위원회나 호주 올리브유협회 등의 생산자는 USDA(미국농무부)에서 정한 최소한의 품질기준보다

더 엄격한 기준의 품질을 유지한다. 다른 인증은 이와 같은 품질 보증이 아니다. USDA 유기농 인증은 추가적인 것이지만 꼭 필요한 것은 아니다.

PDO*protected designation of origin 원산지명칭보호나 PGI*protected geographical indication 지리적표시보호 같은 것들도 품질을 보증하는 것은 아니지만 참고할 필요는 있다.

- 보관과 사용: 올리브유를 시원하고 어두운 곳에 보관하고 사용 후 반드시 뚜껑이나 코르크마개를 닫아 둔다. 절대로 공기 중에 노출시키지 않는다.
- 신선도의 유지: 산화를 늦추기 위해 병에 **아스타잔틴***astaxanthin 한 방울을 첨가한다. 아스타잔틴은 **적색**이므로 올리브유가 색깔을 띄게 될 것이다. 올리브유가 색깔이 없어지면 버릴 때가 되었다는 것을 의미한다. 아니면 **루테인***lutein 한 방울이 필요하다. 그것은 오렌지색이다. 비타민E 오일도 한 방법이지만 색깔이 없어 신선도를 알려주는 지시약(인디케이터)이 되지는 않는다.

영양에 관해 바로잡기

식이 지방에 관해 우리는 본말이 전도된 반대로 가는 세상에 살고 있다. 심장 건강에 좋다고 광고하는 것들이 실제로는 그 반대인 것이다.

과잉 리놀레산의 섭취는 산화스트레스(LDL의 산화를 포함하여), 만성적이고 낮은 단계의 염증성 질환, 고혈압, 동맥경화, 그리고 심부정맥과 같은 것을 증가시킨다. 그것은 식물성 종자유와 함께 정제 탄수화물 등을 과잉 섭취하는 것과 맞물려 확실히 심장질환 발병의 요인이 되는 것이다. 리놀레산이 많은 자연 식품은 이런 문제가 없는 것으로 보이는데, 그것은 그 안에 항산화제, 비타민, 미네랄, 건강한 오메가3, 기타 성분들이 리놀레산의 산화를 막는데 도움을 주기 때문이다. 예를 들면 대부분의 견과나 씨앗류들은 비타민 E가 함유되어 있어 오메가6가 변질되는 것으로부터 보호한다. 그러나 대부분의 산업화된 나라에서는 오메가6를 자연 식품에서 섭취하지 않는다. 대부분 화학적으로 불안정해서 쉽게 변질되는 산업적 식용유를 많이 섭취하는 것이 현실이다. 이런 식용유가 대개 하루 40-55g 소비되는데 반해 오메가3는 무시할 수 있는 수준인 0.1-0.3g에 지나지 않아 우리를 건강으로부터 멀어지게 하고 있다. 산업적 식용유를 줄이고 해산물이나 식물성 오메가3 섭취를 늘이는 것이 가장 효과적이고 쉽게 심혈관질환 위험을 줄이는 전략 중 하나가 될 것이다.

요약

● 심장 건강에 대한 음식의 작용에 대해 여러분이 들어서 알고 있는 사실은 잘못된 것이 많다. 지방이 동맥을 막히게 하지 않고, 소금은 고혈압을 일으키지 않는다. 오메가3가 콜레스테롤을 높이긴 하지만 그것이 꼭 나쁘다고 할 수만 없다. 왜냐하면 콜레스테롤이 낮다고 여러분의 심장이 건강해지는 것은 아니기 때문이다.

● 오메가3, 특히 EPA/DHA는 혈소판 응집을 줄이고 혈전 생성을 막으며 혈중 작고 무거운 LDL 입자(패턴B)를 줄인다.

● DHA와 EPA는 모두 건강에 좋은 것으로 밝혀졌지만 특히 심장에 관해서는 DHA가 좀더 효과적이다. 이것이 꼭 DHA만 선택해야 한다는 것은 아니고, EPA 보다 DHA 함량이 높은 것을 선택하라는 것이다.

● 올리브유 특히 엑스트라버진올리브유는 올레산과 폴리페놀을 함유하고 있어 LDL의 산화를 줄이고 건강한 혈중 지질 수치를 유지시킨다.

6

세포의 재생과 퇴화의 갈림길

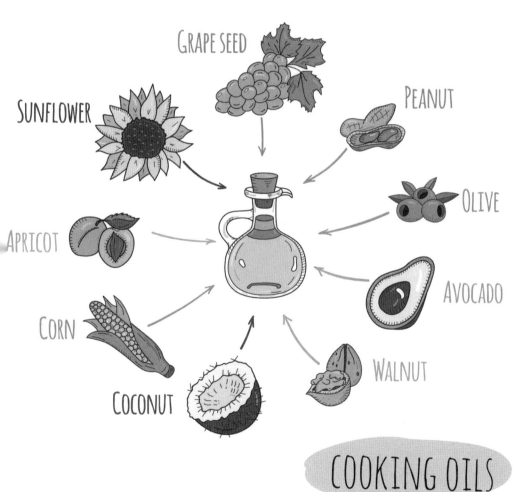

제6장에 나오는 용어 정리 *역주

스타틴 Statins *간에서 콜레스테롤 합성에 관여하는 효소를 억제하는 의약 성분의 총칭
과민성대장증후군 Irritable bowel syndrome: IBS
장누수증후군 *장막 벽의 틈으로 이물질이 흡수되는 증상
비알콜성지방간 Nonalcoholic steatohepatitis: NASH *알콜 이외의 원인 대사성질환,
약물 등으로 생기는 지방간, 최근 과당의 과잉섭취가 관련이 있다는 보고가 있다.
주의집중력장애 Attention deficit disorder: ADD
임신중독증 Preeclampsia
정서장애 Affective disorder
도파민 Dopamine *뇌에서 분비되는 중요한 신경전달물질의 하나로 즐거움, 기쁨 등의 정서
에 관여하기도 하며 생성이 부족한 질환이 파킨슨병이다.
세로토닌 Serotonine *뇌에서 분비되는 중요한 신경전달물질중의 하나로 기분, 행복감, 수면
등에 관여하며 부족한 질환이 우울증이다.
리졸빈 Resolvins
프로텍틴 Protectins
포스파티딜세린 Phosphatidylserine *인지질의 일종으로 뇌와 신경세포의 중요한 구성물질
해밀턴우울증지수 Hamilton rating scale for depression
메타분석 meta-analysis *수 년간에 걸쳐 축척된 연구를 요약, 분석하는 통계적 방법.
플루옥세틴 Fluoxetin *뇌내 세로토닌의 농도를 높여 항우울제로 쓰이는 의약 성분의 총칭으
로 오리지널 상표는 푸로작
주의력결핍과잉행동장애 Attention deficit hyperactivity disorder: ADHD
자페스펙트럼장애 Autism spectrum disorder: ASD
적대적반항장애 Oppositional defiant disorder
상동증 Stereotypy
조현병 Schizophrenia
경계선인격장애 Borderline personality disorder
사회불안장애 Social anxiety disorder
중쇄지방산트리글리세리드 Medium-chain triglyceride: MCT *지방산의 탄소수가 6
(카프로산), 8 (카프릴산), 10 (카프르산), 12 (라우르산)인 포화지방산의 총칭. 코코넛유, 팜핵유
에 많이 함유되어 있으며 장쇄지방산과 달리 체내에서 소화과정을 거치지 않고 흡수되므로 빠르
게 에너지로 전환된다.
알파리포산 Alpha lipoic acid (치옥트산 chioctic acid) *포도당을 에너지로 만들어주
는 모든 세포에서 발견되는 생리 물질로 항산화제이다.
간이정신상태검사 *Mini-mental state examination: MMSE
혈액뇌관문 Blood brain barrier *혈액과 뇌조직 사이에 존재하는 관문으로 불필요한 물
질의 뇌 진입을 차단하는 역할을 한다.
활성산소 Free radical
석탄광산의 카나리아 Canary in the coal mine
세포자멸 Apoptosis

우리가 지금까지 살펴본 바와 같이, 영양과 건강 전문가들은 오메가6가 여러분을 더 장수하고 건강하게 한다고 권장하였지만, 실제로는 전세계적으로 많은 사람들의 건강을 내리막길로 내닫게 하였다. 개인 차원에서도 그것이 여러분을 병들게 하고, 살찌우고, 염증이 더 생기게 하였다. 이번 장에서는 뇌의 발달, 뇌와 관련된 특정한 질환들, 그리고 그것이 현대의 식단에서 오메가6/오메가3 비율의 왜곡과 어떤 관계가 있는 지 알아보려고 한다. 오메가3가 결핍되거나 변질된 오메가6가 많아지면 특정 질환들이 확대되기 때문이다.

3장에서 본 바와 같이 인체는 오메가6 및 오메가3의 모체로부터 같은 계통의 다른 지방을 만들어낸다는 것이다. 이 전환 과정에 여러 단계가 필요하고 그 단계는 효소에 의해 조절된다. 개인이 처한 여러가지의 건강 상태에 따라 이 전환 효소의 활성이 달라진다. 최근 미국에서 급증하고 있는 당뇨 전단계인 **인슐린저항성** 및 **제2형당뇨**가 이 중요한 전환 효소들의 활성을 감소시킨다[1,2].

한편 인슐린은 이 전환 단계의 다른 효소들을 억제한다. 이렇게 여러 효소들이 촉진되거나 억제되면 그 중간 생성 물질들이 과잉 축적되거나 부족하게 된다. 공장 조립라인을 생각해보자. 근로자가 조립라인에서 알맞은 속도로 일을 처리해야 전체 라인이 제대로 돌아갈 것이다. 오메가6의 모체인 **리놀레산**LA과 오메가3의 모체인 **알파리놀렌산**ALA도 이처럼 효소에 의해 전환되는 것이다. ALA는 그 전환 생성물이 EPA와 DHA로서, 현대 식단에서 매우 부족하기 때문에 특히 중요한 것이다.

표 6.1: EPA와 DHA 부족 원인 및 이것이 필요한 이유

과잉의 불순한 오메가6인 리놀레산을 많이 섭취
(주로 콩기름, 면실유, 옥수수유, 홍화씨유 등의 산업적 식용유

식이로부터 불충분한 오메가3 섭취 (ALA, EPA, DHA)

오메가3가 더 필요하게 되는 만성 질환이 있는 경우
- 대기 오염 및 가정, 개인용 세척 및 보호 제품들이 폐와 동맥에 염증을 일으킬 수 있음
- 중금속의 체내 축적

전환 효소의 활성 억제
지방산의 전환 효소는 특별한 보조 인자가 필요하다. 아연, 마그네슘, 비오틴, 비타민 B6 등이 그것이다. 여러 요인들이 이러한 보조 인자들을 방해하므로 EPA와 DHA의 생합성이 감소될 수 있다.
- 의약품의 영향
  - 제산제(흔히 처방약으로 쓰이는 프로톤펌프저해제(PPI) 포함하여)
  - 고혈압약(ACE저해제, 이뇨제, 칼슘채널길항제 등)
  - 경구용 피임약
  - **스타틴***계 고지혈증약 (3, 4, 5, 6, 7, 8, 9)
- 비만증약
- 영양소의 흡수를 방해하는 장질환(크론병, 궤양성대장염, 셀리악병, **IBS***, **장누수증후군***)
- 비타민과 미네랄의 배설을 증가시키는 것(카페인, 이뇨제 등)

혈중 인슐린 농도
- 만성적인 고 인슐린 상태(제2형당뇨, 인슐린저항성): 고 인슐린 = ALA 감소 인슐린저항성 = EPA/DHA 감소
- 저 인슐린(제1형당뇨 및 진행된 제2형당뇨) = EPA/DHA 감소

인공적 트랜스지방의 섭취

갑상선기능저하증

노화 (나이에 따라 전환효소 활성이 자연히 감소함)

폐경 (여성호르몬 감소가 지방 전환효소를 어렵게 함) (10)

만성적이고 고질적인 염증 상태는 EPA와 DHA의 결핍 때문인 것으로 여겨진다. 기존의 염증이 일으키는 건강 문제와 별도로 EPA와 DHA의 부족은 추가적인 문제를 일으키는데, 이는 세포막의 재생과 같은 정상적이고 일상적인 체내의 과정에 필요한 것이기 때문이다. 여러분 뇌의 신경세포는 DHA가 특별히 많기 때문에 그 공급이 부족하게 되면 인지능력과 감정의 불균형이 일어날 수가 있다. 서구에서 치매와 우울증 등이 폭발적으로 증가하는 것을 볼 때, 우리 식단에서 오메가3의 감소가 그 주요 원인이라는 것을 쉽게 떠올릴 수가 있다.

아래 목록은 EPA와 DHA가 불충분할 경우 나타날 수 있는 건강 문제들을 나열한 것이다. 그러나 이것은 가장 흔하고 심각한 문제들만 요약한 것에 불과하다. 인체 생리에서 이들 지방이 아주 중요한 역할을 담당하고 있으므로 장기적으로 오메가3 부족으로 생길 수 있는 좀더 경미한 질환은 얼마든지 있을 수 있다.

EPA/DHA 부족과 관련된 질병 상태

- 인슐린저항성
- 당뇨전단계
- 당뇨병–특히 당뇨병성망막증(시력손상)과 당뇨병성신경염(신경손상)
- 비만
- 심혈관질환
- 고혈압
- 지방간 또는 **비알콜성지방간***(NASH: nonalcoholic steatohepatitis)
- 만성신장질환

- 말초혈관 질환; 말초동맥 질환
- 관상동맥질환
- 허혈성 심장질환
- 기도 염증(천식, 만성폐쇄성폐질환(COPD))
- 급성호흡곤란증후군
- 알츠하이머성 치매 및 다른 형태의 치매
- 우울증
- 조현병
- 불안
- 양극성장애
- 자가면역질환:염증성장질환(크론병, 궤양성대장염), 건선, 건선성관절염, 셀리악병, 다발성경화증
- 심부전
- 치주염

ALA의 전환은 고정적인 것이 아니다

이상적인 상태에서 대부분의 사람들은 최적의 식사와 건강상태에서는 적은 양의 ALA만이 EPA/DHA로 전환된다. 식물학에 기반을 두는 전문가들에 의하면, 오메가6/오메가3 비가 3-4:1(11) 정도의 식단을 유지하면, 대부분의 건강한 대사가 이루어지는 사람들은 이 정도의 전환으로도 충분하다고 한다. 그러나 산업화된 나라에서는 대개 오메가6/오메가3 비가 10:1 정도이므로 이 전환은 급격하게 감소된다. 따라서 이 전환이 이론상 가능하긴 하지만 언제나 완벽하게 이루어지는 것은 아니라는 것이다. 예를 들어 제과 전문가라면 지역의 고도, 습도나 기타 환경 요인이 빵 굽는데 어떤 영향을 미치는지 알 것이다. 그것과 마찬가지로 이 전환이라는

것도 적절한 환경이 필요하다. 재료가 모두 준비되어 있다고 해서 저절로 빵이 되는 건 아니지 않는가. 재료들이 알맞은 방법대로 섞이고 각 단계마다 적절한 시간이 필요한 것이다. 여러분 몸의 오메가3도 마찬가지이다. 원료가 되는 물질이 몸 안에 있다고 다 되는 것이 아니다. 원하는 물질이 만들어지려면 적절한 조건이 필요한 것이다.

생애 초기 발달에 있어 긴 사슬 오메가3는 뇌의 '동반자'

태아를 포함한 생애 초기 발달에 있어 오메가3는 건강한 뇌의 제1의 필수 요소이다. 그래서 이 뇌가 건강해야 인지력에서부터 주의력까지의 정신 능력, 즉 집중, 소통, 학습능력, 세상에 대한 반응까지 모든 것이 가능해진다. **주의집중력장애***ADD, attention deficit disorder가 급격하게 늘고 있는 것을 보면, 미국 임신 여성들의 식단에서 오메가6가 너무 많고 오메가3는 부족한 것이 큰 작용을 했을 것으로 보인다.

우리가 심장과 전반적인 건강에 해롭다고 한 불순한 오메가6의 과잉 섭취는 특히 임신 중에 바람직스럽지 못한데, 이는 아기의 뇌 발달에 꼭 필요한 긴 사슬 오메가3를 감소시키기 때문이다(12). 임신부의 오메가6/오메가3 비가 높아 태아 뇌발달에 문제가 있을 경우, DHA가 풍부한 기름을 조산아에게 투여하면 이를 예방할 수 있다고 한다(13). 뇌의 적절한 발달과 건강한 인지기능을 가능케 하는 것이 비단 어린 시절에만 국한되는 것은 아니다. 이 생애 초기 영양 공급이 사춘기 및 성인이 된 후에도 영향을 미치므로(14), 여러분 아기들에게 생애 초기에 할 수 있는 모든 것을 다 해 주는 것이 좋을 것이다.

가임기 여성들은 ALA를 EPA와 DHA로 전환시키는 능력이 최대가 된다. 이것은 여성호르몬 농도가 높은 것과도 관련이 있으며, 이는 오늘날까지 지속되어온 인체의 진화 생물학적 바탕에 그 근거가 있는 것으로 보인다. 영유아의 발달에 있어 상당량의 긴 사슬 오메가3가 필요하므로, 임신 및 출산 후에 그 산모가 식단에서 많은 양을 섭취해야 하며 ALA로부터의 전환 능력도 중요하다. 대부분의 사람들은 ALA의 EPA로의 전환률이 0.2-8%, DHA로의 전환률은 0.05% 정도인데, 젊은 여성의 경우는 그것이 각각 21%와 9%이다[15]. 그러나 젊은 여성일지라도 ALA섭취가 턱없이 부족하다는 것을 고려하면 DHA로의 전환은 극미량이 되어버린다. 즉, 전환률이 높은 사람일지라도 그 원료가 되는 ALA가 있는 만큼 밖에 전환되지 않는다.

국제지방지질연구협회The International Society for the Study of Fatty Acids and Lipids는 임신/수유부는 하루 DHA 300mg을 권장하고 있으나, 실제로는 섭취량 평균이 60-80mg에 지나지 않아, 권장량의 25% 밖에 되지 않는다는 것이다[16].

가임기 여성이 ALA의 전환률이 남자나 나이든 여성에 비해 훨씬 높다는 것은 EPA/DHA가 태아 발달에 특히 중요하다는 것을 말해준다. DHA가 특히 건강한 뇌와 눈에 중요한데 이는 중추신경계에 이것이 가장 주된 불포화 지방산이기 때문이다. 태아에 있어 DHA의 축적은 주로 임신 제3기에 중요하며[17] 출생 이후 6-10개월까지 지속된다[18].

임산부 여성의 식단 지방산 조성 비율에 따라 모유의 조성이 달라지는데, (식단에 오메가3가 많으면 모유 중 오메가3도 많아진다), 평균적으로 모유 중 지방산 조성은, ALA(오메가3) 0.5-1%, 아라키돈산(오메가6) 0.4-0.7%, 리놀레산 8-17%, DHA는 0.3-0.6% 뿐이다[19]. 그러나 연구에 의하면 모유의 DHA 농도는 0.8%가 되어야 최적의 상태가 된다고 한다[20].

　모유 중 DHA가 1% 미만이라고 하면 별거 아니라는 생각이 들겠지만, 이렇게 작은 양이 어떻게 그렇게 중요한 것인지 알면 놀랄 것이다. 식단에서 포화지방SF이나 단일불포화지방산MUFA에 비해 다가불포화지방산PUFA은 아주 소량이지만 그 중요성은 양과는 반비례적으로 매우 중요한 것이다. 그것은 마치 비타민이나 미네랄과도 같다고 할 것이다(이들은 보통 밀리그램 또는 마이크로그램 단위로 측정되므로 매우 작은 양이다). 이들 중 어떤 것이 부족하면 그 결과는 매우 중대해진다. 따라서 산모는 충분한 EPA와 DHA를 섭취하여야 하는 바, 그것은 아기의 형성기는 오직 한 번뿐인 기회이기 때문이다. 또한 쌍둥이를 가진 여성은 오메가3가 더 필요하게 된다[21].

　지방산 균형이 중요한 경우가 임신 중에만 그러한 것은 아니다. 아기들의 뇌와 신경계는 태어난 후에도 계속 발달하므로 그 재료가 되는 것이 적절하게 필요한 것이다. 신경세포의 형성은 출생 전에 완성되지만 뇌의 기능에 필수적인 다른 형태의 세포들은 출생 후에도 그 합성이 계속된다[22]. 시냅스(신경세포간의 신호전달이 이루어지는 장소)의 형성은 미엘린(신경세포를 둘러싸서 보호하는 지방성 물질로서 전선을 감싸는 고무나 플라스틱 같은 절연체와 비슷하다)의 합성에서와 마찬가지로 DHA 공급이 충분하여야 한다[23]. 따라서 아기들의 처음 몇 달은 충분한 DHA가 주어져야 인지능력이 더 좋아질 수 있다고 보는 것이다[24].

　신경세포가 뇌에서 세포간 신호 전달만을 담당하는 것이 아니다. 그것은 근육과 연결되어 여러분이 걷고, 뛰고, 공을 던지고, 눈을 깜빡이고, 숨쉬는 것 등까지 관여한다. 그래서 신경세포와 그들 간의 시냅스의 적절한 형성(충분한 DHA가 있어야 함)[25]이 중추신경계 이상으로 중요한 것이다. 가장 기본적으로 이 형성이 있어야만 여러분이 생각하고 움직일 수 있는 것이다.

생애 초기의 DHA가 어린 시절이나 성인이 된 후에도 건강에 중요한 척도가 된다. 이 시기 오메가3 공급이 충분해야 나중에 눈이나 뇌의 발달뿐만 아니라, 인지력, 학습, 행동 그리고 생식에도 큰 영향을 미치는 것으로 믿어진다.

가임기 여성의 ALA 전환률이 최고이긴 하지만, 이건 상대적인 개념이다. 그 전환률은 고작 9%일 뿐이며 젊은 여성들의 ALA 섭취는 매우 적다는 것을 기억해야 한다. 임신 수유부의 경우는 DHA를 아기들에게 충분한 양을 전달시키기 위해 식단에서 오메가6/오메가3 비를 4:1 이하로 유지하여야 한다. 한 연구에 의하면 ALA가 추가된 유아 분유를 미숙아에게 투여했을 때 DHA가 일정 수준까지 밖에 올라가지 않으며, 이것이 모유 수준에는 이르지 못하였다고 한다(26). 이것은 유아들도 성인이나 마찬가지로 ALA 전환률이 낮아서 직접적으로 DHA를 외부로부터의 섭취에 의존해야 함을 의미하는 것이다.

DHA가 주로 임신 3기에 축적되므로 미숙아는 DHA에 노출되는 이 중요한 시기를 놓치게 된다. 모유는 DHA가 함유되어 있으므로 모유를 먹이면, 엄마가 특히 DHA가 풍부한 식단을 유지할 경우, 성장을 따라 잡을 수 있게 된다. 모유 수유 미숙아는 인공 영양 아기들에 비해 18개월째 높은 성장을 보였다. 또한 4주 또는 그 이상 모유 수유한 미숙아는 순전히 인공 영양에만 의존한 아기들보다 8살 까지 높은 IQ를 보였다고 한다(27). 모유 수유는 인지능력 발달, 어휘력, 시각-운동 조화 능력과 행동 등에서 좋은 결과를 나타내었다(28, 29, 30). 이 결과들은 소년기 동안 줄곧 지속되었다. 모유 수유는 미숙아든 정상아든 인지력, 교육 성과 등에서 더 좋은 결과를 보였고 9살 지 신경학적 이상도 더 적게 나타났다(31,32). 여러분의 아기들이 더 똑똑하고 적응 잘하는 것을 원한다면, EPA와 DHA를 충분히 섭취하게 하라.

물론 모든 여성들이 모유 수유를 할 수 있는 것은 아니다. 분유를 잘 살펴보면 리놀레산과 ALA만 포함 하는 것들이 많다. 이렇게 오메가3가 부족한 분유로 키운 아기들은 나중에 다른 아이들보다 학습능력이 떨어지게 된다(33,34,35). 인공 영양으로 키운 아기들은 DHA 결핍 위험이 높으며, 이렇게 모든 면에서 중요한 지방이 부족하면 인지능력 부족, 시력저하, 학습능력 저하 및 행동장애 등의 부작용을 겪을 수 있다. 따라서 미숙아

임신부 또는 모유 수유부에 대한 DHA/EPA 권장량

- 임신부는 하루 최소 300mg의 DHA가 필요하다. 쌍둥이나 다둥이 임신일 경우에는 해산물 오메가3 양이 더 많아져야 하며, 이전에 다둥이를 임신한 적이 있거나, 그 출산 간격이 짧다면 더욱 많아야 한다.
- 고품질의 어유나 크릴유 같은 해산물 오메가3 보충이 생선 자체를 섭취하는 것보다 안전하다. 그 이유는 어유는 생산 과정에서 수은과 같은 해로운 중금속을 제거하는 공정이 있기 때문이다.
- 수유부는 특히 DHA를 충분히 보충해 줘야 하며 특히 미숙아일 경우 더욱 그러하다. 최소 500~1000mg의 EPA/DHA가 권장된다.
- 임신 수유부는 불순한 오메가6와 트랜스지방 섭취를 제한하여야 한다. 즉, 마아가린, 콩기름 등의 양념이나 소스, 샌드위치 스프레드, 그리고 콩기름, 옥수수유, 면실유, 홍화씨 유등을 함유하는 가공식품 등이 그것이다.
- 인공영양아는 분유에 DHA가 총 지방의 0.2~0.5%가 함유되어 있지 않으면 DHA나 DHA/EPA를 보충해 줘야한다. 분유에 섞을 때 캡슐일 경우에는 작은 구멍을 뚫어 분유에 짜 넣거나, 액체일 경우 아주 소량을 덜어 섞어 넣으면 된다.

든 아니든 분유는 ALA보다는 EPA와 DHA를 강화한 것을 먹여야 한다. 결론적으로 분유든 모유든 중요한 것은 EPA와 DHA가 충분해야 한다는 것이다.

제5장에서 불순한 오메가6를 줄이고 오메가3를 충분량 섭취하는 것이 혈압을 건강하게 유지한다는 것을 보여주었다. 많은 여성들이 임신성고혈압이나 **임신중독증**＊pre-eclampsia이라 불리는 상태가 된다. 긴 사슬 오메가3를 충분량 투여하면 그 위험을 줄일 수 있다. 바닷가에 살아 오메가3를 더 많이 섭취하는 이누이트 여성들은 내륙에 사는 여성에 비해 임신 시 고혈압이 생기는 경우가 3배 가량 적었다(36,37). 임신 중 오메가3인덱스가 작으면 임신중독증 위험이 상승한다(38). 한 연구에서는 오메가6/오메가3 비율이 15% 낮아지면 임신중독증 위험률이 46%나 감소하였고, 식단에서 적당량의 변화만으로도 큰 이득을 얻을 수 있다는 것이다(39).

그러나 다른 한편으론, 임신중 고혈압 위험이 있는 여성에게 EPA/DHA를 투여해도 아무 이득이 없었다는 연구도 있었다(40). 오메가3 투여량이 하루 2.7g이었으므로 충분한 양이었으니, 가능성을 생각해보자면 그 여성들의 오메가6 섭취량이 너무 많아 그 불균형을 오메가3가 해소할 수 없었을 것이다. 전체적으로 보면, DHA/EPA가 임신중 여성과 그 아기들에게 유익함을 나타낸 결과가 많았다.

우울증과 정서장애

뇌에서 DHA와 EPA가 필수적인 역할을 한다는 점을 고려하면, 그것이 부족할 때, 현재 만연하고 있는 우울증과 불안 그리고 다른 많은 정서장애의 원인이 된다는 것을 예상할 수 있다. 물론 현대 사회는 너무 빨리 변화하므로 그 누구라도 이를 따라잡기 힘든 것은 사실이다. 즉, 식단 이외에도 경제 문제, 일에서의 스트레스, 부족한 수면, 온라인 상의 인신 공격과 차별, 외모에 대한 사회적 압박 등이 그 요인이 될 수도 있다. 그러나 제2차세계대전 이후 삶의 속도가 급격하게 빨라지는 가운데 산업사회에서 점증하는 우울증은 사회적 요건의 변화, 진단 기준의 차이, 통계수치의 편향 등으로만 볼 수 없다고 전문가들은 믿고 있다(41,42). 다시 말해서, 우울증이라는 것이 새롭게 인식되었기 때문이거나, 수십 년 전에는 우울증이라 여기지 않았던 것이 그렇게 진단된 것이라고 단순히 말할 수 없다는 것이다. 우울증은 우리의 인식이 달라져서가 아니라 실제로 증가하고 있다.

우울증은 그 자체만으로도 다루기 어렵기도 하지만 그 30-40% 환자는 치료나 약물에 반응하지 않는다는 것을 알면 더 암울하다고 할 것이다(43). 우울증의 증가는 식용유 사용의 증가와 함께 증가했다. 주요 우울 장애는 2020년까지 세계적으로 2번째로 많은 장애 원인인 것으로 추산되는데, 생선을 많이 섭취하는 인구 집단은 이 질환의 이환율이 적다는 것이다 (44,45).

그러나 우리가 제1장에서 안셀 키즈의 실수에서 배웠듯이 상관 관계가 곧 원인이라고 착각하지는 않겠다. 즉 사람들이 오메가3를 덜 섭취하고 오메가6를 많이 섭취하고, 우울증과 **정서장애***가 상당히 증가했다고 해서, 이것이 바로 정서 불안의 원인이라고 말할 수는 없다는 것이다. 그러나 과학적으로 지방 섭취의 변화가 부분적으로 관여한다고 말할 수 있다. 다른 요인들도 작용할 수 있지만 식단과 여러분의 뇌에서의 지방의 균형을 생리학적으로 잘 맞춘다면, 다른 요인들도 훨씬 다루기 쉬워진다는 것이다.

제4장에서 염증에 대해 배웠고 현대의 식단이 어떻게 사람들이 항상

만성적인 낮은 단계의 염증에 불타고 있게 하는 지 알았다. 여러분은 아마 염증이라 하면 어떤 신체적 통증을 떠올리겠지만 염증은 뇌에서도 일어날 수 있어서, 결과적으로 신체적 감각이 아닌 심리적, 감정적 통증의 형태로 나타나기도 한다. 우울증 환자에게서는 염증 유발 물질 및 그 신호 전달 물질이 발견된다(46). 건강한 정서, 긍정적 사고, 감정 회복력, 일상적 스트레스 극복력 등은 **도파민***, **세로토닌***과 같은 뇌의 신경전달물질 생성과 관련이 있다. 그래서 이 물질들을 기분 좋게 하는 물질이라 부르기도 한다. 연구자들은 염증 물질들은 뇌에서 바로 이러한 신경전달물질의 전구체나 원료가 되는 물질들의 조달을 어렵게 만들어 뇌하수체와 **시상하부**에서 제 기능을 방해한다고 하는데, 바로 이 기관들이 정서를 관장하는 호르몬들을 분비하는 곳이기 때문이다(47,48). 어떤 항우울제는 바로 이 염증 유발 물질의 분비를 방해하는 작용이 있는 것으로 보인다(49). 그렇다면 여러분이 처음부터 염증을 덜 일으키는 식단의 식사를 하면 어땠을까?

오메가3가 아스피린과 유사하게 생화학적 경로에 영향을 미치는 작용을 한다고 했는데, 이것이 부분적으로 항염 작용을 설명하는 것이다. 부분적으로라는 것이 핵심인데, 여기 그 나머지 이야기가 있다. 오메가3는 염증 물질의 생성을 줄임으로써 그 작용을 나타낸다고 알려져 있다. 최근 연구에 의하면 이뿐 아니라, **리졸빈***resolvin이라 하여 이미 생긴 염증을 해결하는 물질, **프로텍틴***protectin이라 하여 그 이름처럼 세포, 특히 뇌 신경 세포에 대한 손상과 사멸에 대한 보호 작용을 하는 물질들이 있는데, 이런 물질들의 전구체가 EPA와 DHA라는 것이다(50).

미국국립보건원NIH이 진행한 연구에서 의학박사 **조셉 히벨른**Joseph Hibbeln은 생선을 많이 섭취하는 사람들은 우울증이 적다는 것을 밝혔으며(51) 다른 여러 연구들이 이를 뒷받침하였다(52). 또 그 밖의 많은 연구들이 생선을 많이 먹는 사람들이 자살 충동의 위험이 적으며(53), 더 나은 정신적 건강상태에 있다(54)는 것을 확인하였다. 우울증환자는 그들의 적혈구나 지방에서 EPA/DHA 농도가 더 적은 것으로 나타났다(55,56,57).

잠깐 임신부로 돌아가서, 히벨른은 22개국에서 생선 섭취 및 모유에서의 DHA농도가 출산 후 우울증과 반비례한다는 것을 밝혔다. 즉, 생선 섭취가 많을수록, 모유의 DHA 농도가 높을수록 출산 후 우울증이 감소한다는 것이다(58).

DHA와 EPA는 세포막을 건강하게 유지시킴으로써 신경전달물질의 효과를 개선시키는 것 같다. DHA가 뇌 신경세포막의 주된 성분이기 때문이다. 세포막이라는 것은 세포의 외피 다시 말해 그 경계이다. 그것은 세포 내외의 물질이 접촉하는 곳이다. 만일 이것이 DHA나 EPA가 부족해서 그 구조나 기능이 부실하게 되면 세로토닌, 도파민 같은 중요 신경전달물질이 세포 안으로 또는 밖으로 전달될 수가 없는 것이다(59). EPA와 DHA가 부적절한 상태에서 뇌세포의 에너지 사용 방식도 영향을 받게 된다(60). 우울증이라는 것은 뇌가 피로를 느끼는 것, 또는 감정 상태가 바닥을 친 것이라 할 수 있다. 또한 **포스파티딜세린***phosphatidylserine이라는 물질이 항우울 작용이 있는 것으로 알려져 있는데, 긴 사슬 오메가3가 바로 이 물질을 뇌 안에서 증가시키는 것으로 나타났다(61).

우울증을 겪고 있는 사람들은 보통 **불면증**도 같이 겪는다. 그런데 불면이 우울증을 일으키는데 기여하고 반대로 우울증이 불면을 악화시키는지는 확실치가 않지만, 어떻게든 이 두 증상은 서로 엮여 있는 건 사실이다. 항우울제와 함께 하루 2g의 EPA를 보충하니 불면, 우울한 느낌, 죄책감 및 무력감 등의 증상을 3주 안에 경감시키는 것이 밝혀졌다(62). 한 연구에서 하루 6.6g의 EPA와 DHA를 표준 우울증 치료 약제에 더하여 투여하였더니 대조군에 비해 주요 우울증상에 대해 가장 널리 쓰이는 **지표**

*Hamilton Rating Scale for Depression에서 단 8주 만에 현저한 개선이 나타났다(63). 여러분이나 주위 사람이 우울증이라면 그것이 특히 만성일 때 얼마나 사람을 지치게 만드는지 알 것이다. 따라서 3주에서 8주라는 기간 안에 개선이 나타났다는 것은 질병이라는 짙은 어둠 속에 갇힌 사람들에게는 한 줄기 빛과 같은 것이다.

이미 살펴본 바와 같이 건강한 사람들에 비해 우울증인 사람들은 체내에 EPA와 DHA의 농도가 보통 낮은 것으로 나온다(64). 이제 오메가3가 뇌의 건강과 감정의 균형 및 신경전달물질이 잘 작동하는 데 아주 중요하다는 것을 알았다면, 무작위 **메타 분석***에서 오메가3가 주요 우울 증상 개선에 효과가 있었음이 그리 놀랍지 않을 것이다(65). 대부분의 임상시험에서 해산물 오메가3가 우울증에 대해 대조군에 비해 효과가 있음이 나타났고, 몇몇 연구에서는 EPA/DHA가 **플루옥세틴***과 같은 항우울제와 동등한 효과가 있음을 밝혔다(66,67,68,69,70,71). 그 효과가 처방 의약품과 동등하면서도 부작용은 없었다면, 다른 유익함도 또 있었을까? 그러나 이것은 식이요법의 일부이고 이제 시작이므로 너무 많은 것을 기대하지는 말자.

그러나 우리가 지금까지 살펴본 고혈압이나 다른 심혈관 질환과 같이 DHA/EPA를 보충하는 것은 퍼즐의 한 조각일 뿐이다. 오메가6가 많은 식용유 섭취를 줄이는 것은 그것이 몸과 뇌에서 염증을 증가시키기 때문이다. 따라서 불순한 오메가6가 많은 식용유 섭취가 많으면 우울과 불안과 같은 질환이 증가하며, 우리가 알고 있는 오메가3의 효과를 상쇄시킬 수 있다(72, 73, 74). 심장질환에서와 마찬가지로, 우울과 감정 불안에 있어서도 한쪽에서 오메가3를 충분히 보충함과 함께 불순한 오메가6 섭취의 제한이 동시에 이루어져야 한다.

행동 및 정서장애, 기타 뇌와 관련된 문제들

우울증이 삶의 질을 떨어뜨리고 장애를 일으키는 주된 요인이긴 하지만 불충분한 오메가3가 일으킬 수 있는 문제가 이것만이 아니다. EPA와 DHA가 뇌에서 하는 역할을 생각한다면, 몸 속 오메가3가 여의치 못할 때 행동이나 정서, 기타 정신과적 문제를 일으키는 주범이 될 수 있다는 것은 당연한 논리이다. 사실 **주의력결핍과잉행동장애***ADHD, **자폐스펙트럼장애***ASD, 양극성장애와 기타 다른 문제들의 원인이 이 때문이다. 우울증과 마찬가지로 이런 질환들의 원인은 여러가지가 있을 수 있고, 또한 그 형태도 다양하다. DHA와 EPA가 유일하게 이들의 원인이라 할 수는 없지만 적어도 중요한 원인이며 동시에 가장 저렴하고 쉽게 제거될 수 있는 것이다.

주의력결핍과잉행동장애, 자폐스펙트럼장애, 통합운동장애

주의력결핍과잉행동장애는 미국에서 학령기 아동 4-15%가 겪는다. 그리고 그 중 일부는 성년이 되어서도 지속되기도 한다(75). 아동과 성인의 ADHD 증상은 행동과 학습장애, 수행능력 부족, 과잉행동 및 충동성, 불안, 울화, 성질 부림, 수면 장애 등이 있다(76). 일본에서 시행한 무작위 이중맹검통제 연구에 의하면, 하루 DHA 510mg, EPA 100mg의 오메가3를 식품에 강화하여 섭취시켜 그들의 선생님과 부모에게 평가하게 한 결과, 증상이 개선되었다(77). 다른 연구에서는 오메가3에 달맞이꽃종자유를 추가하여 보충하였더니, 주의력, 행동, **적대적반항장애***oppositional defiant disorder: ODD 등의 ADHD 유사 증상이 많이 개선되었다(78).

자폐스펙트럼장애(ASD)를 가진 아동에 대한 연구에서는 이들의 DHA 와 EPA의 농도가 낮게 나왔다[79]. 한 연구에서는 ASD 환자는 거의 100%, **전반적발달장애**pervasive developmental disorder: PDD 환자는 90%가 혈중 DHA와 EPA가 결핍 수준인 것으로 나타났다[80,81]. 5-17세 ASD 환자에게 하루 1.54g의 EPA와 DHA를 투여하자 과잉행동과 **상동증*** stereotypy: 같은 행동을 반복하는 증상이 개선되었다[82].

통합운동장애dyspraxia: developmental coordination disorder: DCD라는 것은 아동 중 5% 정도에서 나타나는 질환으로서, 유아가 머리나 팔다리를 움직이고 말하는 등의 대운동과 미세한 동작을 조화롭게 하는 미세운동 능력에 문제가 있는 것이다. 이런 환자는 학습, 행동, 언어 및 정신과적 장애 등이 동반되는 경향이 있다. 5-13세 아동 중 117명의 DCD 환자에 대한 임상시험에서, EPA/DHA 700mg 이상과 비타민 E를 오메가6/오메가3 비 4:1 이하로 하여 투여함으로써, 읽기, 쓰기, 행동 등이 현저하게 개선되었다(어유 80%에 달맞이꽃종자유 20% 투여, 대조군은 올리브유).

정서와 공격성

한 이중맹검시험에서는 건강한 젊은 성인에 대해 DHA/EPA를 단 35 일간 투여함으로써 화, 불안, 우울증상 등을 경감시켰다(1일 EPA 1,600mg, DHA 800mg[84]. 이것을 다음의 미국심장협회 권장량과 비교해보자. 심장질환이 없는 사람에게는 1주일에 2회 기름진 생선을 섭취하라고 하며(이는 EPA/DHA 단 500mg에 해당), 심장질환이 있어도 고작 긴 사슬 오메가3 1,000mg이 권장량이다. 이 연구에서 환자들은 비교적 건강한 성인이었으므로 불안, 우울이나 정서질환 또는 다른 신체질환이 있는 환자라면 그 요구량은 더 늘어날 수도 있는 것이다.

166

조현병*schizophrenia이나 **경계선인격장애***borderline personality disorder 등에 있어서도 오메가3 보충이 유익할 수 있다. 조현병 환자의 부검을 통해 보면, 긴 사슬 오메가3 농도가 결핍 수준이라는 결과가 있다(85). 경계선인격 장애의 경우 여성의 있어 하루 EPA 1g씩 8주간 투여로 공격성과 우울 증상이 대조군에 비해 개선되었다(86).

DHA와 EPA는 또한 **폭력성**과 **자살**을 경감시킬 수 있다(87,88). 자살을 시도한 사람들은 EPA농도가 낮은 것으로 나타났다(89). 자해를 되풀이하는 환자들에게 EPA/DHA를 1일 2g씩 투여하자 우울, **자살 성향**, 일상적 스트레스 등이 경감되었다(90). EPA/DHA의 농도가 낮으면 **사회불안장애*** 및 양극성장애와(91) 연관되기도 한다(92).

DHA/EPA에 관한 **이중맹검, 무작위, 대조군 시험** 등의 소위 **황금률**gold standard 연구들을 종합해서 살펴보면, ADHD, 자폐증, 통합운동장애, 난독증dyslexia, 공격성 등에 일관성 있게 효과적임이 나타났다. 이런 긴 사슬 오메가3에 대한 연구들은 또한 양극성장애에도 개선효과가 있었고, 조현병과 경계선인격장애에도 가능성이 보였지만 이에 대해서는 추가적인 연구의 진행이 필요해 보였다(93).

DHA/EPA 부족이 모두에게 정신적 문제를 일으키는 것은 물론 아니다. 그러나 이 긴 사슬 오메가3의 낮은 농도가 다른 요인과 결합되면 광범위한 정신적 문제와 상관성이 있음을 강력히 시사하고 있는 것이다.

인지 능력 저하와 알츠하이머병

85세 이상 인구의 45%가 어떤 형태로든 치매라고 한다(94). 이 질환은 앓고 있는 환자뿐 아니라 사랑하는 이와 간호하는 이들까지 감정적 재정적 대가를 치르게 한다. 다양한 형태의 치매가 안겨주는 부담은 암과 심장질환에 버금가거나 그를 능가할 정도이다(95,96).

알츠하이머병 환자는 건강인에 비해 뇌내 DHA의 양이 적은 것으로 밝혀졌다(97). DHA/EPA는 뇌와 중추신경계에 있어 인슐린의 신호 전달에 중요하므로, 이를 방해 받을 수가 있다. 아기의 건강한 뇌의 발달에 DHA/EPA 역할을 기억하는가? 여러분의 뇌는 발달하는데 끝이 없다. 모든 연령의 사람들은 긴 사슬 오메가3가 필요하고 특히 기억력 인지 기능, 뇌의 유연성 등에 필요하다(98). DHA가 이렇게 신경세포의 물리적 구조에 필수적인 요소이므로 적절한 DHA 없이 건강한 뇌를 기대할 수 없다는 말은 과장이 아니다. 모든 연령의 사람들에게 필요하지만 특히 혼자 사는 노인들은 집에서 요리를 준비하기 어렵기 때문에 이런 자연적인 오메가3를 섭취하기가 힘들어진다. 이런 사람들이 가공식품을 주로 섭취하다 보면 그 식단에서 오메가6가 오메가3보다 훨씬 더 많게 된다.

DHA는 포유동물 뇌에서 지방의 30-50% 정도를 차지한다(99). 연구에 의하면, 오메가3를 더 많이 섭취하면 신경전달물질이 더 많이 분비되고, 그 수용체도 더 많아지며, 뇌의 해마(뇌에서 학습과 기억을 담당하는 부분)에서 신경세포를 더 많이 만들며, 항산화효소 농도가 더 높아지며, 손상된 뇌세포 지방도 줄어들고, 뇌로의 혈행이 좋아지고, 기억력이 좋아진다고 한다(100).

생선을 많이 섭취하면 치매와 알츠하이머병의 위험을 감소시킨다(101, 102). 생선을 1주에 한번 이상 섭취하면 거의 먹지 않거나 전혀 먹지 않는 사람에 비해 알츠하이머병으로 진단 받을 위험이 60% 낮아진다는 연구가 있다(103).

알츠하이머와 인슐린저항성

인슐린저항성은 인지 능력 저하의 주된 위험요인이다. 그래서 어떤 학자들은 알츠하이머병을 뇌의 **당뇨병** 또는 뇌의 **인슐린저항성**이라고 부르기도 한다(104). 알츠하이머병과 기타 인지 능력 저하 질환은 뇌에서 포도당의 흡수 및 그 대사의 저하와 관련이 있다(105). 포도당은 뇌의 주된 연료원으로서 PET 스캔 검사를 보면 그 흡수가 상당량 저하되어 있다(어떤 부위에서는 20%까지)(106). 이것이 의미하는 바는 어떤 형태의 치매는 뇌의 에너지 고갈 상태의 결과라고도 말할 수 있다.

그러나 포도당이 뇌가 사용할 수 있는 유일한 에너지는 아니다. 건강에 관심있는 사람이라면 **케톤** 식단이라는 것을 들어봤을 것이다(이 책의 공저자인 머콜라박사는 주기적 케톤 식단의 최적화에 관한 베스트셀러 *Fat for Fuel*을 저술하였다). 이 식단의 주안점은 여러분의 몸이 주된 연료로서 지방을 분해하여 그 대사산물인 수용성 케톤을 만들어내 신체의 대사 능력을 유연성 있게 회복시키는 것이다.

이 케톤이 뇌에서 중요한 에너지원이 될 수 있으므로 여러 연구에서 알츠하이머병 및 인식능력 저하 질환에 유용함이 밝혀졌다. 여러분 몸이 케톤을 잘 만들어 내려면 **중쇄지방산글리세리드***MCT가 제일 좋고, 더 좋은 것은 그 중에 포함되어 있는 순 **카프릴산**이다. 이것은 탄소수 8개의 짧은 사슬 포화지방산으로서 쉽게 케톤으로 전환된다.

인슐린저항성은 알츠하이머병에서 이처럼 중요한 역할을 하는데, 케톤을 만들어내는 기능을 마비시킨다. 케톤은 원래 체내 탄수화물이 부족할 때 또는 인슐린 농도가 낮을 때 만들어진다. 호르몬으로서 인슐린은 여러가지 작용을 하는데 그 중 하나는 여러분이 음식을 먹었다는 신호를 전달하는 일이다. 여러분이 전형적인 서구식을 하게 되면 탄수화물이 많으므로 식후 인슐린 농도가 올라가게 되고 포도당이 많다고 몸이 알아차리게 되어 케톤이 만들어지지 않는다.

여러분이 인슐린저항성이 있다면 그 뇌는 에너지 고갈의 이중고에 처하게 된다. 즉 포도당이 효율적으로 이용되지 못하고, 동시에 높은 인슐린 농도는 케톤을 충분량 만들어 내지 못하기 때문에, **포도당, 케톤 모두 부족한 상태**가 된다. 결국 인슐린저항성은 뇌의 에너지 공급 부족을 일으켜 인지 능력 저하의 주원인이 된다. 제4장에서 언급한 바와 같이 인슐린저항성은 순전히 탄수화물만의 문제는 아니다. 여러분의 뇌는 포도당을 적절히 이용하기 위해서 적절한 DHA가 필요한 것이다. 한편 EPA는 **지방의 연소를 돕는다.** 따라서 나이가 많고 인슐린저항성이 있는 뇌에서는 EPA/DHA를 보충함으로써 케톤을 공급하고 포도당을 잘 이용할 수 있도록 하는 것이다[107].

알츠하이머병과 치매가 없는 인지 능력 저하 환자들의 부검을 통해, 이들은 건강인에 비해 뇌의 DHA 농도가 낮음이 확인되었다[108,109,110,111,112]. DHA/EPA를 많이 섭취하면 인지 능력 저하를 감소시킬 수 있으므로, 식단에서 이를 충분히 섭취하는 것이 그에 대항하는 훌륭한 수단이 될 것이다[113]. 동물시험에서 긴 사슬 DHA/EPA 부족이 뇌에서 포도당 흡수를 30-40% 감소시킨다[114]. 이것은 몸에 포도당이 없기 때문이 아니라 그것을 뇌로 끌어들여 이용을 하지 못하기 때문인 것이다. DHA를 충분히 섭취해야 뇌가 포도당을 이용할 수 있다.

약한 인지 능력 장애 환자의 10-15%는 진단 후 1년 이내에 완전한 치매로 진전되며, 이런 환자는 뇌의 DHA/EPA 농도가 저하되어 있는 상태다[115]. 치매가 없는 899명의 남녀에 대한 **프레이밍햄 심장연구**Framingham

Heart Study에서 DHA 농도가 가장 높았던 사람들은 가장 낮았던 사람들에 비해 치매 위험이 40% 낮게 나타났다(116).

인지능력 저하가 경미하게 나타난 환자를 대상으로 한 통제된 무작위 이중맹검시험에서 6개월간 DHA 1일 1.7g과 EPA 1일 0.6g을 투여한 치험군은 대조군에 비해 그 저하 경향이 감소되는 것으로 나타났다. 또한 대조군 중에서 오메가3 투여군으로 전환된 환자들 역시 인지능력 저하 경향이 감소됨을 확인할 수 있었다. 그러나 불행히도 좀 더 증상이 진행된 환자 및 알츠하이머병 환자들은 오메가3 투여로 인한 효과가 나타나지 않았는데, 이것은 인지기능 저하나 신경계 질환에 대한 DHA와 EPA의 투여량이 효과가 나타날 만큼 충분하지 않았을지 모른다는 것을 의미한다. 그러므로 이러한 중증이나 경과기간이 오래된 경우에는 되돌릴 수 없는 어떤 지점이 있는 것으로 보인다(117). 그렇다면 결론은 너무 늦기 전에 해산물 오메가3 섭취를 통하여 인지능력을 보호해야 한다는 것이다.

DHA와 EPA는 치매 및 인지능력 장애의 위험을 줄이고 또 치료하는 데 있어 중요한 물질들이다. 인지능력이 저하되었으나 치매는 아닌 환자들에 대한 이중맹검시험을 메타분석한 연구에서 DHA와 EPA 투여는 단기 기억력, 집중력과 처리 속도의 상승을 나타냈다. 그러나 알츠하이머병 환자들에게는 효과가 없었는데, 이 또한 경증 장애 환자에게는 희망적인 조치들이 이들에게는 불충분함을 의미하는 것으로 보인다(118).

39명의 알츠하이머병 환자들에 대한 대조군, 오메가3 단독 투여군, DHA, EPA, **알파리포산***Alpha lipoic acid 복합 투여군에 대한 시험을 보자. 복합 투여군은 통상적으로 적용되는 **간이정신상태검사*** Mini-mental state examination: MMSE 평가에서 전반적 인지능력 저하 및 일상생활 수행 능력 저하의 감소가 나타났다. 알츠하이머병 환자에 있어 인슐린저항성 및 뇌내 포도당 대사장애가 중요한 역할을 한다는 것을 고려할 때, DHA, EPA, 알파리포산 복합 투여가 대조군이나 오메가3 단독 투여군에 비해 효과가 있었다는 것은 의미있는 것이다. 환자들의 인지능력 장애에 영향을 미쳤을 체내 지방산 상태와 더불어 포도당 대사, 인슐린저항성 문제를 목표로 한다면, 이 복합 처방은 알츠하이머병 환자들 치료에 있어 세포에너지 수준에서의 결정적인 한 방이 될 것이다[119].

알츠하이머병이 이처럼 뇌의 인슐린저항성 또는 뇌의 당뇨병이라고 한다면, 이 무서운 질환으로부터 여러분을 방어하는 방법이 제2형당뇨와 크게 다르지 않다. 정제 탄수화물을 줄이는 것으로 이를 시작할 수 있다. 동시에 중요한 것은 나쁜 지방을 빼고 좋은 지방을 섭취하는 것이다.

아래는 지방이 여러분의 뇌 건강에 미치는 영향에 대한 요약이다.

여러분의 뇌에서 DHA/EPA 결핍되면 이런 일이 일어날 수 있다[120]
- 세포막 기능 상실
- 신경세포에서 에너지 생성 감소
- 염증성 물질 증가
- 도파민과 도파민수용체의 감소
- 뇌로 가는 혈액의 흐름이 감소
- 건강한 신경세포 유지를 위한 성장인자 감소
- 아미노산이 **혈액뇌관문***(blood-brain barrier: BBB)을 통하여 뇌로 가기 어려워짐(아미노산은 세로토닌, 도파민 등 신경전달 물질의 기초 구성성분)

DHA/EPA가 도움이 될 수 있는 질환
- 알츠하이머병[121,122]

- 주의력결핍과잉행동장애(ADHD)[123]
- 자폐증[124]
- 우울증[125,126]
- 경계선인격장애(정서불안정 및 충동 공격성)[127]
- 정신분열증(조현병)[128]
- 개심[129]
- 불안신경증[130]
- 양극성장애[131,132]
- 계절성정서장애[133]

신경세포를 퇴화시키는 오메가6의 산화

지금까지 오메가3가 부족할 때 어떤 일이 일어나는 지를 꽤 길게 설명하였다. 이제 오메가6의 파괴적인 효과가 어떻게 일어나는 지 살펴보자. 식용유는 서구 식사에서 가장 많은 오메가6의 공급원이다. 그런데 정부나 의학, 건강관련단체 등이 포화지방을 세상에서 건강에 가장 나쁜 것으로 규정하고 그 대체재로서 식물유(오메가6)을 섭취하도록 하는 잘못된 지침을 권장하고 있다. 여러분이 지금까지 이를 따랐다면 정말 그런지 **팩트**를 체크해 보자.

모든 지방산은 포화지방, 단일불포화지방산, 다가불포화지방산을 막론하고 모두 **세포막** 구조의 1차적인 물질이다. 세포막은 그 주변의 모든 세포로부터 보호하는 방패이다. 비타민과 무기질 같이 세포에 필요한 것은 안으로 들이고 독소나 분비물 같이 해로운 것은 배척한다. 이 세포막이 제대로 작동하려면 건강한 지방으로 조성되어야 하고 온전하고 손상이 없어야 한다. 썩은 나무로 통나무집을 지을 수 없지 않은가.

이렇게 변질되기 쉬운 지방이 산화 손상되는 데는 여러가지 요인이 있다. 미생물(세균이나 오염 물질), 대기 오염, 흡연, 나쁜 식생활, 기타 위해 요인들이 인체 세포막의 지방을 손상 시킬 수 있다. 지방의 화학 구조에서 알 수 있듯이 지방은 산화하기 쉽다. 구조 중에 이중결합이 많을수록 산화에 취약하다. 그래서 이중결합이 없는 포화지방이 가장 안정적이고 이중결합이 많은 다가불포화지방이 가장 불안정한 이유이다. 바로 이 세포 구조 속에 산화된 불포화지방이 파킨슨병, 알츠하이머병, 정신분열증, 동맥경화, 만성적인 염증과 같은 많은 질환에 기여하게 된다. 이 산화지방이 세포막과 결합하면 건강이 파괴될 수 있는 것이다(134).

이것은 고등학교 생물 시간이나 대학 생화학 시간에 여러분을 졸립게 하고 지치게 만드는 주제이긴 하나, 이것을 이해하는 것은 아주 중요하다. 인체 세포막을 구성하고 있는 물질이 잘못되면, 세포에게 부여된 임무 또한 제대로 수행 할 수가 없게 되기 때문이다.

인체에서 여기에 해당되는 것들은 무엇일까? 인슐린수용체, 포도당운반체, 갑상선호르몬 수용체, LDL 수용체 등과 같은 모든 **호르몬, 효소, 영양물질 등의 수용체 및 운반체**를 첫번 째로 들 수 있다. 다시 말해 이들은 전체적으로 여러분이 살아가게 하고 제대로 기능하게 하는 물질들이다.

얼핏 보기에 의미 없고 하찮은 것 같아 보이는 것을 무시하면 안되는 경우가 있는데, 그런 것 중 하나가 바로 세포막이라는 것이다. 인체 안에서 일어나는 모든 것들이 각각의 세포들, 그것이 간 세포, 근육 세포, 신경 세포 또는 췌장 세포든, 수 조의 세포들이 오케스트라와 같이 빈틈없이 매끄럽게 상호간에 조화를 이루어 작동된다는 것은 정말 놀라운 일이다. 이렇게 건강이라는 것은 세포 수준에서 시작되므로 그 세포막이 불건강하면 여러분도 건강해 질 수가 없는 것이다.

세포의 지방이 산화되면 단백질이나 세포핵의 DNA 같은 물질들도 손상이 되는 연쇄반응이 시작된다(135). 알츠하이머병, 파킨슨병, 기타 신경의 퇴행성질환들은 비정상적 단백질이나 노폐물이 축적되어 있는 상태가 특징적으로 나타난다. 이 비정상 단백질이 이들 질환의 1차적 원인은 아닐지 모르나, 이런 것들이 세포 안팎으로 점차 축적되어 많아지면 그 질환들을 더 악화시킬 수 있다.

엎친데 덮친 격으로 파괴적인 연쇄반응은 그 세포 하나에 국한되지 않는다. **활성산소***Free radical는 세포와 세포사이를 너무나 쉽게 넘나들 수 있어 도미노처럼 항산화제가 중화시키기 전까지 인접한 모든 세포들을 연쇄적으로 산화 손상시킨다(136).

특히 중추신경계나 뇌 신경계의 세포막은 다가불포화지방산이 많아 이 지방산의 산화가 일어나기 시작하면 인체는 이것을 손상이 시작되는 신호로 받아들여 세포 차원의 복구가 시작된다(137). 즉 지방산의 산화는 불이 났음을 소방서의 소방관에게 알리는 **알람**alarm 같은 것이다.

DHA는 **석탄 광산의 카나리아***처럼 인체에서 산화를 알려주는 신호이다. DHA는 이중결합이 6개나 되어 산화되기 쉽기 때문이다. 세포가 심하게 손상되면 그 세포 하나가 죽음으로써 그 옆의 세포로 연쇄반응이 일어나는 것을 안전하게 차단하게 되는데 이것이 **세포자멸***apoptosis이라고 하는 현상이다. 그런데 세포막에 DHA가 충분치 않으면 위험 신호를 울릴 수 없으므로 세포 손상이 옆으로 반복되어 번진다. 그것은 마치 암세포와 같다. 이처럼 여러분의 가장 작은 세포 하나에서부터 전체적인 삶에 이르기까지 충분한 DHA가 얼마나 중요한 지 이해하게 되었을 것이다.

미토콘드리아의 기능 장애

여러분이 건강 관련 서적이나 머콜라 박사의 *FAT for FUEL* 책을 읽어 보았다면 미토콘드리아 기능 장애에 대해 익히 알 것이다. 앞서 우리는 우울증이나 알츠하이머병과 같은 질환처럼 뇌의 특정한 곳에 에너지가 부족해서 오는 증상들에 대해 다루었다. 그러면 에너지는 어디서 만들어지는 것일까? 그것이 바로 미토콘드리아이다!

미토콘드리아는 인체에서 대부분의 ATP, 즉 에너지단위가 생성되는 세포기관이다. 적혈구나 피부 세포와 같은 몇몇을 제외하고 대부분의 세포들은 미토콘드리아가 있다. 사실 어떤 세포들은 수 천 개의 미토콘드리아가 있는 것도 있다. 그래서 미토콘드리아가 손상되면 세포는 에너지 부족이 되고 사실상의 여러분이 알고 있는 대부분의 만성질환의 원인이 될 수 있다. 대부분의 신경 퇴행성 질환들은 이 신경세포의 기능 장애에 기인한다. 알츠하이머병 이외에도 조금만 예를 들자면, 파킨슨병, 다발성경화증, 루게릭병ALS: amyotrophic lateral sclerosis 등이 그것이다.

그러면 무엇 때문에 미토콘드리아 기능 장애가 일어나는가? 1차적인 원인은 과다한 탄수화물과 오메가6의 섭취로 지방을 1차 연료로 사용하는 능력이 저하되어 생기는 산화 손상 때문이다. 그러나 여기서는 일단 인체 조직의 지방의 산화에 대해서 이야기 하기로 한다. 미토콘드리아도 자체적인 세포막에 둘러 쌓여있다. 미토콘드리아는 바깥쪽 외막과 안쪽 내막의 두가지로 구성되어 있다. 일반 세포막과 마찬가지로 미토콘드리아 세포막도 대부분 지방으로 구성되어 있다. 따라서 그 구성 성분인 지방이 손상되면 미토콘드리아 기능 장애가 일어난다. 즉 오메가6인 리놀레산과 그 산화 생성물이 미토콘드리아를 손상시켜 기능 장애를 일으킨다는 것이 밝혀졌다(138,139).

미토콘드리아 기능 장애는 두 가지 방법으로 일어난다. 세포가 오랜 시간 동안 에너지 부족에 처하면 변질이 일어나다 결국은 사멸하게 되는데 알츠하이머병, 파킨슨병, ALS 등에서 이와 같은 현상이 일어난다. 반면에 세포들이 죽기를 거부하는 경우도 있다. 미토콘드리아는 앞서 말한 세포자멸을 조절하기 때문에 만일 미토콘드리아 기능 장애가 일어나면, 세포자멸 스위치를 누르지 못하여, 손상된 세포가 계속 복제되어 주변으로 퍼져나가게 되어 총체적 난국이 되고 마는 것이다.

알러지와 천식

요즘 알러지성 질환이 전보다 많아진 것을 여러분도 느낄 것이다. 학령기 아동이 있다면 얼마나 많은 아동과 젊은이들이 어떤 특정 식품에 생명을 위협할 만한 알러지가 있는지 알고 있을 것이다.

산업사회에서 알러지성 질환이 얼마나 만연하고 있는지 안다면 그것이 단순히 유전적인 문제라고 말하는 것은 타당하지 않다. 또한 단순히 나이가 들어서이기 때문도 아니다. 무언가 다른 요인이 있지 않겠는가. 우리 주변의 물리적 환경도 많이 바뀐 것도 사실이다. 대기오염, 살충제, 생활용품에 함유된 화학물질들은 그 자체로도, 또는 이런 것들이 모두 합쳐져서 인체의 면역 시스템을 교란하는 원인이 될 수 있다. 그러나 한편 서구적 식생활도 큰 요인이라 할 수 있다.

지난 백 여년간 일어난 오메가6/오메가3 비율의 큰 증가가 알러지성비염(코막힘, 콧물, 재채기, 후비루, 안구충혈, 눈과 코의 가려움증), 알러지성 천식, 아토피성 습진 등의 증가와 맞물려있다(140). 오메가6으로부터 생성된 염증성 물질들이 알러지성 천식과 알러지성 질환과 연관되어 있다. 오메가6를 많이 섭취하면 예민한 사람들에게는 과도한 알러지 상태에 이르게 하는 반면에 오메가3는 이를 진정시키는 작용을 한다.

오메가6와 오메가3는 염증성 물질과 항염증성 물질을 생성하는 경로에서 상호 경쟁적으로 작용한다. 오메가6를 더 많이 섭취하면 염증이 촉진되는 쪽으로 경로가 진행되어 과도한 면역 상태가 된다. 불순한 오메가6를 줄임과 동시에 오메가3를 늘이면 리졸빈resolvin: 오메가3로부터 생성되는 염증 경감 물질이라는 물질이 만들어져 만성 염증과 알러지 상태를 경감시킬 수 있다

15편의 논문에 대한 메타 분석과 체계적인 검토에 의하면 임신부가 EPA/DHA를 적절히 섭취함으로써 아기의 알러지성질환 발생을 줄일 수 있음이 밝혀졌다(141). 즉 대부분의 데이터에서 임신중 긴 사슬 오메가3를 많이 섭취하면 아기들이 알러지성 질환을 덜 겪게 된다는 것이다. 습진과 달걀 알러지에 대한 경감 효과가 확인되었고, 여러 식품들에 대한 과민성이 피부 시험을 통해 적어도 생후 1년 안에 감소하였음을 확인하였다(142).

임신중 생선을 전혀 섭취하지 않는 사람들은 꾸준히 많이 섭취하는 사람들에 비해 그들 자녀의 5세까지 천식 위험이 30% 증가하였다(143). 또한 천식으로 인한 입원은 46% 증가, 5세까지 처방약 복용은 37% 증가하였다. 임신 중 오메가6/오메가3 비율이 높은 사람은 아기의 알러지성비염 위험이 37% 증가하였고(144), 임신 중 주 7온스(약 198.4g)이상의 생선을 섭취한 사람은 그 아기에게서 습진 위험이 43% 감소하였다(145). 임신 중 생선을 주 1회 이상 섭취하는 사람은 전혀 섭취하지 않는 사람에 비해 아기의 습진 위험이 43%, 5세까지의 고초열 위험이 72% 감소하였다(146). 당신은 당신이 먹는 것으로 되어있다 라는 말이 있듯이, 이제 당신의 아이는 당신이 먹는

것으로 된다는 것이 정말 사실인 것이다.

암

세포와 미토콘드리아에서 산화 또는 손상된 지방이 어떻게 세포를 건강한 상태에서 암세포로 변화시키는지 간단히 알아보았다. 이것만으로도 여러분이 오메가6/오메가3 비율을 적절히 유지해야 할 이유가 되겠지만 이것 말고도 또 있다. DHA/EPA의 항염증성 대사 산물은 종양의 침투성과 성장을 억제시키는데 반해(147,148,149), 리놀레산은 EPA의 종양세포 억제작용을 방해하여 종양 증식을 증가시킬 수 있다는 것이다(150). 또한 리놀레산은 종양의 혈관 형성에 관여하는 신호를 증강시켜 암 세포가 신체의 다른 부위 세포로 침투하여 증식시키며, EPA/DHA는 이것을 억제함이 밝혀졌다(151).

이미 암을 앓고 있는 사람은 그들의 치료와 더불어 EPA/DHA 섭취가 도움이 될 수 있다. 항암 화학요법이나 방사선 치료 시 EPA/DHA 투여로 기존 요법에 대한 효과를 저해시키지 않고 생존기간을 늘일 수 있음이 연구되었다(152).

충분한 EPA/DHA 섭취는 항암제의 효력을 증진시킬 수 있다. 항암제가 효과를 나타내려면 암세포로 들어가야 하는데 EPA/DHA가 충분히 있는 세포막은 이러한 약제의 침투를 증가시킨다. 세포막을 직접 통과하는 항암제들은, 세포막의 특별한 통로를 통해 흡수되는 약제가 아니라면, 이러한 오메가3가 세포막에 충분히 존재하는 것이 도움이 된다(153). 실제로 화학요법제에 저항성을 가진 암세포들은 그들 세포막의 유연성을 줄여 약제가 세포 안으로 들어가는 것을 방해하는 작전을 사용한다.

EPA/DHA 그리고 감마리놀렌산GLA 등의 보충을 통하여 화학요법제의 효력을 증진시킬 수 있음이 나타났다. 종양세포의 물리적, 기능적 성질을 이러한 지방산의 증강 투여로 변경함으로써, 화학요법 또는 방사선요법에 대한 반응을 증가시키며, 어느 정도까지는 특정 화학요법제에 대한 암세포의 내성을 감소시킨다(154).

그러나 모든 암이 오메가3 부족 및 오메가6 과잉 때문(어떤 암은 이 때문이라 할 수 있음)이라는 것은 아니다. 암은 워낙 여러가지 요인이 작용하는 복잡한 것이라 어떤 암은 아직 그 정의조차 내리지 못하는 것도 있다. 그래서 우리는 단지 오메가3를 늘이고 오메가6를 줄이는 것을 통해 이 파괴적인 질환에 대해 맞설 수 있는 방법을 제시하는 것뿐이다. 암에 관한한 이런 작은 도움이 그나마 없는 것보다는 낫기 때문이다.

요 약

- 오메가3의 섭취가 부적절하면 정신적, 신체적인 건강에 부정적인 영향을 미칠 수 있다.

- 태아에서부터 성장기 아동에 이르기까지 아이의 뇌가 발달하는 데 있어 특히 DHA가 모유, 분유를 통해 충분량을 섭취할 수 있도록 해야 한다.

- 우울증, 정서장애, 기타 정신과적 질환은 긴 사슬 오메가3의 부족에 의해 야기되거나 악화될 수 있으므로 이를 충분량 보충하면 개선시킬 수 있다.

- 알츠하이머병을 포함하는 인지 능력 장애 질환은 오메가3의 결핍과 깊은 관련이 있다. 그래서 조기에 치료를 시작하면 효과가 나타날 수 있다.

- 식용유의 산화에 의해 흔히 나오는 산패된 지방산은 세포막을 파괴시켜 거의 온 몸에 문제를 일으킬 수 있다. 세포의 에너지 공장이라 할 수 있는 미토콘드리아막에서 지방이 산화되면, 에너지 결핍을 일으켜 퇴행적 정신 질환이 야기될 수 있다.

- 알러지성 질환과 천식은 본질적으로 염증이므로 DHA/EPA의 적절한 섭취로 조절될 수 있다.

- 세포막과 미토콘드리아막의 산화된 지방은 건강한 세포를 암세포로 전이 시킬 수 있는데, EPA/DHA 섭취로 그 전이를 늦추고 항암 치료에 대한 반응을 증진시킬 수 있다.

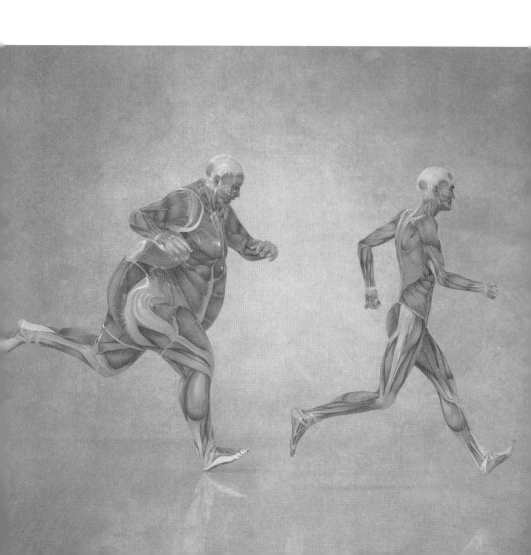

7

체지방과 근육량의 비밀

제7장에 나오는 용어 정리 *역주

마른비만 *체중은 정상인데 근육량이 적어 체지방 비율이 높은 경우, 정상체중비만이라고도 한다.
피하지방 Subcutaneous fat *피부 밑과 근육에 쌓인 지방, 아랫배, 팔, 엉덩이, 허벅지 등에 주로 분포하며, 비상시에 에너지로 이용하고 체온 유지 작용을 한다. 여자가 5% 정도 더 많다.
내장지방 Visceral fat *복강내 내장주변에 쌓이는 지방으로 많을 경우 대사증후군 위험이 높아지므로 피하지방보다 더 위험하다.
지방간 Fatty-liver disease
사이토카인 Cytokine *인체의 면역반응에서 분비되는 물질
고과당옥수수시럽 High fructose corn syrup: HFCS *옥수수를 효소 처리하여 과당 함유량이 많은 액상 감미료. 청량음료, 과자 등 식품에 널리 쓰인다.
이소성지방 Ectopic fat *원래 지방이 존재하지 않는 곳인 간, 심장, 췌장, 근육 등에 소량 쌓여 장기의 기능을 방해하는 지방
감마리놀렌산 Gamma-linolenic acid: GLA
들기름 Perilla oil *들기름은 오메가3 함유량이 52-64%에 달한다.
지방전구세포 Preadipocytes
기초대사율 Basal metabolic rate: BMR
근감소증 Sarcopenia
미토콘드리아 Mitochondria *세포활동에 필요한 에너지를 생산하는 세포 소기관
코티솔 Cortisol *부신 피질에서 분비되는 호르몬으로 혈압, 혈당을 높이고 면역 시스템을 저하시켜 스트레스에 대항하는 작용을 한다.

거의 100여년 지속된 가공식품 위주의 서구식 식단으로 미국인의 2/3가 과체중 또는 비만이라는 심각한 상태에 빠지고 말았다(1). 그러나 겉으로 보기엔 날씬한 사람도 안으로는 실제로 비만(**마른 비만***)인 경우가 있다! 그게 가능한가? 그런데 그게 사실이다.

피하지방*은 피부 밑, 팔뚝, 허벅지, 옆구리 등에 쌓여 눈에 잘 띄므로 여러분은 누구나 제발 사라졌으면 하고 생각할 것이다. 반면에 겉으로는 안보이지만 간, 췌장 같은 내장 기관 및 그 주변에 불필요하게 많이 쌓여 건강을 망치는 것이 바로 **내장지방***이다(2).

이 내장지방이라는 것은 팔뚝이나 엉덩이 등에 쌓여 출렁거리는 피하지방에 비해 훨씬 더 건강에 해로운 것이다(3). 그래서 이것을 보통 **마른 비만**TOFI: Thin Outside, Fat Inside이라 하며, 학술 용어로는 **정상체중비만**이라 한다. 이는 체중 자체는 정상이라 할 수 있지만 혈관이나 대사 상태가 비정상으로 간주되는 상태인 것이다.

세계적으로는 **지방간***은 평균 20% 정도로 발생한다(4). 그러나 미국은 성인의 33-46%가 지방간이며, 이로 인해 간이 수행해야할 중요한 기능, 특히 혈당을 조절하는 기능과 같이 중요한 일을 하지 못하게 된다(5, 6). 이를 생각하면 미국인의 52%가 **당뇨병 전단계**이거나 당뇨병이라는 것이 놀랍지 않을 것이다(7). 왜냐하면 **제2형당뇨**의 주된 원인이 지방간이기 때문이다. 만일 이 문제가 속히 해결되지 않는다면, 국민건강에 대한 경제적 부담이 커져 여러분이 생각하는 프렌치프라이(감자튀김)의 위험보다 더 빨리 나라를 파국으로 이끌게 될 지도 모른다.

　지방은 종류에 따라 어떤 것은 다른 것보다 내장지방으로 더 많이 쌓이는 것도 있다. 그러나 이 지방이 축적되는 것만으로 문제가 끝나는 것이 아니다. 이 지방이 **항염** 상태에서 **염증** 상태로 전환되는 것이 더 큰 문제이다. 저장된 지방은 얌전히 있기만 하는 것이 아니기 때문이다. 다른 이웃들이 각자 일하는 동안 방관자로 있지만은 않다. 신체에서 발생하는 신호를 다른 곳에 전달하는 물질을 만드는 내분비선에 지방이 많이 끼어 있다고 생각해 보자. 이것을 하나의 방송국이라 할 수도 있겠다. 그런데 이 방송국이 다른 곳으로부터 받은 신호를 신체의 다른 부위로 송출해야하는데, 축적된 지방의 방해로 신호가 잘못 보내지면 혈관을 불필요하게 수축시켜 혈압을 올리게 하는 일이 생길 수도 있는 것이다.

　항염 상태에서 염증 상태로의 변화는 신체가 만성 **전신성 염증**의 낮은 단계로 진입하게 되는 것을 의미한다. 이렇게 되면 염증 세포로부터 나온 **사이토카인***cytokine이라는 세포간 신호 전달자는 많은 미국인들에게 만연하고 있는 만성질환인 **인슐린저항성**, 제2형당뇨, 고혈압, 심혈관질환을 일으키는 인자에 영향을 미치게 되는 것이다. 그러나 이것은 문제가 큰 질환인 경우이지만 이보다는 덜 심각하지만 그래도 성가신 질환인 여드름, 건조한 피부, 생리통 등에도 관여한다. 체내 지방이 염증 상태에 있음을 알려주는 좋은 증거는 간에 얼마나 많은 지방이 쌓여 있느냐 하는 것인데, 그 원인은 주로 다음과 같은 3가지를 들 수 있다.

1. 정제 설탕(당): 식품에 첨가되는 형태의 당으로서, 설탕, 고과당 **옥수수시럽***high fructose corn syrup: HFCS등이며, 천연 식품이라 생각하는 100% 농축 과일주스
2. 산업적 식용유: 면실유, 홍화씨유, 콩기름, 옥수수유, 해바라기

씨유 등

3. 오메가3의 섭취 부족: 특히 EPA/DHA

이 셋 중에서 지방을 항염증 상태에서 염증 상태로 바꾸는 가장 큰 주범은 식용유인데, 항상 EPA/DHA 또는 ALA와 같은 오메가3의 부족한 섭취와 함께 복합적으로 작용하여 나타난다. 만일 여러분의 몸이 낮은 단계의 만성적인 염증 상태에 있다면, 그것은 바비큐 그릴 속 숯불에 불이 붙어 있어 때로 불꽃이 주변으로 번쩍이며 튀고 있는 것과 마찬가지라고 할 수 있다. 그런데 여기에 오메가6를 더 많이 섭취하면 그것은 이 그릴에 휘발유를 끼얹는 것과 다름없다. 그러면 걷잡을 수 없는 상태가 되는 것이다. 이 불꽃과 같은 염증을 진정시키려면 식단을 바꿔야 한다.

그렇다면 별 증상이 없어 겉으로는 나타나지 않지만 몸이 만성적 염증 상태에 있다는 것을 어떻게 알 수 있을까? 그것은 지방간의 조짐이 있는지 먼저 검사해 보는 것이 좋은데, 이것이 숨은 염증의 좋은 척도가 되기 때문이다.

다음은 건강에 좋은 지방과 해로운 지방에 대한 요약이다(8).

해로운 지방

- **이소성 지방***ectopic fat으로 국소적으로 작용하는 것: 신장, 심장 및 주변 근육에 쌓이는 것으로 주로 그 부분에만 영향을 미친다
- 이소성 지방으로 전신적 영향이 있는 것: 간, 췌장, 골격근 및 그 주변에 쌓이는 것

덜 해로운 지방

- 피하 지방: 피부 바로 아래 지방으로 눈에 띄므로 보통 사람들이

오메가3가 부족한 지방은 염증이 일어난 지방이다

염증성 내장 지방 및 피하 지방은, 염증을 중화시키고 그로부터 보호하는 물질인 리졸빈과 프로텍틴이라는 물질이 결핍되어 있다. 말초 혈행 장애가 있는 사람은 DHA로부터 만들어지는 이러한 물질들이 결핍된 상태에 있다(9,10). DHA 대사산물들은 국소적 사이토카인에 대항하는 강력한 항염증성 물질이라는 연구가 있다(11). 여러분의 체지방이 오메가3가 부족한 상태가 되면 염증 신호가 발생되어도 그것을 제동할 방법이 없는 반면, 오메가3가 풍부한 지방 조직 세포는 스스로 염증 상태를 체크할 능력이 생기는 것이다.

오메가3가 부족한 지방 조직은 염증이 더 악화되는데, 그 이유는 염증을 진정시키는 효소가 활동하지 못하기 때문이다(12). 즉, 염증을 조절할 능력이 떨어지기 때문에 염증이 더욱 번지게 된다. 비유하자면, 불이 나서 번지고 있음에도 불구하고, 누군가가 이제 불이 꺼졌으니 갈 필요 없다는 제보를 하여 소방차들이 복귀를 하게 되는 상황과 마찬가지이다. 즉, 염증이 생겨 악화되고 있음에도 신체 조직은 마비되어 있어 그에 대해 제대로 반응할 수 없는 상태인 것이다.

비만 동물에 대한 실험에서 오메가3를 보충하면 오메가3의 항염증 물질 결핍이 해소되어 지방 조직이 항염 상태로 전환되도록 한다는 것이 밝혀졌다(13). 비만한 당뇨 쥐에 대한 실험에서는 DHA로부터 나온 리졸빈 또는 프로텍틴의 전구 물질을 투여하였더니, 지방 조직에서 인슐린 저항성 및 내당 능력이 개선되고, 염증 지표가 개선되었으며, 공복 혈당이 내려감으로써 전반적인 대사 능력이 향상되었음을 확인할 수 있었다(14,15).

마우스나 동물 실험의 결과를 곧바로 사람에게 적용할 수는 없지만, 이를 통해 유용한 정보를 얻고 활용할 수 있으므로 주목할 필요는 있다.

기본적인 사항: DHA로부터 만들어지는 물질들은 여러 경로를 통해 염증을 해소하는데 도움을 준다. 이렇게 다른 조직으로부터 분비되는 물질들이 세포 차원에서 그 형태를 바꾸어 줌으로써, 국소적인 염증이 감소되면서, 몸의 전반적인 상태가 개선된다. 다시 말해 만성 염증 상태 또는 이미 증상이 나타난 사람들의 질환이 파괴적인 상태로 악화될 위험이 개선된다는 것이다.

연구자늘은 지방조직의 염증 상태에 대항하는데 있어 중요한 것이 바로 오메가3로부터 생성되는 항염증 물질들을 증가시키는 것이라고 말한다(16). 즉 EPA/DHA를 적절히 섭취하면 이런 물질들의 원료 창고를 채울 수 있다는 것이다. 이러한 물질들의 효력은 매우 강력해서 만일 이를 의약품으로 개발한다면 언젠가는 체지방에 직접 투여하는 놀라운 치료제가 되는 날이 올 지도 모른다. 그러나 그 가격은 엄청날 것이므로, 여러분이 지금 당장 값싸게 할 수 있는 것은 식용유를 줄이고 청정한 해산물과 품질 좋은 생선을 섭취하거나, 어유 또는 크릴유 같은 보충제를 섭취하는 것이다.

오메가6는 비만과 염증 지방을 키운다

지방 세포 하나 하나는 각각 부피는 1,000배, 직경은 10배까지 커질 수 있다(17). 그들은 터지지도 않고 부풀고 또 부풀어서 풍선같이 된다. 풍선과 다른 것은 지방세포는 헬륨 가스가 아닌 지방이 채워져 있다는 것뿐이다.

189

이렇게 지방 세포가 확장되면 만성 염증의 초기 단계가 되며, 이는 혈액 검사에서 염증 물질을 검사함으로써 알 수 있다. 이 염증 물질은 지방 세포가 지방을 더 빨아 들여서 지니고 있도록 신호를 보낸다. 여기서 잠깐 생각해 보자. 우리는 지금까지 칼로리나 탄수화물에 대해서는 언급하지 않았는데 그것은 염증에 관한한 지방의 역할에 비하면 큰 문제가 되지 않기 때문이다. 지방 세포가 스스로 조절할 수 없는 상태가 되면 지방 덩어리를 꽉 붙잡고 있게 되는데, 이것은 바로 여러분이 어떤 지방을 섭취하고 또 그 지방 세포에 어떤 지방이 결합되어 있는지, 또한 그들이 보내는 신호가 어떤 것인지에 따라 좌우되는 것이다.

그러면 이 염증 물질이라는 것은 어디에서 오는 것일까? 주요 원인 물질은 지방 세포에 저장된 오메가6인 리놀레산이다. 저장된 여러가지 지방 중에서 가장 많은 것이 리놀레산으로서 이것은 염증 매개 물질인 OXLAMs Oxidized LA metabolites로 전환되는 것으로 여겨진다. 서구식 식단에서 크게 늘어난 리놀레산과 그 체내 저장된 지방이 비만과 제2형당뇨와 같은 만성 질환의 증가와 맞물려 있는 것이다[18]. 리놀레산이 지방의 축적을 부추긴 다는 것을 알면 이러한 사실이 놀라운 일이 아니다.

그렇지만 희망이 전혀 없는 것은 아니다. 특별한 형태의 지방인 **감마리 놀렌산***GLA은 보리지borage유에서 추출한 것인데 이것을 보충하면 짧게는 2주 안에 지방 축적 신호를 감소시킴이 알려져 있다[19]. 이 신호를 줄이는 다른 방법은 EPA/DHA를 더 많이 섭취하고, 단일불포화지방산인 올레산 (올리브유, 아보카도유, 마카다미아넛)을 더 섭취함과 동시에[20], 리놀레산을 줄이는 것이다. 옥수수유, 콩기름, 면실유 같은 식용유가 많이 포함된 가공식품을 줄이고 대신 돈을 좀 더 들여 건강한 지방이 든 품질 좋은 식품을 섭취하면 체중 감소도 일어나게 될 것이다.

이쯤에서 여러분은 아마도 조금 복잡해져 머리가 아플 수도 있겠다. 여기에 염증성 체지방을 줄일 수 있는 방법들을 간단히 요약해 보자.

- 식용유 섭취를 줄이자(면실유, 콩기름, 홍화씨유, 해바라기씨유)
- 감마레놀렌산(GLA) 섭취를 늘이자(보리지유, 달맞이꽃종자유, 블랙커런트종자유)
- 단일불포화지방산인 올레산 섭취를 늘이자(올리브, 아보카도, 마카다미아넛)
- 건강에 좋은 오메가3 섭취를 늘이자(ALA, EPA, DHA)

체중 감량에 관심이 있다면

오메가6/오메가3 비율 개선이 염증과 인슐린저항성 개선에 도움이 된다면, 그 비율을 적절히 유지함으로써 그 불균형으로 인하여 생길 수 있는 질환의 온전한 예방도 가능하다. 1온스의 예방이 1파운드의 치료보다 낫다는 말이 있는 것처럼, 병이 깊어질 때까지 기다리지 말고 오메가6/오메가3의 섭취비율에 주목하자. 이 섭취 비율을 적절히 유지하는 것은 여러분이 이를 닦는 것과 마찬가지로 아주 일상적인 습관처럼 되어야 한다. 처음에는 약간의 노력이 필요하겠지만 조금 지나면 제2의 천성처럼 되어 의식하지 않아도 될 것이다.

알파리놀레산(ALA)은 어떨까? EPA/DHA와 같은 긴 사슬의 해산물 오메가3는 식물성 오메가3의 모체인 ALA가 할 수 없는 여러가지 기능을 강력하게 수행한다는 것을 강조하였다. 그러나 이것이 ALA가 체내에서 불필요하다는 뜻이 아니다. 오히려 그와 반대다. 연구에 의하면 ALA는 지방 세포와 근육세포에서 지방의 대사를 촉진하는데 도움을 준다는 것이 밝혀졌다[21].

191

체중 감량에 어려움을 겪고 있다면 식사에서 적절한 지방의 선택이 중요하다는 것을 과소 평가하면 안된다. 단 것을 끊기 어려운 사람들에겐 특히 더 중요하다. 마우스에 대한 동물시험에서, 총열량대비 60%의 지방, 17.6%의 비교적 높은 당을 급이한 결과, 가장 살이 찐 것은 콩기름을 투여한 그룹이고, 가장 살이 덜 찐 것은 어유를 투여한 그룹이었다. 체중 증량이 가장 많았던 것부터 순서대로 나열하면, 콩기름, 팜유, 돈지, 카놀라유, 홍화씨유, **들기름***, 어유의 순이다(22). 여러분이 지금까지 식물성이라 건강에 좋다고 생각했던 콩기름이 동물성 돼지 기름(돈지)보다도 더 살을 찌게 한 것이다. 반면에 들기름과 어유가 마우스로 하여금 가장 살을 덜 찌게 하는 기름이었다.

그러나 이보다 더 나쁜 것이 있다. 시험했던 여러가지 지방 중 오메가6인 **리놀레산**이 가장 높았던 그룹은 마우스의 **혈당**을 높이는 것으로 나타났다. 즉 리놀레산이 많을수록 혈당은 더 높아진 것이다. 이들 마우스에 당을 고용량 투여하면서, 리놀레산이 78%인 홍화씨유를 투여했던 그룹이 혈당이 가장 많이 올랐으며, 어유를 투여했던 그룹이 혈당이 가장 적게 올라갔다. 따라서 오메가3를 많이 섭취하면 오메가6를 많이 섭취할 때에 비하여, 체중 증가를 줄이고, 많은 당 섭취로 인한 혈당 상승도 줄일 수 있다는 것이다.

이와같은 주목할 만한 발견은 다른 연구에서도 똑같이 나타났다. 예를 들면 어유를 투여한 래트는 옥수수유나 돈지를 투여한 래트에 비해 내장 지방, 인슐린저항성이 더 적게 나타났다(23). 긴 사슬 오메가3를 투여한 마우스에 대한 실험에서는 지방세포 내에서 지방 대사가 증가되었으며, 지방세포의 성장과 증식이 억제되었다(24, 25, 26, 27). 다시 말해 오메가6가 많은 지방은 비만과 혈당 상승에 기여한 반면 오메가3는 **항비만효과**가 있다는 것이다.

지방의 계보

만일 여러분이 위와 같은 모든 것들이 바로 여러분 자신의 이야기처럼 들린다면, 여러분의 자녀와 손주들은 어떠한 상태가 되었을지 궁금해 질 것이다. 한 사람의 지방세포의 수는 아동기와 사춘기에 결정된다(28). 많은 동물 실험을 통해 확실히 밝혀진 것은 오메가6는 **지방전구세포** *preadipocyte를 완전한 지방세포로의 형성을 증가시켜 지방의 축적을 가져오는 반면, 오메가3는 그 반대의 작용을 한다는 것이다(29, 30, 31). 임신 중이거나 수유 중인 마우스에 오메가6와 함께 오메가3인 ALA를 투여하면 그 새끼들은 오메가6만을 투여한 쥐들에 비해 체중, 체지방이 줄어들고 지방세포 크기가 작아지는 것으로 나타났다(32).

그러면 인간의 경우는 어떠한가? 혈중 오메가6 농도가 높은 임신부는 4-6세까지 체지방이 높은 아이를 갖게 되고, 오메가3 농도가 높은 임신부는 홀쭉한 아이를 갖게 되었다(33).

지난 장에서 임신부가 오메가6나 오메가3를 얼마나 섭취하느냐에 따라 아이의 건강 특히 정신적 건강이 성인에 이르기까지 영향을 받는다는 것을 알았다. 체중에 있어서도 아이가 뚱뚱해지는 성향이 있는지, 아니면 체중 관리가 좀더 쉬운지 하는 것도 같은 맥락으로 이해할 수 있다. Project Viva라 불리운 연구에서는 임신부의 식단과 탯줄 혈액에서 오메가6/오메가3 비율이 높은 경우 아이의 비만과 관련이 있음이 밝혀졌다(34). 임산부가 오메가3를 더 많이 체내에 보유하고 있으면 이것이 아이에게 전달되어 아이가 과체중으로 되기 어렵다는 것이다. 만일 여러분이 임신중이거나 임신 계획이 있다면 처음부터 아이 평생의 대사 건강이 유지될 수 있도록 부디 오메가3 섭취에 신경을 쓰도록 하자.

비만은 흔히 유전이나 가족력으로 생각한다. 그렇지만 실제로 식단이나 생활습관 자체가 가족 구성원간에 공유되므로, 일부는 그렇기도 하지만 비만이 유전하는 것으로 보지는 않는다. 그러나 현재 여러분의 식단이 어떠한 지와 상관없이, 아이는 이미 태아 단계에서부터 모체의 지방의 종류에 따라, 성인이 된 후 건강한 상태의 체중을 유지할 수 있는지 여부가 결정되는 것이다.

그러나 오메가6 과잉에 대해 너무 걱정하지 말기를 바란다. 왜냐하면 견과류나 씨앗류와 같이 자연 식품의 상태로 섭취할 때는 그 안에 있는 산화되기 쉬운 지방이 항산화제와 식물성 영양물질들로 보호되어 있어 산화나 변질되는 것을 막아주고 있기 때문이다. 따라서 여러분이 조심해야 하는 것은 가공식품과 기름 형태로 되어 있는 산업적 식용유 들이다.

마트에 가면 이런 식용유들을 어디에서나 찾을 수 있는데, 식품 라벨을 잘 읽어 보아야한다. 특히 나쁜 것은 샐러드드레싱, 마요네즈, 마아가린, 식용유지로 만든 가공 버터, 프로스팅frosting, 크래커, 과자, 케익과 같은 모든 제과 제빵류, 피넛 버터, 전자레인지요리용 식품 같은 것들이다.

해산물 오메가3와 체중 감량

체중 감량 때문에 고생하고 있거나 그런 사람들을 알고 있다면 여러분은 그것이 그렇게 말처럼 쉬운 것이 아니라는 것을 잘 알고 있을 것이다. 많은 사람들이 앵무새처럼 말하는 것은 적게 먹고 많이 움직이라는 것이고 이를 의무적으로 힘겹게 따르지만 결과는 아무 소용이 없는 것으로 끝난다. 그들은 기를 쓰고 식단에서 눈에 띄는 모든 기름기를 제거하고 비싼 돈과 시간을 들여 워킹머신, 일립티컬머신elliptical machine 같은 운동기구에

매달리지만 결과는 항상 체중 변화는 거의 없다는 것이고 그들은 당혹스러워 한다.

체중 감량에 허덕이는 사람들은 오르막 경사를 힘겹게 올라가면서 해야하는 전투와 같지만 그들이 할 수 있는 것이면 무엇이든지 하려고 한다. 오메가3가 인슐린저항성과 염증을 개선시킨다는 것을 생각하면, 이 놀라운 물질이 체지방 감소에 있어 비밀 병기나 다름 없다는 것은 놀랄 일이 아니다. 많은 동물 실험에서 보면, 어유를 섭취하면 다른 지방(식물유, 올리브유, 돈지, 우지 등)에 비해 근육량 증가, 체지방 및 내장 지방 감소, 인슐린저항성 향상, 대사율 상승 등에 있어 더 우수한 효과가 있었음이 나타났다 (35,36,37).

이 결과는 섭취 칼로리가 동일한 상태에서 나온 것이므로, 체중 감량이라는 것은 섭취하는 총량의 문제가 아니라 그 지방의 종류가 더욱 중요하다는 것을 의미한다. 한편 이미 포화지방과 오메가6의 섭취가 높은 경우에는 여기에 더하여 오메가3 어유를 추가로 섭취함으로써 지방세포의 성장이나 위험한 내장지방의 축적을 감소시키는 결과도 나타났다(38).

저칼로리 다이어트를 하는 비만 여성에게 어유를 투여했더니 그렇지 않은 여성에 비해 체질량지수 및 엉덩이 둘레가 더 많이 개선되었다(39). 이것은 오메가3가 전체 지방 대사의 효율을 높이기 때문인 것으로 보인다. 단지 전체적인 대사 기능만을 높이는 게 아니라 특별히 지방을 태우는 데 있어 더 효율적으로 작용한다는 것이다.

여러분이 체지방을 줄인다는 것은, 그것을 태워 없애야 한다는 뜻이다. 탄수화물을 더 태우는 것은 의미가 없다. 연구자들은 비만 여성이 저칼로리 다이어트를 할 때 EPA/DHA가 그 효과를 증가시킨다고 결론지었다. 그리고 DHA가 EPA보다 활성이 더 크다고 하였다(40). 이제 실제 상황에 적용시켜 보면, 저칼로리 다이어트에 EPA/DHA를 추가하면 그렇지 않을 때보다 체지방 감량 효과가 더 크고 여기서 DHA가 가장 강력한 효과를 나타낸다는 것이다.

그러면 이미 건강한 사람들에 대해서는 어떨까? 이 경우에도 오메가3가 건강한 체중을 유지하는데 도움이 될 것인가? 식단의 변화나 운동 습관을 바꾸지 않은 상태에서도 오메가3의 추가 섭취는 체성분에 좋은 영향을 미칠 수 있다. 이 때에도 오메가3는 유익한 효과가 있지만 오메가6는 그 반대 작용을 한다.

건강 개선을 위한다면 단순한 체중 감량보다는 체지방률 감소가 더 중요하다. 그래서 체지방률 측정이 체중 측정보다 더 의미 있는 것이다. 어유는 이 경우에도 효과적이다. 절대적인 변화는 적었지만 홍화씨유 투여와 비교할 때 어유 투여는 체지방을 감소시켰다. 안정시 대사율(아무것도 하지 않을 때 소비되는 열량)이 어유 투여군은 증가한 반면 홍화씨유 투여군은 감소하였다. 체중 감량 식단에 어유를 투여하였더니 그렇지 않은 사람에 비해 체중과 허리둘레 감소가 더 크게 나타났다(41).

EPA/DHA 섭취는 지방을 더 태우고 그 축적을 감소시키는 win-win 작전을 통해 끈질긴 체지방을 제거하는데 도움을 준다(42). 체지방은 그것이 엉덩이나 허벅지 살이든 뱃속의 내장 지방이든 그것을 줄이기 위한 정석은 오메가6를 줄이고 오메가3를 늘이는 것이다.

DHA는 대사 기능의 페이스메이커(pacemaker)

건강한 체중을 유지하는 열쇠는 대사율을 높이는 데 있다. 여러분이 운동을 아무리 해 봐야 그것은 생존을 위해 기본적으로 소비하는 열량에는 미치지 못한다. 그래서 이 생체 내 열량 소모의 **자동조절장치** thermostat 같은 것을 통제할 수만 있다면 운동을 하지 않아도 24시간 항상 열량을 소비하게 될 것이다. 이것이 쉬운 것은 아니지만 한 가지 효과적인 방법이 체내 DHA 농도를 높이는 것이다.

긴 사슬 오메가3 특히 DHA는 **기초대사율***을 결정하는 주요 인자이다[43]. 몇 년 전에 학자들은 세포막이 대사율을 조정하는 페이스메이커 pacemaker가 된다는 것을 제시하였다. 그들은 온혈 동물인 포유류, 조류 등은 냉혈 동물인 양서류, 파충류, 어류 등에 비해 기초대사율이 훨씬 높다는 것을 발견하였다. 그들은 그 이유가 세포막에 **다가불포화지방산**이 더 많이 존재하기 때문이라고 하였다. 작은 포유동물이 냉혈동물보다 세포막의 불포화지방산 비율이 더 높다.

그들은 또한 포유동물 세포막의 불포화 정도가 그들의 **체질량지수** body-mass index:BMI와 관계가 있다고 하였다(큰 포유동물은 작은 포유동물에 비해 세포막에 오메가3의 비율이 낮다는 것). DHA는 특별히 세포의 **에너지 충전지**와 같이 작용한다. 많은 동물들의 경우, 매우 빨리 움직이거나 계속 움직이는 기관, 이를테면 벌새의 날개, 뇌, 심장, 정자 세포(생존을 위해서는 매우 빠르고 멀리 헤엄쳐야 한다) 등의 세포막과 조직에서 DHA 농도가 가장 높은 농도로 나타난다[44].

이러한 것을 염두에 두면, 오메가3 등의 불포화지방산을 더 섭취함으로써, 세포막과 결합된 단백질의 대사 활성을 높여, 이것이 전체 기초대사율의 50%를 차지하게 된다. 그래서 이것이 오메가3 보충이 어떻게 기초대사율을 높이는가에 대한 설명이 될 것이다. 여러분이 기초대사율을 높이고자 할 때 여러분이 쉬면서 단지 충분한 오메가3를 섭취하는 것만으로도 이루어질 수 있다는 것을 상상해 보라! 농담이 아니라 세포막이라는 것이 얼마나 중요한가를 말하는 것이다.

이 세포막에 결합된 단백질은 세포막 자체 지방의 불포화도에 따라 영향을 받게 된다. 이 단백질은 세포막 조성에서 포화지방산, 단일불포화지방산, 콜레스테롤 등이 많으면 활성도가 떨어진다. 그러나 이런 지방들도 건강한 세포막 기능에 꼭 필요한 성분이긴 하지만 그 비율이 잘못되면 지방 대사와 같은 기능이 저해되는 것이다. 여러분이 개나 고양이 같은 애완동물을 키우고 있다면 되도록 그들의 건강에 좋은 사료를 주고 싶을 것이다. 이처럼 세포막에 대해서도 마찬가지로 충분량의 고품질 오메가3를 공급하도록 하자. 그러면 기초대사율이 올라가고 허리둘레가 줄어 날씬해질 것이다.

해산물 오메가3와 근육량증가: 근육량은 올리고 지방은 더 태우고

기초대사율을 늘이는 또다른 방법은 여러분의 근육량을 늘이는 것이다. 근육조직은 대사적인 관점에서 보면 비싼 것이다. 이것은 근육 자체가 비싼 에너지를 많이 소비한다는 뜻으로 운동을 하게 되면 그 에너지 요구량은 더욱 커진다. 그리고 에너지를 요구한다는 말은 곧 지방을 태운다는 말이다. 그러면 근육량을 증가시키는데 오메가3가 도움을 주는 면이 있는가? 그렇다! 세포막에 더 많은 긴 사슬 오메가3가 있으면 안정시 대사율이 증가되며, 단백질합성도 함께 증가한다. 근육을 키우려면 단백질 합성이 필요하다(45).

세포막에는 여러 종류의 단백질들이 결합되어 있는데 이들은 많은 영양소들, 나트륨, 칼슘, 포도당, 아미노산 등을 세포 안팎으로 운반하는 역할을 한다. 세포막이 이 오메가3를 많이 가지고 있으면 그 기능이 활발하고 빠르게 진행되는데(46), 그 이유는 오메가3를 충분히 가지고 있어야 세포막이 최적의 상태를 유지하기 때문이다. 다른 말로 이 세포막이 적절한 형태로 되어 있지 않으면 여기에 결합된 단백질 또한 적절한 형태 및 방향을 가지지 못하고, 그러면 그 지정된 역할을 하지 못하게 되는 것이다.

노화와 근육량의 유지

나이가 듦에 따른 근육량의 자연적인 소실은 **근감소증***sarcopenia 라고 하며 중장년 이후 건강의 큰 문제로 등장하게 된다. 이것은 근력을 약화시키고 움직임을 둔화시켜 낙상 위험을 높여 결과적으로 전체적인 삶의 질을 감소시킬 뿐 아니라 조기 사망에 이르게 하기도 한다(47). 중년기에 이른 사람은 1년에 0.5에서 1%씩 근육량이 감소하며, 그에 따라 근육 기능은 1년에 2-3%씩 감소된다(48). 이것이 아주 작은 수치 같아 보이지만, 60세가 되면 50세에 비해 30%가 약화된다는 것이니 상당한 쇠퇴이다. 이것은 노후의 독립적인 삶의 능력을 해치는 주요 원인이다. 벤치프레스, 웨이트 트레이닝 같이 강도높은 근육 운동만이 해결책은 아니다. 아직 커다란 마트 쇼핑백을 들어 운반하거나, 몇 층의 계단을 올라갈 수 있겠는가? 여러분이 전문적인 보디빌더가 아닌 이상, 근육량을 유지하거나 키운다는 것이 과시욕이라 할 수 없으며, 여러분의 장기적 건강과 운동능력 유지를 위해 필요한 전부라 해야 할 것이다.

근육량감소는 소위 **동화 저항**anabolic resistance이라 불리는 것 때문이다. 동화 작용이라는 것은 체내에서 무엇인가를 만들어 축적하는 것인데, 남성 호르몬인 **테스토스테론**이 바로 동화 작용을 하는 호르몬으로서, 근육을 키우는 작용도 한다. 동화 저항이라는 것은 보통은 동화 작용을 하는 인자, 즉 인슐린, 아미노산, 남성호르몬 등에 대한 반응이 약화된 상태를 말한다. 나이가 들수록 젊었을 때만큼 이런 인자에 강하게 반응하지 못하는 것이다. 이것은 노화에 따른 호르몬의 변화가 주 원인이지만, 지방 또한 영향을 미친다. 이 때에도 오메가3가 아미노산과 인슐린에 대한 동화 반응을 증가시켜 노화에 따른 근육 쇠약 문제를 막는데 도움을 준다.

동물실험에서 오메가3를 보충하면 전신의 단백질 합성이 증가하고 인슐린과 아미노산을 투여했을 때 동화 작용 신호를 보내는 단백질을 활성화시킨다[49]. 전신의 단백질 합성이란 말이 중요한 것이다. 여러분은 아마 단백질 하면 근육을 먼저 떠올리고 근육이 단백질로 구성되어 있는 것은 사실이지만, 단백질은 또한 뼈, 모발, 피부, 손톱, 관절, 인대, 힘줄 등 많은 부분의 구성 성분이기 때문이다.

인체가 감염되었을 때 그에 대항하여 싸우는 항체와 백혈구 또한 단백질로 되어 있어 노인들이 감기나 독감 등의 감염성 질환에 취약한 것도 그들의 단백질 합성 능력이 떨어졌기 때문인 것이다. 오메가3는 오래전부터 암, 화상, 류마티스성관절염 등의 많은 임상 증상에서 근육량감소를 방지하고 근육량을 키워 근력을 증강시키기 위해 사용되어 왔다[50,51,52,53,54].

오메가3는 또한 두 가지 방법으로 근육 조직을 보존한다. 즉, 근육을 키우는 것과 함께 근육이 파괴되는 것을 줄이는 것이다[55]. 오메가6가 염증을 유발시키고 체지방을 축적하고 간에 위험한 지방이 쌓이게 하는데 반해, 오메가3는 근육과 간의 지방축적을 감소시킨다[56,57,58]. 근육에 대한 지방 축적 방지가 노화로 인한 근력 감소를 막는 방법이다.

다른 작용기전은 **미토콘드리아***의 재생과 그 내용물 및 기능을 개선시키는 데 있다[59]. 미토콘드리아는 세포의 에너지(ATP) 생산 공장임을 기억하라. 여기서 음식으로 섭취한 영양분이 실제의 에너지로 바뀌는 것이다. 그리고 근육이 에너지를 소비하여 힘을 발휘하는 것이기 때문에 근육세포에는 미토콘드리아가 많다. 근육세포 하나가 1,000여개를 가지고 있다. 노화가 된다는 것은 미토콘드리아가 노화되는 것과 다를 바 없는 것이다.

우아하게 나이가 들고 정신력을 온전하게 보전하려면 확실히 미토콘드리아를 건강하게 유지시키는 것이 필요하다. 바로 오메가3가 그런 역할을 한다. 오메가3가 미토콘드리아의 재생을 돕고, 건강한 기능을 유지하도록 한다. 하루 2g의 어유를 노인 여성에 투여하였더니 단 3개월 만에 근력과 그 기능이 개선되어 근육운동 효과가 향상되었다(60). 연구자는 이것이 오메가3가 세포막 기능을 개선시키고 신경의 전달을 빠르게 함으로써 근육의 수축을 즉각적으로 하도록 만들기 때문인데, 이것이 부분적으로 미토콘드리아의 작용 때문이라는 것이다. 근육을 만드는 데 너무 늦은 때라는 것은 없다. 아무리 나이가 들어도 근육운동 프로그램을 시작하지 못할 이유가 없다. 능력있는 트레이너를 찾아 근육운동을 시작해보자. 아울러 어유나 크릴유를 복용하는 것을 잊지 말자.

오메가3는 에너지를 높여, 피로를 풀어주고, 운동능력을 향상시킨다

오메가3의 유익함은 근육량을 보존하고 근육 신생을 돕는 것에서 끝나지 않는다. 이 근육을 사용할 때에도 개선 효과가 있는 것이다. 인간에 있어 EPA/DHA는 운동할 때 산소의 효율을 개선시킴이 발견되었다. 16명의 훈련된 자전거 선수들에 대한 시험에서 오메가3를 하루 3.2g씩 8주간 투여하여 심박수가 내려가고 운동 중 전신의 산소 소비가 감소됨이 나타났다(61). 운동중 산소 소비가 줄어든다는 것은 선수의 신체가 좀더 효율적으로 작용한다는 것이므로 이것은 유익한 것이다.

심박수도 마찬가지이다. 건강한 사람들의 경우 운동 중 심박수가 낮을수록 심장 근육은 더 튼튼해서 한번 수축으로 충분히 혈액을 밀어낼 수 있고, 따라서 운동할 때 수축을 자주할 필요가 없어진다. 그러나 이것은 건강한 사람들의 경우이다. 노인이나 심장 기능이 약한 사람들은 심장근육이 약해져서 심박수가 느려진다. 연구자는 이 연구는 어유가 건강한 심장과 근육에서 운동 능력의 손실없이 산소 요구량을 줄여준다고 하였다.

여기서 운동 능력의 손실 없이 라는 말이 중요하다. 이것은 산소를 덜 소비하면서 낮은 심박수로도 같은 힘과 속도로 운동을 성취할 수 있다는 것이기 때문이다. 다른 말로, 그들의 운동능력이 향상되었다는 것이다. 평범한 자동차의 엔진을 포르셰 터보 V8 엔진으로 바꿔 얹은 것처럼 된다는 것이다. 일반 엔진의 차도 달릴 수는 있지만 더 좋은 엔진을 달면 연비도 좋아지고 부드럽게 나가므로 쾌적한 운전을 경험하게 되는 것과 마찬가지이다. 표7.1는 운동 능력에 대한 오메가3의 유익함에 대한 요약이다.

표 7.1 긴 사슬 오메가3의 체중 감량 및 근육량 증가 효과

감소 시킴	증가 시킴
● 지방 합성 및 체지방량	● 지방의 연소(안정시, 운동시, 당 부하시)
● 허기	● 골격근량
(열량섭취가 줄어들고 만복감 증대로써)	● 근육량 및 능력 증가
● 근 손실	● 운동시와 안정시 대사율 증가
● 운동으로 인한 피로감	● 운동량 및 능력의 향상
● 지방조직의 염증	● 미토콘드리아의 재생 및 그 기능
● 코티솔* 호르몬(스트레스로 인한 체중 증가에 기여)	
● 이소성 지방(근육내 지방 및 내장지방의 축적, 특히 지방간)	

해산물 오메가3를 보충함으로써 선수들의 몸이 효율적으로 되었을 뿐만 아니라, 그들이 체감하는 신체 운동 능력, 특히 심장의 기능이 현저히 상승되었다. 이것은 선수들이 실제로는 똑같은 양의 운동을 하고 있는데도 그들은 운동량이 적다고 느낀다는 것이다. 체감하는 운동량이 적다는 것은 훈련된 선수나 초보자들도 운동을 더 많이, 더 잘 할 수 있게 되므로, 결과적으로 더 높은 속도나 힘, 지구력을 발휘할 수 있다는 것이다.

대부분의 성인은 하루 최소 2g의 EPA/DHA를 충분히 섭취하여 세포막을 건강한 상태로 유지하여야 한다. 그러면 지방 연소를 돕고 근 손실을 막을 수 있다. 최대의 근 손실 방지 및 근력 향상 효과를 얻으려면 나이가 든 사람들의 경우는 하루 3-4g의 고용량이 필요하다.

요 약

● 피하지방은 피부 아래에 축적된 것으로서 우리가 없애고 싶어하는 지방이지만, 이것보다 내장과 그 주변에 쌓인 내장지방이 훨씬 더 해롭다.

● 이렇게 축적된 지방은 흔히 염증을 일으켜 몸에 잘못된 신호를 보내거나 (예로서 혈관을 수축한다), 아니면 신호 발신을 하지 못하게 한다 (예로서 염증에 대항하는 리졸빈, 프로텍틴을 분비하지 못함).

● 오메가6가 많은 산업적 식용유는 염증을 유발하는 경향이 있는 반면, GLA, 올레산, 오메가3 등은 염증을 줄이는 작용이 있다.

● 우리 몸이 이러한 지방을 다루는 능력은 태아 때부터 결정된다. 즉, 식용유를 많이 섭취하고 그에 대항할 DHA 섭취가 부족하면, 성장하고 나이가 들어도 건강한 몸을 유지하기 어려워진다.

● 오메가3 특히 DHA는 몸에서 지방을 더 연소시키라는 신호를 보낸다.

● 나이가 듦에 따라 근육량이 감소, 퇴화하는 근감소증은 오메가3를 충분히 섭취함으로써 개선시킬 수 있다. 오메가3는 근육량을 키우며, 근육이 파괴되는 것을 막는 두 가지 경로로 작용하기 때문이다. 또한 미토콘드리아의 기능을 유지하는데도 도움이 된다.

8

어유 및 새롭게 등장한
기름과 보충제

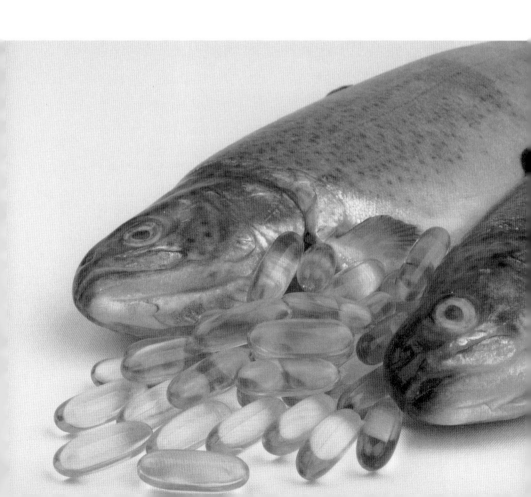

제8장에 나오는 용어 정리 *역주

델타6탈포화효소 Delta-6 desaturase: D6D
디호모감마리놀렌산 Dihomo-gamma linolenic acid: DGLA
아라키돈산 Arachidonic acid *리놀레산의 대사에서 생합성되며 식물성식품에는 존재하지 않는다. 세포막 인지질 구성성분이며 뇌, 근육, 간에 다량 존재하며 인체의 여러 가지 생리 기능에 관여하는 중요한 물질이다.
델타5탈포화효소 Delta-5 desaturase: D5D
글루카곤 Glucagon *인슐린과 반대로 글리코겐을 분해하여 혈당을 올리는 작용을 하는 췌장 호르몬
알도스테론 Aldosterone *부신에서 분비되는 스테로이드계 호르몬으로서 체내 염분과 수분의 평형을 조절하는 작용을 한다.
부티르산 Butyric acid
장쇄지방산 Long-chain fatty acid: LCT
코코넛유 Coconut oil
로크포르치즈 Roquefort cheese *양젖으로 만드는 전형적인 블루치즈
팜핵유 Palm kernel oil *야자열매의 씨로부터 추출한 기름으로서 중쇄지방산트리글리세리드(MCT) 비율이 높다.
발연점 Smoke point *기름의 온도가 상승할 때 연기가 나면서 성분이 급격하게 파괴되는 온도 (제9장 역주 참조)
팔미트산 Palmitic acid
스테아르산 Stearic acid
알티지 rTG (rTAG), Reesterified triglyceride *오메가3지방산의 순도를 높이기 위해 처리하는 공법
인지질 Phospholipid *세포막의 주요 구성성분. 친수성인 머리와 소수성인 꼬리 부분으로 되어 있으며, 구성하는 2개의 지방산 중 하나가 불포화지방산으로서 이 지방산의 종류에 따라 세포막의 유동성과 투과성이 달라지게 된다.
리소포스파티딜콜린 Lysophosphatidylcholine *인지질의 일종으로 다양한 생리 활성을 가진다.
레시틴 Lecithin (Phosphatidylcholine) *전체 인지질의 약 50%를 차지하며 생체막의 주요 구성성분이다.
생리전증후군 Premenstrual syndrome: PMS
아르간오일 Argan oil
감마토코페롤 Gamma-tocophrol *비타민 E는 보통 알파토코페롤이 잘 알려져 있으나 자연계에는 알파, 베타, 감마, 델타 토코페롤과 토코트리놀 등이 혼재되어 있으며, 최근 감마 토코페롤의 효능이 점차 많이 밝혀지고 있다.
미세조류오일(해조오일) Algal oil

우리는 지금까지 EPA/DHA 같은 오메가3의 섭취를 늘이고 오메가6를 줄이는 것이 가장 간단하며 효과적인 건강 증진 방법임을 계속 강조하여 왔다. 그러나 아직 언급하지 않았지만 어유 이외에도 좋은 지방이 분명 또 있다. 여러분은 만일 이미 건강한 상태에 있고 그것을 유지하고 싶을 것이다. 아니면 어떤 질환이 있어 그를 위해 식단을 통해 섭취하는 지방에 특히 변화를 주고 싶을 수도 있다. 여기 여러분이 일상적인 식생활에서 섭취하지 않는 특별한 지방들이 있다. 이들은 몇몇 특정한 질환들에 도움을 줄 수가 있으므로, 이런 지방이 무엇인지 또 어떻게 섭취하는지를 알려주고자 한다.

오메가3와 오메가6의 대사

긴 사슬의 오메가3와 오메가6가 그 모체가 되는 지방산(ALA와 리놀레산)으로부터 전환되기 위해서는 그에 필요한 물질이 체내에 있어야 하는데 그것은 바로 특별한 전환효소라는 것이다. 그림8.1에서 보는 것은 D6D*delta-6 desaturase라는 효소로서, 이것은 이 전환 반응을 도미노 현상으로 비유한다면 그 첫번 째 도미노로서 그 다음 반응이 줄줄이 일어나도록 행동을 개시하는 효소라고 할 수 있다.

인슐린은 D6D를 자극하여 이 효소가 작용하도록 하는 신호를 보낸다. 그래서 인슐린 농도가 높아지면 리놀레산이 전환에 사용되므로 조직 세포 내에 그 농도가 낮아진다. 한편 인슐린 농도가 낮을 때는 리놀레산이 전환되지 못하여 그 다음 단계로 가지 못하므로 누적되어 쌓이게 된다. 즉 D6D가 충분하지 않으면 모체 지방산이 그 다음 단계에서 만들어질 지방산, 즉 GLAgamma-linolenic acid, DGLA*dihomo-gamma linolenic acid, 아라키돈산*(리놀레산으로부터), EPA/DHA(ALA로부터)로 전환이 일어나지 않는다 (1).

그림8.1 오메가3 및 오메가6의 전환(2)

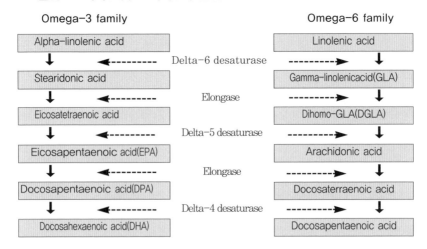

이처럼 오메가3 및 오메가6가 그 다음 단계로 전환되기 위해서는 각 단계마다 특별한 전환 효소가 필요하다. D5D*delta-5-desaturase가 그 두번째 도미노에 해당한다. CoDAM연구Dutch Cohort study on Diabetes and Atherosclerosis Maastricht에서는 제2형당뇨환자는 일반인에 비해 D5D 활성이 낮은 상태라는 것을 발견하였다(3). 다른 연구에서는 체내 인슐린 농도가 높으면 D5D 활성을 낮출뿐만 아니라 D6D의 활성은 높인다는 것이다 (4, 5, 6). 그래서 점차 인슐린 농도가 높아지면 첫번 째 효소(D6D) 활성이 높아지고 두번 째 효소(D5D) 활성은 낮아지게 된다(7). 그러면 이 전환 시스템 전체는 중간 대사산물이 제대로 처리되지 못한 채, 마치 교통체증과 같은 정체가 일어나게 되는 것이다.

오메가3 계열을 살펴보면 D6D 활성이 높아지면 ALA가 소모되어 줄어드는데, EPA/DHA 생성에 필수적인 효소인 D5D 활성이 낮아지면 전환이 일어나지 않아 그 생성이 억제된다. 이러한 이유로 인슐린저항성이 있는 사람은(이런 사람은 인슐린 농도가 높은 상태에 있다) 특히 EPA/DHA 결핍에 취약하게 된다. 아직 당뇨 환자가 아닌데도 인슐린저항성이 있는 사람은 아주 흔하다. 병리학자인 조셉 크라프트Joseph Kraft 박사는 인슐린저항성 시험을 설계하였는데 성인의 75%가 인슐린저항성을 보인다고 하였다.

그러면 이를 어찌할 것인가? 그 해법은 인슐린이 너무 많은가, 아니면 너무 적은가에 따라 다르다. 제1형당뇨는 D6D와 D5D의 활성이 모두 낮으므로 정상 인슐린 농도가 되도록 인슐린 투여를 해야한다(8). 반면에 제2형당뇨환자 및 인슐린저항성이 있는 75%의 일반인은 EPA/DHA를 보충하면 개선될 수 있다.

그런데 이 전환 효소에는 인슐린뿐만 아니라 글루카곤*, 코티솔, 알도스테론* 등 다른 효소들과 호르몬들도 작용한다(9). 염분의 섭취가 매우 낮으면 아드레날린과 알도스테론이 증가하여 D6D와 D5D의 활성을 낮춘다. 따라서 이런 경우에는 EPA/DHA의 요구량이 늘어난다. 오늘날 D6D 및 D5D 효소의 활성에 영향을 미치는 아주 중요한 인자는 갑성선호르몬 저하증이다. D6D 및 D5D의 활성에 필수적인 호르몬 중 하나가 갑상선호르몬이므로 그 저하증 환자는 EPA/DHA 보충이나 품질 좋은 식품을 통해 보충하면 도움이 될 것이다(10).

그리고 기억할 것은 리놀레산과 ALA는 이 전환 효소를 차지하려고 서로 경쟁하므로 식이중에 리놀레산이 많으면 오메가3인 ALA가 사용할 효소가 부족해질 수 있다. 수치적으로 말하자면 리놀레산 섭취량이 15g에서 30g으로 증가하면 ALA에서 EPA/DHA로의 전환율이 무려 40%까지 감소한다(11). 이것을 실제 식단에 적용해보면 샐러드 드레싱 한 접시만으로도 리놀레산 15g에 해당하는 것이다! 그러므로 결국 높아진 인슐린 농도, 갑상선호르몬 부족, 오메가6 및 트랜스지방산의 과다 섭취 등 이 모든 것들이 수많은 사람들에게 오메가3의 부족을 일으킬 수 있다는 것은 자명한 일이다.

표 8.1 고인슐린혈증(제2형당뇨) 및 인슐린저항성일 때 오메가3 및 오메가6의 대사

오메가 3	오메가 6
인슐린이 D6D를 자극함으로써 • ALA를 낮춘다 • 스테리돈산, 에이코사테트라에논산을 높인다.	인슐린이 D6D를 자극함으로써 • 리놀레산을 낮춘다 • GLA를 높인다. • DGLA를 높인다.
인슐린저항성은 D5D활성을 낮춰 • EPA를 낮춘다 • DHA를 낮춘다	인슐린저항성은 D5D를 낮춰 • 아라키돈산을 낮춘다

중쇄지방산글리세리드(Medium Chain Triglyceride: MCT)

MCT라는 것은 포화지방산의 일종으로 분자 중 탄소수가 6에서 12까지인 것을 말한다(12). 예를 들면 버터에 들어있는 **부티르산***은 탄소수 4개짜리의 짧은 사슬(단쇄) 지방산이며, 돈지에 들어있는 올레산은 탄소수가 18인 **긴 사슬(장쇄) 지방산***long chain triglyceride: LCT이다. 여러분에게 가장 친숙한 MCT가 들어 있는 식품은 **코코넛유***, **로크포르 치즈***, 그리고 쵸콜렛이나 캔디, 제과등에 쓰이는 **팜핵유***palm-kernel oil이다.

MCT는 장쇄지방산에 비해 체중감량에 이상적인 지방인데 그것은 체내에서 다른 지방산과 다른 특별한 대사 경로를 거치기 때문이다. 다른 지방산들은 작은창자에서 흡수되면 림프계를 통해 혈류로 들어가게 되어, 거기서 세포로 들어가 직접 에너지가 되든지 나중을 위해 지방세포에 저장된다. 이와는 달리 MCT는 작은창자에서 흡수되어 바로 간으로 가서 에너지로 사용되든지 케톤으로 전환되는데 이 케톤이라는 것이 세포가 포도당 이외에도 사용할 수 있는 다른 형태의 에너지이다. 이러한 이유로 MCT를 함유하는 지방은 다른 지방에 비해 세포에 축적되는 일이 드물다.

또한 MCT는 신속히 에너지로 전환되므로 만복감이 빨리 와서 식사량이 줄어들므로 다른 지방, 즉 LCT에 비해 체중 증가를 덜 일으킨다(13). 통제된 무작위 연구결과 13건을 종합하여 메타 분석한 결과, MCT는 LCT에 비해 체중, 허리 및 엉덩이 둘레, 총 체지방량을 감소시켰으며 가장 중요한 것은 내장지방을 감소시켰다는 것이다(14). 따라서 체중감량에 좋은 지방이 무엇이냐고 한다면 그것은 바로 MCT이다. 이것이 바로 최근에 코코넛유가 그렇게 인기있는 이유이다. 건강 식품점에서 순수한 MCT 오일을 구할 수 있을 것이다. 커피에 MCT 오일이나 코코넛유를 한 스푼 정도 섞어 마시기도 한다. 그러면 카페인과 함께 작용하여 에너지를 빨리 충전하는 효과를 볼 것이다.

비만한 사람들은 보통 LCT의 대사 기능이 떨어진 경우가 많다. 그것은 보통 사람들보다 이것을 태워 에너지로 만드는 기능이 효율적이지 못하기 때문이다. 그러나 이것이 MCT에는 해당되지 않는다(15). 적어도 LCT 대신 MCT로 대체한다면 식후 세포 차원에서 에너지 이용이 증가하고 이것은 운동을 하지 않더라도 열량을 더 소모하게 된다는 것이다. 그러나 이것이 의미하는 바는, 여러분이 MCT를 단순히 더 많이 먹기만 하면 소파에 앉아 간식을 잔뜩 먹어도 된다는 이야기는 아니고, 이미 건강한 식습관을 가지고 있고 운동도 충분히 하고 있는 사람이라면 MCT는 여분의 지방을 태울 수 있는 비장의 무기가 될 수 있다는 의미이다.

코코넛유

순수한 MCT오일은 요리에 사용하기에는 적당하지 않다. 그 이유는 MCT의 구성 지방산인 **카프릴산**탄소수 8, caprylic acid과 **카프르산**탄소수 10, capric acid은 **발연점***이 낮기 때문이다. 코코넛유는 그 중 50%가 라우르산탄소수 12, lauric acid이라는 MCT로 되어 있고 이것은 발연점이 높아 튀김이나 **소테***에 적당하기 때문이다.

발연점이 높다는 것 말고 또 **코코넛유**가 요리유로 적당한 이유는 산화에 안정한 포화지방산이 많기 때문이다. 반면 불포화지방산은 가열하면 변패되어 건강에 해로운 물질로 되기 쉽다. 따라서 체중감량 계획을 따라하면서도 지방이 주는 풍미와 만복감을 즐기고 싶다면 버터나 돈지, 콩기름이나 옥수수유 같은 기름 대신 코코넛유가 좋은 대안이 될 수 있다. 코코넛유는 콩기름에 비해 인체의 복부 지방 감량을 개선시킴이 밝혀졌다(16). 비만하지만 건강한 20명의 피험자를 대상으로 한 소규모 시험에서 비가열압착 코코넛유를 단 1주간 섭취함으로써 허리둘레를 1인치 줄이는 효과가 나타났다(17). 이는 코코넛유가 전형적인 MCT(탄소수 8, 10이 주요 구성 지방산)를 많이 함유하고 있어 이로 인해 항비만 효과를 가지고 있는 것으로 생각된다.

지방의 산화율

산화율이 높은 지방을 섭취하는 것이 지방의 축적을 줄이고 지방을 연소시킴으로써 체중 증가를 억제한다. 라우르산이 인체에서 산화율이 높은 지방 중의 하나이므로 코코넛유가 체중 감량에 좋은 이유이다(18, 19). 불포화지방과 장쇄 포화지방은 산화율이 낮은 지방이다. 그러나 장쇄 불포화지방은 장쇄 포화지방에 비해서 쉽게 대사가 일어나 더 잘 산화된다(20). 포화지방중에서는 사슬의 길이가 길어질수록(탄소수가 많아질수록) 산화율이 감소한다. 즉, **카프릴산(탄소8)**⇨ **라우르산(탄소 12)**⇨ **미리스트산(탄소14)**⇨ **팔미트산***(탄소16)⇨ **스테아르산***(탄소18) 순으로 감소한다. 따라서 그 지방의 산화율 때문에 중쇄지방산이 장쇄지방산에 비해 체중감량에 더 좋은 것이다(21, 22). 동물실험에서 지방산화율이 높은 MCT를 정맥주사한 결과, 장쇄지방산을 투여한 동물에 비해 열량 소비가 늘어나 체중증량이 1/3에 불과한 것으로 나타났다(23).

그렇다면 실제 식생활에서는 어떻게 적용하면 좋을까? 만일 여러분이 건강을 유지하면서 체중 감량을 원한다면, 고기에서 지방(장쇄 포화지방이 많음)을 제거하고 그 대신 코코넛유(중쇄지방산이 많음)를 첨가하는 것이 좋다는 것이다. 명심해둘 것은 체중(지방)감량은 여러가지 요인에 의해 좌우되므로 꼭 지방 산화율에만 의존하는 것은 아니라는 것이다. 섭취하는 쇠고기, 돼지고기의 지방을 MCT로 대체하는 것은 여러분의 기호에 따른 약간의 트릭일 뿐이다.

체중감량을 목표로 한다면 다음과 같이 지방을 구분하여 최선, 차선, 무난, 피해야할 지방으로 나눌 수 있다. 되도록 **최선, 차선**의 지방을 선택하도록 하자.

피해야 할 것	무난한 것	차선	최선
트랜스지방	자연식품 유래 리놀레산 (견과류나 씨앗류)	오메가3(해산물 유래, 견과류, 씨앗류, 방목한 가축이나 달걀에서 나온 것	MCT
산업적 식용유 (콩기름, 면실유, 옥수수유, 홍화씨유)	팜유	올레산 (올리브유, 마카다미아, 아보카도, 견과류 유래)	코코넛유

그러나 이것은 식단의 총열량에서 중간 또는 고탄수화물 식단을 섭취하는 사람들에게 적용되는 것이며, 저탄수화물 식단을 따르는 사람들에게는 좀 다를 수 있다.

일반적으로 판매되는 MCT는 케톤 에너지로 쉽게 전환되는 탄소수 8인 카프릴산caplylic acid만 함유하도록 정제한 것이 있고, 이보다 더 저렴한 것은 탄소수 8과 탄소수 10인 카프르산capric acid이 혼재되어 있는 것도 있다. 어떤 회사에서는 코코넛유의 주성분인 탄소수 12인 라우르산lauric acid이 30%인 MCT를 생산하고 있는데, 그 이유는 이것은 일반적인 MCT보다 발연점이 높아 요리유로 사용하기에 적합하기 때문이다. 또한 라우르산이 이렇게 많이 함유된 MCT는 위장장애나 설사와 같은 MCT의 불편한 부작용을 줄여 주기도 한다(24).

MCT의 또다른 용도는 커피나 차에 약간을 섞어 마심으로써 에너지 증진에 도움을 줄 수 있고 집에서 만드는 샐러드 드레싱에 첨가해도 좋다. 즉, 엑스트라버진올리브유나 아보카도유를 사용할 때, 그 일부를 MCT로 대체하는 것이다. MCT를 보충제로 섭취할 필요는 없으며, 라우르산이 높은 MCT는 요리유로, 코코넛유는 피부 보습제로 사용해도 좋을 것이다.

그러면 왜 이렇게 해야하나요?

정제탄수화물을 줄이는 것이 체중감량에 좋은 방법이긴 하지만 어떤 사람들은 빵 같은 탄수화물 없이는 살맛이 안나는 사람도 있을 것이다. 이런 사람들에게 탄수화물 탐닉에서 벗어나도록 도움을 줄 수 있는 방법이 바로 지방의 종류를 바꾸어 보는 것이다. 이것은 또한 제2형당뇨나 인슐린저항성인 사람일 때 특히 더 중요하다. 바로 이런 사람들은 트랜스지방이 든 식품(쇼트닝, 마가린, 튀김 등)이나 산업적 식용유, 그리고 전지 유제품(버터, 치즈, 크림, 우유) 대신에 오메가3(해산물, 식물성 아마씨 등), MCT(코코넛유), 단일불포화지방산(아보카도, 올리브, 견과류)을 섭취함으로써 인슐린저항성을 개선하고 체중증가를 억제하는데 도움이 될 수 있다.

단일불포화지방산(MUFA), MCT, 오메가3(특히 EPA/DHA)는 체중 감량과 근손실 억제 및 골격근량 증가에 관한 식품의 드림팀이다. 이러한 지방들은 여러분의 몸에 과다한 지방을 태우도록 하는 신호를 보내고, 소중한 근육의 소실을 막으며, 운동을 하든지 휴식을 취하든지 대사가 활발히 일어나도록 한다. 반면에 오메가6가 많은 식용유는 여러분이 아무리 열심히 운동을 해도 지방이 몸에 착 달라붙어 있게 하여 체중이 증가하도록 하는 최악의 상황을 만든다. 그러므로 밀집사육과 곡물 사료로 키운 육류 소비 대신 방목한 가축의 육류를 선택하고, 양식이 아닌 자연산 해산물을 많이 섭취하도록 하라. 이 특별히 중요한 오메가3를 여러분이 필히 선택해야하는 식품이 되어야 한다.

수많은 보충제 중에서 선택하기

자연식품이야 말로 여러분이 선택할 가장 좋은 영양의 원천이다. 이것은 제9장에서 다룰 것이다. 그러나 독성 불순물이 없는 해산물로부터 DHA/EPA의 **치료량**만큼 충분량을 섭취하기 어렵다는 것도 알고 있어야 한다. 또한 경제적인 이유로 자연산 또는 방목한 육류처럼 DHA/EPA가 풍부한 식품을 항상 섭취하기가 어려울 수도 있다. 한편 여러분이 전형적인 서구식 식단을 따른다면 오메가6가 많은 식용유부터 줄임으로써 오메가3와 적절한 섭취 균형을 맞추는 것이 우선적으로 해야 할 일이다.

그래서 자연식품만으로 오메가3를 충분량 섭취하는 것이 거의 불가능할 지 모른다. 따라서 보충제가 필요한 것이다. 시장에는 캡슐, 액제, 분말, 정제 할 것 없이 수많은 종류의 제품들이 있어, 선택에 어려움을 겪을 수도 있다. 한편 현대 식품 산업의 기술변천 때문에 건강이 악화된 면이 있는 반면, 오히려 그 기술로 흥미를 가질만한 부분도 존재한다. 그 중의 하나가 어유, 크릴유, 해조유와 같은 해산물 오일과 기타 다른 지방산 함유 식품들의 등장이 그것이다.

어유

어유는 DHA/EPA의 원천으로서 가장 경제적이므로 우선 이것부터 시작하고자 한다. 매우 저렴한 가격으로 판매되는 대량 생산 어유는 주의해야 한다. 생산과 보관이 적절하지 못한 어유는 이롭기보다 해로울 수 있다. 어유는 불포화지방산이므로 쉽게 산화되기도 하고, 덜 알려진 브랜드의 제품 중에는 라벨에 표시된 것보다 EPA/DHA 함량이 부족한 것도 있다(25). 열과 빛은 이런 산패하기 쉬운 오일을 산화시키는 주요 원인이므로 냉장하는 것이 좋고 더 좋게는 냉동보관하는 것이다(순수 어유는 얼지 않음). 어유는 하루 중 식사량이 가장 많은 끼니에 복용하는 것이 좋은데, 그 이유는 트림할 때 나는 생선 냄새나, 혹시 생길 수도 있는 위장장애를 줄이는데 도움이 되기 때문이다.

용량에 관해서 미국식품의약국은 하루 EPA/DHA 합 3g 복용이 안전하다고 규정하고 있다. 생선을 섭취할 때에는 생선 마다 다르다는 것을 감안하여 그 생선이 어디에서 온 것인지를 따져 봐야한다. 어떤 생선은 수은이나 기타 오염물질 함유량이 많아 어유를 복용하는 것보다 해로울 수도 있음을 알아야 한다. 연어가 이런 오염물질이 비교적 적지만, 어유는 바다 먹이 사슬의 아래에 있는 작은 해산물(정어리, 멸치, 크릴 등)로부터 나온 것이 좀더 안전하다(26).

그러나 보충제에 관한한 좋은 뉴스는 어떤 생선에서 온 어유인지 관계없이 생산과정에서 비교적 높은 온도에서의 증류나 집중적인 정제 과정을 거친다는 것이다. 이 정제 과정에서 중금속과 유기 오염물질들이 제거된다(27). 결과적으로 어유를 복용할 때보다 생선 자체를 섭취하는 경우에 중금속과 오염물질에 대해 더욱 신경을 써야 한다. 한편 이 어유는 산패하기 쉬워 정제 과정은 매우 조심스럽게 이루어져야 하는데, 명성 있는 원료를 사용하였는 지가 중요하므로 너무 저렴한 것은 피하는 것이 좋겠다.

어유는 어떤 형태가 좋은가?

EPA/DHA 같은 지방산은 자연 상태에서 트리글리세리드(TG)의 형태로 존재하는데, 지방의 형태는 생선이나 인체나 마찬가지이기 때문이다. 전문약으로 제조 판매되는 어유는 이와 달리 에틸에스테르(EE) 형태로 만들어진다. 어떤 제조사들은 이것을 다시 천연형과 유사한 트리글리세리드 형으로 복원하여re-esterified TAG 또는 **rTAG***(rTG)라 하여 제조한다. 이형은 오메가3인덱스(적혈구중 오메가3의 양)를 높이는데 효과적이어서 좀더 우수한 형태라 할 수 있으므로 이런 제품을 선택하는 것이 좋다 (28,29,30).

고도 정제 오메가3 오일에 대한 주의사항

제2장과 제3장에서 언급한 바와 같이 식품의 정제는 그 과정에서 우리가 미처 예상하지 못했던 결과가 나타날 수 있다. 트랜스지방처럼 전세계적인 재앙을 100여 년이 지날 때까지 모르고 겪어온 경우도 있었다. 해산물의 지방을 천연 형태로 섭취하면, 즉 어유 보충제가 아닌 생선으로 섭취하면, EPA/DHA뿐 아니라 다른 지방산과 영양소도 같이 먹게 되므로, 우리가 아직 완전히 알지는 못해도 그에 따른 추가적인 유익함이 있을 수 있다. 또한 이런 고도 정제 과정으로 인해 혹시라도 있을 지도 모를, 바라지도 않고 기대하지도 않던 과도한 산업화의 부작용을 다시 겪고 싶지도 않다. 그래서 우리는 최소한의 그리고 주의 깊은 공정만을 거친 보충제를 선택하기를 권장한다.

어유 보충제에 관한 가이드라인

1. 냉장 또는 냉동보관
2. 차광 보존
3. 음식과 함께 복용
4. 철분이 많이 함유된 식품을 같이 섭취하면 위장 내에서 불포화

지방산인 오메가3가 쉽게 산화되므로 피한다.

5. 대부분의 사람들에게 EPA/DHA 합으로서 하루 3-4g 섭취하는 것이 좋다.

크릴유

새우를 닮은 갑각류 크릴은 세계의 대양 주변에서 발견된다. 가장 많은 것은 *Euphasia superba* 라는 종으로서 남극 대륙 주변 찬 바닷물에 산다. 이 독특한 생물은 대기권 밖에서도 보이는 거대한 미세조류 군집을 먹고 산다(31). 크릴은 먹이사슬의 최하단에 있고 또한 매우 깨끗한 환경에 살고 있기 때문에 사실상 바다의 여러가지 오염물질로부터 자유롭다는 것이다.

다른 어유보충제에 비해 크릴유는 EPA/DHA의 흡수율이 제일 좋다 (32). 그 이유는 크릴유의 EPA/DHA는 대부분 **인지질***phospholipid과 결합되어 있는데 이것은 바로 우리 세포막의 주요 구성물질이기 때문이다. 이 인지질은 다른 어유, 즉 트리글리세리드(TG) 형이나 에틸에스테르(EE)형과 다른 경로로 더 효과적으로 흡수 대사 된다. 최근 연구에 의하면 DHA나 아라키돈산과 같은 지방산은 인지질형태로 되어 있으면 뇌나 조직 세포로 곧바로 수송된다는 것이 밝혀졌다(33,34,35).

크릴유는 또한 **아스타잔틴**Astaxanthin과 같은 유효한 다른 많은 성분들도 함유하고 있다. 아스타잔틴은 붉은 색을 띄는 강력한 항산화제로 크릴, 연어, 홍학 등에서 발견된다. 이것은 **산화제의 왕**으로 불리는 이유가 있는데, 아스타잔틴은 비타민C의 6,000배, 비타민E의 550배, 베타카로틴의 40배의 항산화력을 가지기 때문이다.

이외에도 크릴유는 많은 양의 **콜린**choline을 함유하고 있어 그램당 55-75mg이나 된다. 콜린은 다양하고 중요한 인체 기능에 역할을 하는 지질 영양소로서, EPA/DHA와 마찬가지로 인지질 형태로 결합되어 있어 **포스파티딜콜린**phosphatidylcholine이라 하며, 이것은 귀중하고 얻기 어려운 영양소로 매우 흡수율이 좋은 콜린인 것이다. 연구에 의하면 이 포스파티딜콜린은 간의 건강을 돕고 **비알콜성지방간**nonalcoholic fatty liver disease: NAFLD의 진행을 막아주는 역할을 한다(37). 또한 오메가3가 뇌로 효과적으로 흡수되려면 Mfsd2A라는 특별한 수송 분자를 통과해야 하는데(38,39,40), 이 과정에서 오메가3가 **리소포스파티딜콜린**[*]lysophosphatidylcholine과 결합해야 한다. (포스파티딜콜린은 콩이나 해바라기씨에서 추출한 **레시틴**[*] 보충제로 섭취할 수 있지만, 레시틴은 그 구성 지방산이 오메가6으로서 EPA/DHA가 아니므로 포스파티딜콜린과 같은 효과를 기대할 수 없다.)

크릴유에 함유된 인지질도 약한 구조로 되어 있어서 오메가3 오일을 완전한 상태로 추출하기 위해서는 저온 공정에서 물과 천연 에탄올을 사용하여 조심스럽게 추출하여야 한다. 이런 세심한 추출 공정과 오염물질이 없는 해양에서 얻어지기 때문에 크릴유는 다른 어유 제품에 비해 깨끗하고 천연 식품에 가깝다.

크릴의 지속가능성에 대한 염려

그렇다면 극한의 차가운 남극에 사는 크릴 채취가 지속 가능한 것일까? 크릴이 고래의 주요 먹잇감이기 때문에 크릴 채취가 결국 고래를 죽일 것이라고 말한다. 바다 생태계는 매우 섬세한 것이므로 이러한 걱정은 당연한 것이고, 그래서 크릴 산업은 책임감을 가지고 임하고 있다고 한다. 1982년에 **남극조약**Antarctic Treaty System에 **남극해양생물자원보호협약**

Conservation of Antarctic Marine Living Resources: CCAMLR이 규정되어 주로 크릴 산업에 관한 문제를 협의하고 있다.

CCAMLR은 크릴 산업에 관한 법규를 제정하고 파괴되기 쉬운 남극 생태계에 대한 부정적 영향을 줄이기 위한 노력을 하고 있다. 많은 크릴 채취업자는 지속가능성에 관한 노력을 더하기 위해 Marine Stewardship Council(MSC) 제도를 통해 스스로 인증을 실시하며, 해양 생태 보존에 관한 전문 기관의 역할을 하고 있다. MSC 웹사이트에서 그들은, CCAMLR의 과학적 연구를 통해 크릴 채취는 소규모로 진행되고 있어 펭귄이나 해양 포유류처럼 대량으로 크릴을 먹이로 하는 해양 포유류에 부정적 영향을 미치지 않는다라고 명시하고 있다(41).

건강에 관한 유익성의 측면에서, 크릴유는 다른 어유 제품보다 더 우수하다. 예를 들면 혈중 지질 개선효과 및 염증 개선 및 산화 스트레스에 대한 효과에서도 어유 중에서 가장 우수하다. 한 연구에 의하면 크릴유의 EPA/DHA는 어유의 60% 용량을 가지고도(42) 그와 유사한 효과를 나타낸다. 이것은 어유보다 적은 용량을 섭취하여도 인체가 이를 잘 흡수 이용하여 동일한 효과를 나타낸다는 것이다.

오메가3가 뇌에 도달하는 생체내이용률의 경우 크릴유는 일반적인 어유 대비 2배의 효율을 보인다(43). 반면 어유는 크릴유보다 일반적으로 DHA 함유량이 높아 고혈압과 같은 특정 질환이 있는 사람에게는 이것이 더 좋을 수도 있다(44). 크릴유는 관절염이 있는 사람에게 특히 더 좋다. 관절염은 만성적 염증 상태이므로 오메가3가 강력한 항염 효과가 있기 때문이다. 오메가3가 일종의 윤활제와 같은 역할을 하고, 그래서 뻣뻣하고 붓고 아픈 관절이 보다 부드럽게 움직이도록 한다. 통제된 이중맹검대조 연구에서 심혈관질환이 있고 류마티스성 또는 골관절염이 있으며 염증 지표인 C 반응성 단백질C-reactive protein: CRP가 상승되어 있는 환자에게, 1일 300mg의 크릴유를 3주간 투여하였더니, CRP가 32% 감소한 반면, 대조군은 실제로 32% 증가하는 결과가 나타났다. 크릴유 투여군은 통증, 경직도, 기능장애가 현저하게 개선되었다(45).

PMS*(생리전증후군) 환자에 대한 무작위 이중맹검시험에서 피험자의 1/2은 크릴유를 나머지 1/2은 어유를 투여하였더니, 크릴유 투여군이 PMS와 관련된 정서적 증상과 함께 월경곤란증(월경통)이 현저히 개선되었다. 크릴유 투여군 여성은 어유 투여군에 비해 진통제 사용이 줄어들었다. 다른 연구에서 크릴유 투여는 어유보다 PMS로 인한 정서적 증상 개선과 함께, 유방의 긴장감과 관절통이 개선되었다. 연구 책임자는 이에 대해 그 효과는 오메가6에 의해 생성된 염증유발물질에 대해 크릴유가 억제작용을 하였거나 적어도 그 염증을 경감시켰기 때문인 것으로 보고 있다(46). 따라서 가임기 여성이며 생리통이 있다면 오메가3 특히 크릴유가 도움이 될 수 있으며, 아울러 오메가6 섭취는 줄여야 할 것이다.

섭취 용량에 대해서, 일반인이 건강을 유지하고자 예방 목적으로 사용하는 경우에는 1일 500mg의 크릴유를 권장한다. 치료 용량으로서, 오메가3 투여로 개선될 수 있는 질환을 가지고 있을 경우, 1일 1-3g을 권장한다.

감마리놀렌산(Gamma-Linolenic Acid: GLA)

우리는 이 책에서 많은 부분을 할애하여 산업적 식용유와 가공식품에 많이 들어있는 오메가6의 과잉 섭취가 위험할 수 있다는 것을 강조하였다. 그러나 동시에 모체 오메가6인 리놀레산은 필수지방산이라는 것도 언급하였다. 그런데 조금 더 알고 있어야 할 것이 있다. 리놀레산이 전환되어 생성되는 과정이 적절하게 이루어지는 것이 중요하다는 것이다. 인체는 귀중한 에너지를 헛되이 사용하지 않는다. 리놀레산이 다른 것으로 전환된다면, 그 결과로 생성된 물질도 꼭 필요한 것이다. 염증 유발 물질이 오메가6 대사에서 필연적으로 생성되지만 그것은 리놀레산이 너무 많은 경우에 그럴 수 있는 것이다.

오메가6 대사 경로에서 생성되는 물질 중 하나가 감마리놀렌산(GLA)이다. GLA는 또다시 DGLA(dihomo-gamma-linolenic acid)로 전환된다. GLA와 DGLA는 모두 인체에서 자유로운 상태로 있기보다는 주로 세포막 성분으로 존재한다. 세포막에 대해 설명할 때, 세포막이 잘못되면, 여러분이 잘못된다는 것을 기억하라. 보충제로서는 보리지유borage oil에 20-27%, 블랙커런트종자유black currant seed oil에 15-20%, 달맞이꽃종자유evening primrose oil에 7-14% 삼씨유hemp seed oil에 1.7% 함유되어 있다. 만일 오메가3/6 대사경로의 첫 번째 효소인 D6D 기능이 약화되어 있다면 GLA가 체내에서 부족하게 되므로 이러한 보충제를 섭취하는 것이 좋다. D6D를 방해하는 인자는 무엇인가? 그것은 노화, 알코올 남용, 흡연, 인슐린저항성, 트랜스지방 및 부분수소첨가 경화유 등의 섭취, 아연, 마그네슘, 비타민C, E, B6, B3 등의 부족 등이 원인이 될 수 있다(47).

이미 언급한 바와 같이 오메가3는 항염물질의 원료가 되고, 오메가6는 보통 염증 유발 물질의 원료가 된다. 그러나 예외가 있다. 오메가6 중에서 항염 신호를 보내 유익한 효과를 나타내는 것이 있는데 그 중 하나가 DGLA이다. DGLA는 오메가3처럼 혈관을 확장시키고 위험한 혈전 형성을 방지한다(48).

오메가6인 GLA의 함염 효과의 증거는 류마티스성 관절염Rhematoid

arthritis: RA 환자에 대한 연구로부터 나왔다. 보리지유의 GLA(1일 1.4g 씩 6개월간)를 투여한 결과 관절의 긴장, 부종, 통증이 현저하게 개선되었다. 반면에 대조군에 투여한 오메가6 함유가 많은 면실유는 효과가 없었다 (49). 비슷한 연구로서 RA 환자에게 GLA를 하루 2.8g씩 12개월간 투여한 결과, 21명 중 16명에서 의미있는 개선이 나타났다(50). 또한 콩기름을 대조로 한 시험에서 블랙커런트종자유의 GLA를 1일 2g씩 6개월간 투여한 결과, RA환자 34명에서 관절의 긴장이 개선되었다(51,52).

GLA는 또한 피부 건강에도 좋아서, 화장품들이 특히 피부에 광채가 난다고 주장하며, 보리지유, 블랙커런트종자유, 달맞이꽃종자유를 성분으로 채택하기도 한다. 아토피성피부염 환자는 LA를 GLA로 전환시키는 능력이 감소되어 있으므로(53), 달맞이꽃종자유가 습진과 아토피성피부염에 유익함이 나타났다(54). 모유 수유를 하지 않는 유아는 특히 GLA와 DGLA 보충이 유효하다. 모유는 이러한 특별한 지방산이 함유되어 있으나 시판 분유에는 없어서, 특히 유아 시기에는 D6D 활성이 낮으므로, 인공 수유아에게는 이러한 지방산의 결핍이 일어나기 쉽다(55). GLA/DGLA 결핍증상은 피부가 건조하고 두꺼우며, 습진과 같이 피부 발진이 생기며, 성장이 둔화되는 것이다(56).

GLA의 항염 작용은 다른 건강 문제를 통해 관찰되었다. GLA와 EPA의 투여가 경도에서 중등도 천식 환자에서 유효한 것으로 나타나, 응급약 의존도가 낮아졌고 객관적인 증상이 경감되어 삶의 질이 좋아진 것이다 (57). PMS를 겪고 있는 여성들은 LA를 GLA로 전환하는 능력에 장애가 있어 이 때에도 달맞이꽃종자유 투여로 도움을 받을 수 있다(58). 달맞이꽃종자유는 또한 아연이 부족한 ADHD환자에게도 유효함이 나타났다. 아연이 부족하면 리놀레산을 GLA로 전환하는 능력이 감소된다. 연구자들은 GLA 보충이 아연 결핍을 보상한다고 추정하고 있다(59).

GLA 보충으로 개선될 수 있는 질환
(EPA/DHA와 함께 또는 단독으로)

- 아토피성 피부염, 습진
- 월경전증후군(PMS)
- 자가면역질환(특히 류마티스성관절염: RA)
- ADHD
- 골다공증(60)
- 안구건조증(61)

아르간 오일

아르간 오일*은 모로코의 남서 지방에서만 자라는 아르간 나무에서 나오는 것이다(62). 모로코에서는 수 백년 동안 **식용유**와 **피부용 기름**으로 사용되어왔다. 아르간나무 숲의 원주민인 **아마지그**Amazigh 족은 아르간 열매의 핵으로부터 기름을 추출해 식용으로 사용하였다(63). 아르간 오일은 여러가지 피부질환 이를 테면 여드름, 건선, 습진, 건조한 피부, 주름살 등에 사용되었고, 탈모 및 건조한 모발에도 사용되었다(64). 그래서 보리지유, 달맞이꽃종자유, 블랙커런트종자유처럼 피부 및 두발 관리용 화장품에 그 이름을 올려 놓았다. 오늘날 아르간 오일은 과일의 핵을 살짝 볶아 오일을 추출하므로 기름에 다소 변질이 일어난다(65,66). 아르간나무 열매의 핵은 구릿빛 색을 나타내며 맛은 헤이즐넛과 비슷하다. 버진 아르간 오일은 볶지 않은 과일 핵으로부터 추출하여 황금색을 띠며 거의 무미이다. 그러나 이것은 식용 아르간 오일에 비해 불안정하다.

아르간 오일은 **토코페롤류**가 풍부하게 함유되어 있어, 비타민 E 및 항산화 효과를 나타낸다. 토코페롤류가 아르간 오일의 유효성에 기여한다고 보고 있다(67). 여러가지 형태의 토코페롤류가 함유되어 있고, 다른 비타민 E 함유 보충제가 오로지 알파토코페롤만으로 되어 있는 것과 달리, 아르간 오일은 가장 좋은 토코페롤로 알려진 **감마토코페롤***이 전체 토페롤류의 69%를 차지하고 있는 점이다(68). 올리브유도 토코페롤을 함유하고 있어 여성들이 피부와 두발에 올리브유를 사용하고 있지만 아르간 오일은 올리브유에 비해 거의 2배의 토코페롤을 함유한다.

화장품에 쓰이는 아르간 오일은 보습과 상처치유, 항노화, 항여드름, 항지루성 효과를 나타낸다. 아르간 오일과 참께, **소팔메토**saw palmetto 추출물을 함께 투여하여 피부와 얼굴의 기름기를 개선시키는 효과를 보았다(69). 이 연구는 소규모로 20명에 대한 시험이었지만 이에는 남녀 모두 포함되어 있고 모든 사람들이 피부의 과도한 기름기 개선 효과를 보였으므로 아르간 오일이 단지 여성의 미용을 위한 전유물은 아니라는 것이다. 그런데 얼굴이 이미 기름기가 많은데 거기에 또다시 오일이나 오일을 함유한 제품을 바른다는 것이 이상하게 느껴질지도 모른다. 그러나 여기에는 숨겨진 비밀이 있다. 그것은 피부가 단순히 유분을 많이 만들어내는 것이 문제가 아니라, 피부의 **지방 불균형**에 의한 것일지 모른다는 것이다. 즉 불균형을 해소함으로써 문제를 해결하자는 것이다.

아르간 오일은 0.5%이하의 오메가3를 함유하고 있지만 그래도 다른 오메가3 보충제처럼 **심혈관질환**에 대한 유효성을 보이고 있다. 래트에 대한 시험에서 아르간 오일은 총콜레스테롤, 중성지방, 그리고 LDL을 감소시키는 효과가 나타났는데(70), 사실 LDL이 심혈관질환에서 문제가 되는지는 논쟁거리이다. 인체에서 아르간 오일은 중성지방을 내리고 HDL을 높이는 효과가 나타났는데(71), 낮은 중성지방과 높은 HDL은 심혈관질환에 있어 중요한 지표이기도 하다. 아르간 오일에 들어있는 다른 보호 성분은 LDL입자의 산화를 막는데 도움을 주는데, 이 책의 앞에서 언급한 바와 같이 LDL자체가 심장 건강의 적이 되는 것이 아니고 그것이 산화되었을 때가 문제이므로 의미가 있는 효과인 것이다.

다른 연구들이 아르간 오일의 심혈관에 대한 효과를 확증하고 있다(73). 혈중 이상지혈증(고지혈증)이 있는 사람들에게 아르간 오일을 하루 25ml씩 단 3주 투여함으로써, 중성지방, 총콜레스테롤, LDL 및 산화 LDL을 감소시켰으며, HDL은 증가시켰다(74). 버터를 투여 받은 대조군은 이런 변화가 없었다. 심혈관 건강에 있어 좀 덜 알려진 이 아르간 오일이 만능의 선수로 등장함으로써, 전문가들 사이에서는 제2형당뇨 관리에 있어 추천해야 할 영양 성분이라고 말하기도 한다(75).

고지혈증 환자에 대해 식용 버진 아르간 오일을 하루 25ml씩 아침 식사 때 3주간 복용함으로써 혈소판 응집을 감소시켰으며 놀랍게도 26%의 HDL 증가 효과가 나타났다(76). 인체와 동물실험 모두에서 아르간 오일은 혈소판 응집을 억제하며 산화 스트레스를 줄이는 것으로 나타났다(77,78). 또한 래트에 대한 시험에서 아르간 오일은 혈압을 낮추고, 혈당수치와 인슐린저항성을 개선시키며(79), 혈관기능을 개선시키고, 고혈압 또는 당뇨 래트에 대한 혈압 및 혈당 강하 효과가 확인되었다(80,81,82).

여기서 우리는 아르간 오일이 오메가6 함유량이 높음에도 불구하고 오메가3와 유사한 효과를 나타낸다는 것을 알았다. 언론에서 지방과 기름에 대한 경고성 헤드라인을 많이 볼 수 있지만, 사실상 그들이 말하는 것처럼 그렇게 간단한 것은 아니라는 것을 알 수 있다.

아르간 오일의 심혈관/대사성 질환에 대한 치료 용량은 조리하지 않은 식용 버진 아르간 오일로서 1일 15-30ml(1-2 테이블스푼)이며 유지 용량은 3-6ml(1/2-1 티스푼)가 권장된다. 또한 샐러드유로 첨가해서 섭취해도 되지만 오메가6가 많으므로 고온에서 조리하는 것은 주의하여야 한다(83).

건강에 좋은 기름 보충제의 권장사항

- 어유 또는 **미세조류 오일***(algal oil): EPA/DHA 합으로서 1일 3-4g. 그 이상은 염증성 또는 심혈관/대사성질환자는 주의하여야 함.
- 크릴유: 유지용량으로서 1일 500mg. 오메가3에 대한 효과가 예상되는 증상이 있는 경우에는 1일 1-3g
- 알파리놀렌산(ALA): 유지용량으로서 1일 2.5-5g. 염증 개선을 위한 용량으로서 아마씨 또는 ALA 가 풍부한 식품으로서 1일 5- 10g
- 감마레놀렌산(GLA): 1일 400-3,000mg- GLA가 요구되는 질환 특히 피부질환 및 PMS일 경우. 일반적 건강을 위해 평상시 복용은 필요 하지 않음.
- 아르간 오일: 유지용량으로서 1일 3-6ml (1/2-1티스푼). 심혈관 /대사성 질환이 있는 경우는 조리하지 않은 버진 아르간오일로 서 15-30ml

요약

- 오메가3는 모두 좋고 오메가6는 모두 나쁘다는 것은 아니다. 오메가6의 모체 리놀레산과 오메가3의 모체 ALA는 모두 인체에서 중요한 항염증 물질로 전환되는데 쓰인다.

- 중쇄지방산글리세리드(MCT)는 탄소수가 6에서 12인 포화지방산으로서 코코넛유의 주된 성분이다. 이것은 특히 지방의 연소에 중요하다.

- 자연 식품을 섭취하는 것이 좋지만 때로 보충제가 필요한 경우가 있다.

- 크릴유는 어유와 비슷하지만 더 좋은 성질을 가지고 있다. 수은이나 다른 오염이 적고, 인체에 잘 흡수될 수 있는 형태의 긴 사슬 오메가3를 함유하고 있다.

- 감마리놀렌산(GLA)은 리놀레산의 대사물질로서 염증을 줄이고 류마티스성관절염(RA), 생리전증후군(PMS), 집중력결핍과잉행동장애(ADHD) 및 기타 증상에 유효하다. 보리지유, 달맞이꽃종자유, 블랙커런트종자유 등에 함유되어 있어 보충제로 복용할 수 있다.

- 아르간 오일은 특히 심혈관 및 피부 건강에 좋으며, 보충제로 복용하거나 외용제로 사용할 수 있다. 요리에 가열하여 사용하는 것은 피한다.

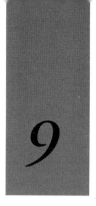

9

결국 우리는 무엇을 먹어야 하나

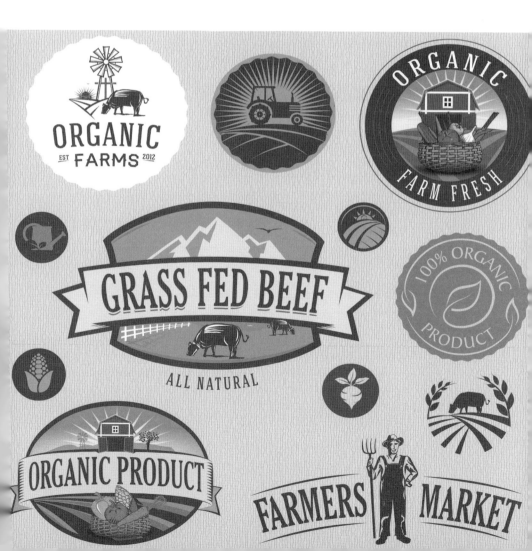

제9장에 나오는 용어 정리 *역주

글리포세이트 Glyphosate
*몬산토의 유기인계 제초제 라운드업 Roundup의 주성분. 인체 발암성추정물질
지속성유기오염물질 Persistent organic pollutants: POPs
*환경에 배출되면 거의 분해가 되지 않는 일종의 난분해성 물질로서 환경에 잔류하여 생물에
농축되는 특성으로 인해 인체 및 환경에 위해를 끼치는 유기성 오염물질
세비체 Ceviche *남아메리카 지역의 날 생선이나 해산물 요리
들기름 Perila oil (출처 Wikipedia)
글루타치온 Glutathione *체내의 신진대사에서 발생하는 활성산소, 과산화지질 등을 해독
시켜 항산화 작용을 하는 중요한 물질로 체내에서 합성된다.
활성산소 Free radical *세포 호흡에서 에너지가 만들어질 때 부산물로 생성되며 반응성
이 강해 세포막, DNA를 공격해 대사성질환, 노화등을 일으켜 해롭다고 알려져 있다.
에스오디 Superoxide dismutase: SOD *활성산소를 분해 제거하는 생리물질
과산화수소분해효소 Catalase *대사 반응에서 생성되는 과산화물의 축적을 막아 그로 인한
손상으로부터 보호하는 작용을 하는 생리 물질

유지의 발연점 Smoke point *출처:Wikipedia

유 지	정 제	비 정 제℃
버 터	250	150
카놀라유	204(압착)	107
코코넛유	232(정제, 건조)	177(비정제, 비가열압착)
옥수수유	230-238	178
면실유	220-230(정제, 탈취, 탈색)	
아마씨유		107
돈지(라드)		190
올리브유	210(비가열)	
엑스트라버진올리브유		160-190
팜유	235(분획)	
쌀겨씨유	232	
땅콩유	232	
홍화씨유	266	107
참기름	232(반정제)	177
콩기름	234	
해바라기씨유	232	107(비정제, 냉압착)
고올레산 해바라기씨유	232	160
포도씨유	216	
아몬드유	221	
아보카도유	270	
겨자씨유	250	

232

여러분의 건강을 회복하고 신체의 지방 균형을 맞추기 위해 적절한 지방과 기름의 섭취를 추구한다면 여러분의 세포와 미토콘드리아를 우선적으로 고려해야 한다. 그러나 그 섭취 방법은 반드시 가공되지 않은 자연식품을 기본으로 하여야 한다. 이 번 장에서 우리는 신체 지방의 건강한 균형을 위해서 어떤 식품을 먹어야 하고 어떤 것은 피해야 하는지 안내할 것이다. 우리는 미국국립보건원US NIH 권장에 따라 성인 하루 EPA/DHA 650mg, ALA 2.22g, LA 4.44g을 권장한다[1]. 이것은 오메가6/오메가3 비가 약 2:1에 해당한다.

식이 지방을 위한 수산물

표 9.1과 9.2는 흔히 구할 수 있는 수산물의 오메가3 함량과 오메가3/6 비율.

표 9.1 [2, 3]

수 산 물	오메가3(EPA/DHA) (g/85g당)
연어알	2.7
넙치	2.21
청어	1.7–1.8
연어(자연산)	1.0–3.0
정어리	1.0–1.74
송어	1.0
굴	0.45–1.15
고등어	0.35–1.8
참치(생물)	0.25–1.30

표 9.2 (4)

수산물	오메가3/6 비율 (오메가6/오메가3 비율)
정어리	16.5 (0.06)
넙치	14 (0.71)
대구	13.4 (0.074)
아귀	9.3 (0.10)
고등어	8.4 (0.12)
참치	5.8 (0.17)
연어(자연산)	5.5 (0.18)

좋은 것을 망치지 말자

수산물이 EPA/DHA 같은 오메가3의 전통적인 원천이지만 환경 오염 물질인 수은, 납, 다이옥신 같은 것들의 존재는 우리 건강을 해치는 커다란 문제가 될 수 있다. 더구나 현대 수산양식 기술이라는 것은 생선의 자연적인 먹이인 수초나 작은 해양생물을 먹이로 주는 대신 펠렛으로 가공된 인공사료를 주는데, 이런 것들은 유전자조작(GMO)된 재료일 가능성이 많고 글리포세이트*glyphosate: 같은 성분이 남아 있을 수도 있는 것이다. 양식 생선의 사료가 천연 오메가3가 적을 경우, 그 사료를 먹은 생선의 오메가3 함량도 낮아지는 것이므로 되도록 깨끗한 환경에서 채취한 자연산 생선이 좋다.

그뿐만 아니다. 곡물 펠렛 사료는 항생제나 다른 약품, 독성 화학물질이 사용될 수 있는데, 이것은 과밀한 양식장 환경에서 병원균과 배설물의 누적 때문에 필요하기 때문이다(5). 새우 양식에서는 성장호르몬이 사용되기도 한다(6). 그래서 비영리단체인 Public Citizen은 다음과 같이 말하고 있다. 전체적으로 볼 때, **지속성유기오염물질***Persistent organic pollutants: POPS과 양식 생선류에서 검출되는 살충제 성분 및 항생제 클로람페니콜, 독성 화학물질들 때문에 소비자는 양식 새우의 건강 유해성에 대해 과학자들 및 관련 기관에 더 많은 조사를 요구해야한다(7).

레리 옴스테드 Larry Olmstead의 훌륭한 저서 *Real Food/Fake Food*를 보면 새우가 미국에서 가장 많이 소비되는 해산물로 되어 있다. 이처럼 우리는 다른 생선보다 새우를 훨씬 더 많이 먹고 있다. 미국에서 소비되는 새우의 90% 이상이 외국산인데, 이중 단 2% 만이 관계 기관의 검역을 받고 있다. 그럼에도 불구하고 2015년만해도 검역후 수입 거절 기록이 있다. 이것은 새우가 허용되지 않는 오염물질이나 금지된 항생물질, 독성물질들이 발견된다는 것이다. 새우 양식에 사용되는 어떤 항생물질들은 미국에서 허용되지 않는데 그것은 발암성이 의심되기 때문이다. 저자 옴스테드는 식당에서 새우를 먹을 때, 그것이 멕시코만에서 잡은 것이 확실치 않으면 먹지 말 것을 권고한다.

통조림으로 가공된 연어, 정어리, 고등어, 기타 다른 생선은 경제적이고 편리하지만, 이것을 주된 오메가3 식품으로 하기엔 적당하지 않다. 왜냐하면 통조림 가공 공정에 높은 온도로 가열하므로 지방이 산화 변질될 수 있기 때문이다. 유기농 해산물 통조림을 선택하도록 하고, 이것에 마요네즈와 같은 소스를 곁들일 때는 오메가6를 최소화하도록 콩기름 대신 아보카도유 등을 사용한 유기농 제품을 선택하자. 또한 올리브유에 넣은 정어리 통조림은 피하는 것이 좋은데, 이런 올리브유들은 품질이 좋지 않은 것을 사용하기 때문이므로, 물에 넣은 것을 고르도록 한다.

추가로 해산물을 조리하는 방법도 고려해야 한다. 식용유의 해로움을 이제 알았다면 여기에 생선을 튀기지 말도록 한다. 오메가6가 산화 변질되어 영양적 가치가 훼손되지 않도록 튀기는 대신 삶거나 찌거나 가볍게 굽는 것이 좋다. 생선을 굽는 것이 튀기는 것보다 건강상 유익하다(8). 바로 이 튀김에 사용되는 식용유 때문이다.

만일 **세비체***, 초밥, 생선회 등을 좋아한다면 이런 모든 것에서 벗어날 수 있다. 날 생선은 조리 도중 지방의 변질을 막을 수 있어서, 깨끗한 환경에서 채취한 신선한 생선을 먹는 것은 오메가3를 섭취하는 최선의 방법이다. 연어나 생선의 알은 건강한 EPA/DHA가 가장 많이 농축되어 있고 앞서 언급했던 포스파티딜콜린도 풍부하므로 이런 것을 섭취하도록 하자.

견과류 및 씨앗류

통 견과류와 씨앗류를 섭취하는 것은 산업적 식용유를 먹는 것과는 전혀 다른 차원이다. 통 견과류와 씨앗류는 오메가6가 많기는 하지만 껍질로 보호되어 있고, 그 산화를 막아주는 자연 항산화성분들, 미네랄, 비타민, 섬유질 등을 같이 포함하고 있으므로 식용유가 제공하지 못하는 많은 유익함을 제공하기 때문이다. 따라서 위장에 문제만 없다면 생 견과와 씨앗류를 섭취하는 것이 최선이다.

땅콩(견과가 아니고 콩류), 브라질넛, 아몬드는 오메가6/오메가3 비율이 매우 높지만, 총비방중 불포화지방산 비율은 1/3 또는 그 이하로서 작은 편이다. 이들은 다가불포화지방산보다 단일불포화지방산 비율이 높아, 오메가6/오메가3 비율이 매우 높지만 섭취하는 총오메가6의 양은 해바라기씨앗이나 피칸보다 적다.

일반적으로 기름 종류에 따른 좋고 나쁨이 있다! 그러나 이것이 전부는 아니다. 예를 들면 올리브유나 코코넛유는 오메가6/오메가3 비율만을 볼 땐 그다지 우수하지 않은 것으로 보이지만 사실은 여러가지로 건강에 좋

표 9.3 견과 및 씨앗류의 지방산 조성 (1회제공량 약28.3g 당 함량(g))

견과/씨앗	SFA	MUFA	PUFA	% PUFA	총 오메가6	총 오메가3	오메가 6/오메가 3 비율
아마씨	1.0	2.1	8.0	72%	1.7	6.4	0.27
치아씨	0.9	0.6	6.5	81%	1.6	4.9	0.33
호두	1.7	2.5	13.3	76%	10.8	2.6	4.2
마카다미아	3.4	16.6	0.4	2%	0.37	0.058	6.4
피칸	1.7	11.5	6.1	32%	5.8	0.28	20.7
피스타치오	1.5	6.5	3.8	32%	3.7	0.072	51.4
참깨	1.9	5.3	6.1	46%	6.0	0.10	60.0
헤이즐넛	1.3	12.8	2.2	13%	2.2	0.025	88.0
호박씨(pepitas)	2.5	4.0	5.9	48%	5.8	0.051	113.7
잣	1.4	5.3	9.6	59%	9.5	0.032	297.0
해바라기씨	1.2	5.2	6.5	50%	6.5	0.021	309.5
브라질넛	4.3	6.9	5.8	34%	5.8	0.005	1160.0
아몬드	1.0	8.6	3.4	26%	3.4	0.002	1700.0
땅콩*	1.9	6.8	4.4	34%	4.4	0.0008	5500.0
들기름*	1.7-2.8	3.4-6.2	3.4-6.2	65-86%	3.96	14.7-18.1	0.21-0.27

표 9.4 일반적인 식물유의 오메가6/오메가3 비율*(10,11) (이 비율은 LA/ALA 비율이다)

식 물 유	오메가6/오메가3 비율
포도씨유	696
참기름	138
홍화씨유	78
해바라기씨유	68
면실유	54
옥수수유	46
땅콩유	32
올리브유	13
아보카도유	13
콩기름	7
삼씨(햄프시드)유	3
치아씨유	0.27
아마씨유	0.27
카놀라유	0.2

은 성질을 가지고 있고, 비슷한 이유로 카놀라유가 오메가6/오메가3 비율이 가장 좋음에도 불구하고 아마씨유가 건강에는 더 좋다.

표 9.5: ALA 공급원으로 좋은 식품(12): 높은 것부터 낮은 것 순으로

식 품	ALA g/테이블스푼 (15ml/12.35g)
영국호두	2.6
아미씨	2.4–2.8
치아씨	2.1
콩	1.6
호두유, 귀리(베아)	1.4
카놀라유	1.3
콩기름	1.23
해조류	0.8
호밀(배아)	0.7
콩류	0.60
달걀	0.10
아몬드, 쇠비름	0.4
쌀겨	0.2
검은 호두	0.16
올리브유	0.10

아마씨의 유익함

해산물 유래 긴 사슬 오메가3가 심혈관/대사성 질환에는 가장 강력한 효과를 나타낸다. 그러나 오메가3의 모체인 ALA도 또한 많은 유익함이 있다. 아마씨유를 꾸준히 복용하면 **염증과 혈소판응집을 억제하는 것으로** 나타났다(13,14,15,16,17). **고지혈증인 사람들에게** ALA는 염증 지표인 C반응성 단백질(CRP) 수치를 감소시킨다. 연구자들은 ALA를 많이 섭취하면 EPA/DHA로 전환되어 그 혈중 농도가 높아지기 때문인 것으로 보고 있다. 많은 사람들에 있어 ALA의 전환율이 효율적이지 않다고 하였지만,

이 연구를 보면 그래도 결국에는 DHA/EPA로 전환되는 것으로 나타난 것이다(18).

다른 연구에서 비만 환자가 아마씨를 하루 30g(ALA로서 5g) 2주간 복용한 결과 대조군에 비해 염증이 현저히 개선되었음을 보여주었다(19). 아마씨는 고지혈증 환자에게 중성지방을 낮추고 HDL대비 총콜레스테롤 비율을 개선시키는 것으로 나타났다(20). 임상시험에서 아마씨는 심혈관과 관련된 질환에서 유익함이 나타났다. 즉, 인슐린저항성을 개선시키고(21), 중성지방을 낮추며(22), 작고 무거운(해로운) LDL 입자수를 줄여준다(23). 또한 트랜스지방을 많이 섭취했을 때 나타날 수 있는 해로운 작용에 대해 보호효과가 있는 것으로 나타났다(24). 분말로 하여 요구르트나 코티지치즈 또는 스무디 등에 뿌려 먹어도 좋을 것이다.

아마씨는 어유와 마찬가지로 불포화지방산이 많으므로 산화에 취약하여 변패되기 쉽다. 그러므로 통 아마씨를 구입하여 먹기 전에 신선한 상태로 가루로 하는 것이 좋다. 커피콩 분쇄기나 향신료 분쇄기가 적당하다. 분쇄한 것은 냉장보관하는 것이 좋고 빛과 열에 노출되는 것을 피한다. 아마씨를 저녁에 물에 담가 불린 후 아침에 스무디 등에 넣어 먹는 것도 좋다. 우리는 아마씨유를 권하지 않는다. 왜냐하면 가공되는 과정에서 산화되기 쉬운 상태로 되기 때문이다.

갈색 아마씨가 황색 아마씨보다 ALA 함량이 약간 더 높다고 하지만 그 차이가 적으므로 어떤 것을 선택해도 좋다. 이들은 모두 맛이 견과류 같지만 혹시 이것을 싫어하면, 아마씨를 먹여키운 달걀을 섭취하면 좋다. ALA가 강화된 달걀은 일반 달걀보다 5배나 더 많은 ALA를 함유한다 (25). 호두도 ALA 함량이 많지만 총 오메가6가 훨씬 더 많으므로 ALA의 공급원으로 호두에만 의존하는 것은 좋지 않다.

아마씨의 유익성 요약 :

- 혈압을 낮춘다
- 염증을 감소시킨다.
- 혈전 생성을 감소시킨다.
- 동맥경화를 줄여준다.
- 작고 무거운 LDL 입자수, 중성지방, 총콜레스테롤/HDL 비를 감소시킨다.

염증을 줄이기 위한 ALA의 용량

- 아마씨나 ALA가 풍부한 식품을 통해 1일 5-10g

방목이 다른 점

방목으로 풀을 먹인 가축과 곡물 사료로 사육한 가축의 육류 지방 조성에 대해 그 차이를 연구하는 학자에 의하면, 방목하는 가축에게 곡물 사료를 먹이면 그 고기 중의 오메가3 함량이 낮아진다는 것이다. 단순히 감소할 뿐 아니라 비례적으로 감소한다고 한다. 곡물 사료의 양이 많을수록 오메가3 비율은 내려간다는 것이다(26). 방목한 가축의 고기는 곡물 사료로 키운 가축의 고기에 비해 ALA는 2-11배, EPA는 2-5배, DHA는 거의 2배 많다.

더구나 방목 가축 고기의 오메가3 함량이 많아져도 오메가6 함량은 거의 늘지 않아 그 오메가6/오메가3 비가 이상적인 2:1(27)이다. 반면에 곡물 사료로 키운 가축의 고기는 그 비가 무려 13:1이다.

미국에서 양, 염소, 들소 등의 고기는 아직까지 방목으로 키워진 것이므로 쇠고기를 선택할 때 특히 방목한 가축의 고기를 선택하면 좋다. 미국에서는 전체 기간 방목 또는 방목으로 마무리한 가축의 쇠고기를 슈퍼마켓에서 구입할 수 있다. 미국 방목협회The American Grassfed Association가 방목 인증제도를 시행하고 있으므로 이 마크를 확인하는 것이 좋다.

공액리놀레산(Conjugated linoleic acid: CLA)

방목 쇠고기가 오메가3가 많다는 잇점 이외에도 특별한 지방산인 CLA의 잇점이 있다. CLA는 일종의 천연 트랜스지방인데 식물유에 수소를 첨가하는 부분경화를 통해 생성되는 인공적 트랜스지방과는 달리 건강상 유익함이 알려져 있다.

CLA는 혈중 지질, 인슐린저항성을 개선하고, 뼈의 골화를 촉진하며, 혈전 생성 억제, 항동맥경화, 항암 작용 등의 효과가 있다(28,29). 연구자들에 의하면, 지난 20여 년 간의 많은 동물실험 모델에 의하여, 암, 동맥경화 및 당뇨병의 발생에 대해 의미있는 유익한 작용을 확인하였다. 또한 CLA는 지방세포의 축적을 조절함으로써 몸의 조성을 조절한다는 보고가 여러 동물 종에서 있었던 바, 래트, 마우스, 돼지뿐 아니라 인체에서도 확인되었다(30). 따라서 현대 서구식단에서 CLA가 사라짐으로써 지난 수십 년간 역병처럼 유행하는 비만과 만성질환의 폭발적 증가가 관련되어 있을 지 모른다.

CLA는 소, 염소, 양, 들소와 같은 반추동물의 소화기관에서 박테리아에 의해 발효 생성되어 고기 및 젖에 농축된다. 돼지, 닭, 칠면조도 약간의 CLA를 만든다. 산업화한 가축 사육장은 초지를 없애고 대부분 곡물 사료로 대체하였기 때문에, 가축들의 고기와 젖에서 CLA가 훨씬 감소되었다. 오메가3 이외에 바로 이 CLA가 방목한 고기를 선택해야할 이유가 되는 것이다. 그런데 한 가지 좋은 소식이 있다. CLA를 얻기 위해 꼭 방목한 고기를 먹어야 할 필요는 없다. 방목한 가축의 우유, 버터를 먹어도 된다. 방목한 소의 우유에는 CLA가 곡물로 사육한 우유에 비해 무려 500배 많이 들어 있다(31).

방목 고기의 총 CLA 자체 함량은 그리 높지 않다. 방목 쇠고기의 지방에 함유된 CLA의 양은 1g 당 1.7- 10.8mg이지만(32) 작다고 무시하면 안된다. 비타민과 미네랄을 떠올려보면, 이들도 아주 작은 양만 필요하지만 그것이 결핍되었을 때는 재앙이 될 수도 있는 것이나 마찬가지이다.

CLA의 유익함은 골격근량은 감소시키지 않으면서 체지방을 낮춘다는 증거를 보여준다(33). 체중을 감량하고자 할 때 누구나 지방을 줄이고 싶지 골격근까지 없애고 싶지는 않을 것이다. 연구에서 보면 식단이나 운동의 변화 없이도 이것이 가능하도록 하는 것이 바로 CLA다(34). 이것은 이러한 특별한 지방이 정말 여러분의 세포에 중요한 신호를 전달한다는 것을 증명한다.

CLA는 지방의 새로운 형성을 줄이고 지방을 태우는 능력을 증진시킨다고 밝혀졌다. 지방은 연소될 때 세포의 미토콘드리아에서 에너지로 전환된다. 이 때 특별한 효소 카르니틴 트랜스페라제-1carnityl transferase-1: CPT-1에 의해 지방이 미토콘드리아로 수송되는데, 이 효소의 활성을 증가시키고, 지방을 만들고 저장하라는 효소의 활성은 억제한다(35).

CLA의 적절한 섭취량은 1일 95mg에서 3,000mg까지로 산정되었다. 대부분 미국인의 하루 섭취량이 150-200mg 정도인 것을 감안하면, 방목한 쇠고기나 우유를 지속적으로 섭취하지 않는 한 여러분의 CLA 섭취량은 하한선에 가까울 것이다. 그래서 우리는 1일 섭취 권장량을 500-1,000mg으로 하며, 이것이 구석기 시대 인간이 섭취하던 양과 가까운 것으로 보고 있다(36).

242

방목 쇠고기 : 지방 이외의 다른 좋은 점

지방 이외에도 쇠고기가 비타민과 미네랄의 보고라는 것을 알면 놀랄 것이다. 여러분은 분명 이런 영양소에 대해 들으면, 알록달록 예쁜 색깔의 과일이나 채소를 떠올리겠지만 사실 쇠고기는 비타민 B군, 철분, 아연, 셀레늄, 기타 많은 미량성분들이 풍부하다.

방목 쇠고기를 보면 특징적으로 황색을 띤 지방이 눈에 띌 것이다. 이것은 바로 당근이나 고구마 등에서 오렌지색을 띄게 하는 바로 그 베타카로틴과 같은 것이다. 왜냐하면 소는 풀을 상당히 많은 양을 뜯어 먹음으로써 그 안에 든 베타카로틴을 지방에 농축하기 때문인 것이다(37). 아마 여러분이 방목한 소의 우유로 만든 버터와 일반 버터의 색이 극명하게 다르다는 것을 알 수 있을 것이다. 그러므로 식품 포장의 라벨을 잘 보아야 한다. 식물유를 가공하여 만든 마아가린이나 스프레드 등은 방목 버터의 황색을 흉내내기 위해 색소를 첨가하는 경우가 있기 때문이다. 그린 제품에 속지 말고 진짜를 구입하도록 하라.

방목한 가축의 고기는 곡물 사료 가축의 고기에 비해 베타카로틴이 7배나 많이 들어있다. 베타카로틴은 비타민 A의 전구체로서, 눈의 건강, 시력, 뼈의 건강, 생식 능력, 호흡기계 등에 있어 중요한 작용을 한다. 비타민 A는 또한 백혈구 생성에 필수적이며 피부와 작은 창자의 기능을 돕는다. 이러한 인체 기관은 바로 외부로부터 침입하는 병원균 및 독소에 대한 1차적 방어선이므로 베타카로틴과 비타민 A는 면역계에서 중요한 작용을 하는 것이다. 여러분의 할머니 할아버지 시절에는 감기나 다른 질환을 예방하기 위해 매일 비타민 A가 풍부한 간유를 섭취했을 것이다. 그러므로 가능하면 방목한 가축의 고기, 우유, 버터를 구하여 섭취하라.

쇠고기에서 나오는 또다른 영양소는 비타민 E이다. 방목한 소의 비타민 E는 곡물 사료 쇠고기보다 2배에서 10배 가량 많다(38). 비타민 E는 핵심적인 항산화제로서 쇠고기 자체 지방의 산화를 막는 역할을 할 뿐 아니라 여러분 몸의 지방의 산화를 막아 보호해 주는 역할을 한다.

고기가 얼마간의 시간이 지나면 그 색깔이 변화하는 것을 볼 수 있다. 신선한 고기는 밝고 붉은 색을 띄고 있으나 마트에서 할인 판매하는 것 등은 갈색으로 변한 것을 볼 수 있을 것이다. 이런 고기는 붉은 색을 띄는 단백질이 산화 변질된 것이므로 구매하지 말 것을 권한다. 방목한 가축의 고기는 곡물 사료 고기보다 이런 갈변 현상이 더 천천히 일어난다. 그 이유는 바로 그 안에 비타민 E가 더 많아 산화를 막아 주기 때문이다(39).

방목한 고기는 또한 **글루타치온***glutathione이라는 중요한 영양소를 함유하고 있다. 항산화제의 왕이라고 하는 말을 들어본 적이 있는가? 이것은 여러분의 모든 세포에 있는 것으로서, 간에서 독소를 해독하는 주인공이다. 해독 작용뿐 아니라 **활성산소***free radical를 잡는 강력한 항산화제로서, 여러분 세포의 DNA 및 여러 조직 세포를 구성하는 지방의 산화를 방지한다. 이것은 고기와 채소는 글루타치온이 풍부하므로, 소가 푸른 풀들을 많이 먹기 때문에 방목한 쇠고기는 곡물 사료 쇠고기보다 글루타치온 함량이 더 높은 것이다(40).

방목 쇠고기는 다른 두 가지의 항산화제를 더 많이 함유하는데 그것은 **SOD***superoxide dismutase와 **과산화수소분해효소***catalase이다(41). 비타민 E와 마찬가지로 이 항산화효소가 방목 쇠고기에 많으므로 이들이 고기가 공기에 노출되거나 요리 중에 산화 변질되는 것으로부터 보호한다. 그러므로 방목한 고기가 오메가3가 많은 만큼 이를 보호하기 위한 항산화 성분도 더 풍부하게 함유되어 있는 것이다(42).

방목한 가축의 고기가 곡물 사료 고기보다 좋은 점

- ALA형태의 오메가3가 많다
- 오메가6가 적다
- 오메가6/오메가3 비율이 낮다
- 트랜스박센산trans vaccenic acid의 함량이 높다
- CLA 함량이 높다
- 비타민A 및 E의 전구체 함량이 높다
- 항산화제 글루타치온, SOD, 과산화수소분해효소 함량이 많다.
- 트랜스 올레산(10t-18:1) 함량이 낮다.
- 지방의 산화가 적다

이 모든 것을 종합하여: 건강을 유지하기

해산물 섭취하기

오메가3, 특히 EPA와 DHA를 을 섭취하는데 있어 가장 효율적이고 효과적인 방법은 바로 해산물을 먹는 것이다. 가능하면 깨끗한 바다에서 자란 자연산을 구해서 먹고 양식장에서 기른 것은 해로운 오염물질이 많을 가능성이 크므로 최소화한다(43). 앞서 언급한 바와 같이 양식된 것은 그 사료 때문에 오메가3보다 오메가6가 많다. (일부 양식 연어는 항생제 없이 해산물을 먹이로 키워서 EPA/DHA 함량까지 표시하기도 한다.)(44). 언제나 좋은 것은 부족하고, 나쁜 것은 넘친다! - 여러분은 건강을 위해 가야할 길을 잘 선택하여야 한다.

방목한 가축으로부터 나온 식품을 구하라

고기, 우유, 버터, 치즈, 달걀, 우유 등 초지에 방목하여 기른 가축에서

나온 것들을 선택하라. 이렇게 하면 오메가3, CLA, 베타카로틴, 다른 비타민과 미네랄을 더 많이 섭취할 수 있다(45,46). 여러분이 사는 **지역 축산농가**에 사육 방법을 문의해 보라. 지역의 많은 소규모 축산 농가는 항생제나 GMO, 살충제 없이 유기농으로 사육하는 곳이 있다. 유기농 인증이라는 것은 서류 절차가 복잡하여 소규모 업자들에게는 부담이 되는 것이라서, 비록 인증은 받지 못했어도 품질은 동등하거나 더 좋은 경우도 있으니 말이다.

방사한 닭에서 나온 달걀은 일반 달걀보다 오메가3가 많게는 10배까지 들어 있을 뿐만 아니라, 비타민 D, B12, 엽산 또한 많이 들어있다(47). 그런데 이 모든 것들은 노른자에 들어 있는 것이니 두려워하지 말고 달걀 전체를 먹도록 하고, 혹시라도 노른자를 피하고 흰자 만을 고집하는 일이 없도록 한다.

고기나 달걀을 요리할 때는 **약** 또는 **중간** 화력으로 가열하여 지방이나 콜레스테롤이 산화되지 않도록 조심한다. 전자레인지에서 재가열 하면 산화가 더 진행될 수 있으므로 권장하지 않는다. 이런 음식들이 남아 있을 때는 재가열 시 **최대 화력의 50% 이하**로 가열한다. 육류의 오메가6 비율을 보면 닭고기는 13.5%로 가장 많고 그 다음이 돼지고기 8%, 쇠고기 2.8%의 순이다. 돼지고기는 포화지방산과 단일불포화지방산의 비율이 높으므로 다가불포화지방의 비율은 상대적으로 낮다. 하지만 그 중의 오메가6는 오메가3보다 훨씬 더 많다. 닭고기도 비슷하다. 닭고기의 지방은 대부분이 단일불포화지방산이지만, 다가불포화지방산 대부분이 오메가6 가다.

물론 방사한 닭은 벌레 유충이나 지렁이, 풀이나 유기농 곡류 등을 먹고 자라므로 좁은 닭장에 밀집 사육하는 닭과는 지방이나 영양 성분의 조성이 다를 수 밖에 없다. 돼지도 초지에 방목하여 기르면 고기의 영양 조성이 개선된다. 따라서 가능하면 밀집 사육Concentrated animal feeding operation: CAFO이 아닌 유기농 돼지나 닭고기를 선택하고, 살코기를 구입하여 여기에 아보카도유나 올리브유를 첨가하는 것이 좋다.

견과류나 씨앗류는 적당히

유기농 견과류나 씨앗을 선택하고 볶은 것일 경우에는 식용유를 사용하지 않은 것을 선택한다(많은 제품들이 볶을 때 콩기름이나 면실유를 사용한다). 가미된 것을 살 때, 허니(honey) 맛을 피하는 것이 좋다. 왜냐하면 그것은 필히 설탕과 옥수수시럽이 많이 들어있기 때문이다. 라벨을 꼼꼼히 읽어 보고 익숙하지 않은 첨가제를 조심하여야 한다. 여러분이 인슐린저항성이 의심되거나 심혈관/대사성 질환이 있는 경우에는 오메가6가 많은 견과류인 호두, 잣, 해바라기씨, 호박씨 등은 인슐린 농도를 올릴 수 있으므로 최소화 한다.

아마씨를 추가한다

아마씨유는 산패되기 쉬우므로 피하고, 아마씨를 신선한 상태로 즉석에서 갈아서 먹는 것이 더 좋다. 또는 아마씨 1-3g 테이블스푼 정도를 밤새 미리 불리거나, 직접 갈아서 음식에 섞어 먹기를 권한다. 이것은 여러분이 특히 푸른 잎 채소 섭취가 적어 ALA가 더 필요한 경우에 좋다. 분쇄한 아마씨 가루는 요구르트, 코티지치즈, 스무디, 오트밀 등에 편리하게 섞어 먹음으로써 오메가3를 높일 수 있다.

트랜스지방과 산업적 식용유를 피한다

산업적 식용유는 과자나 빵류를 비롯하여 예상치 못한 많은 가공식품에 숨어 있다. 오메가6가 많은 식용유나 트랜스지방이 들어 있을 것으로 예측할 수 있는 것들은 케이크 장식frosting, 마요네즈, 튀김류, 마아가린과 쇼트닝, 샐러드드레싱, 땅콩버터, 페이스트리, 크래커, 감자칩 등 수없이 많다. 라벨을 잘 보면 예상치 못한 것에서 이런 지방이 튀어 나올 것이다.

맺는 말

여기까지 읽어 보신 분들은 아마도 이 책이 권장하는 식단이 지금까지 생각해왔던 것과는 조금 다르다는 것을 알았을 것이다. 아마 여러분은 앞으로 이미 조리된 식품을 배달시켜 먹기보다는 직접 요리하는 데 좀 더 많은 시간을 보낼 지도 모른다. 또는 마트에서 가공식품 중에 식용유지 같은 숨은 첨가물을 찾기 위해 꼼꼼히 라벨을 읽어 보게 될 것이다. 그러나 곧 이러한 행동이 의식하지 않아도 자연스런 습관처럼 될 것이다. 이제 여러분도 이 책을 읽음으로써 식품에 관한 전문가가 되었으므로, 식품을 선택하고 조리하는데 예전처럼 그리 오랜 시간이 걸리지 않을 것이다. 여러분의 세심한 관심과 노력은 여러분의 건강을 위해 충분히 가치가 있는 것이다. 아주 조그만 시간과 노력을 투자하여 평생의 건강과 삶의 질을 높일 수 있다면 그 대가는 아주 큰 것이다.

건강을 위한 착한 지방의선택

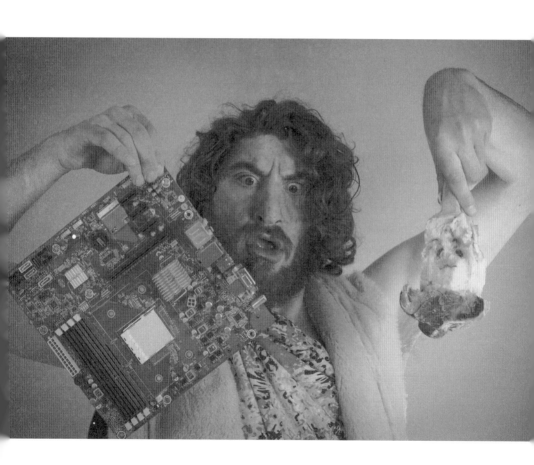

이제 여러분은 식단에서 오메가6/오메가3 비율의 강력한 파워로, 이것이 여러분의 육체적, 정신적 건강과 인지능력에 큰 영향을 미친다 것을 알았으므로, 이제 정부나 여러 기관에서 권장하는 낡은 지침에서 권장하는 산업적 식용유로부터 벗어날 때이다. 여러분이 지금까지 건강에 좋다고 하면서 식물유라고 하여 동물성 지방 대신 섭취하도록 하는 영양지침에 따라 고탄수화물 저지방 식이를 해 왔음에도 불구하고, 체중 감량에 실패하고 건강 문제를 겪고 있다면, 그러한 실패한 지침은 역사의 쓰레기통 속으로 던져 버려야 한다.

우리가 권장하는 주기적 케톤 식단cyclical ketogenic diet; 주기적 저탄수화물 고지방 식이은, 오메가3가 많은 식품을 선택하고, 탄수화물이 많은 식품은 피하는 것을 목표로 한다. 그리하여 여러분의 건강은 세포 수준에서 시작됨을 명심하여야 한다. 여러분의 몸은 여러분의 세포와 그 세포막이 건강해야만 건강한 것이다. 여러분의 세포들이 모여 기관, 분비선, 근육 기타 모든 조직이 만들어지기 때문이다. 그리고 이 모든 세포에 건강한 지방이 필요하다. 그래서 가공되지 않은 자연 식품에서 온 건강한 지방으로 여러분의 몸을 구석구석 충분히 채워라. 즉, 불순한 방법으로 키워지지 않았고, 화학적 조작이 많이 가해지지 않았으며, 해로운 화학물질을 첨가하지 않은 것이라야 우리가 평생토록 의지할 수 있는 지속 가능한 식품이라 할 수 있다. 유기농으로 키운 채소, 과일, 견과류와 씨앗류, 쇠고기, 돼지고기, 닭고기, 달걀, 유제품들, 그 식물이나 동물의 특성에 알맞은 건강한 환경에서 키워진 것에서 나온 식품들, 그리고 깨끗한 환경에서 채취된 자연산 해산물 등이 그것이다.

여러분의 몸은 여러분이 먹는 것, 여러분이 먹었던 것으로 이루어져 있다. 비좁은 우리가 아닌 바깥의 신선한 공기를 마시고, 밝은 햇빛을 충분히 받으며 살충제, 제초제 같은 화학물질에 오염되지 않은 초지에서 풀을 뜯으며, 오메가6가 많은 GMO 곡물을 먹지 않고 자란 건강한 가축에서 나온 식품을 섭취하는 것이 여러분의 영양과 건강을 책임질 것이다. 이런 좋은 환경이 그 식품에 들어있는 영양분, 특히 지방의 품질을 결정하고, 또한 그 식품의 지방이 바로 여러분 자신 몸의 지방도 좌우하기 때문이다.

여러분은 이제 식품 중의 콜레스테롤이나 포화지방, 소금과 같은 것들에 대한 끊임 없는 두려움을 버릴 수 있게 되었을 것이다. 버터, 치즈, 베이컨, 달걀, 기름진 고기 등을 지나치게 탐할 필요도 없지만, 반대로 그것이 방목한 가축으로부터 나온 것이라면 피할 이유도 없다. 수세기 동안 이러한 음식들을 섭취하며 살아온 세계 장수촌 사람들에게는 무슨 무슨 패러독스니 하는 것은 없다. 이제 지방에 대한 진실을 알게 되었으므로 이해 불가의 미스터리 같은 것도 없다. 장수하는 사람들의 건강 비밀이, 이들이 먹는 지역적으로 특수한 음식, 즉 치즈, 크림, 프랑스의 파테, 그리스의 페타치즈 및 양구이 같은 것에 있다기 보다는, 그들이 고도로 정제된 산업적 식용유를 먹지 않는데 있다고 할 것이다.

이 책을 마무리하면서 다시 한번 오메가3 및 오메가6에 대해 정리해 본다.

오메가6는 염증과 산화를 부추긴다

오메가6를 줄이고 오메가3를 더 섭취함으로써 여러분의 몸은 염증 유발 상태에서 항염증 상태로 전환되어, 서구 사회에서 커다란 부담이 되고 있는 여러가지 만성질환의 근본적 원인인 염증이라는 불을 끌 수 있다.

오메가6는 발암 위험을 증가시키고 오메가3는 이를 감소시킨다

오메가3는 오메가6와 경쟁하여 그것이 세포막의 일부가 되는 것을 줄인다. 특히 기름진 생선에 많은 긴 사슬 오메가3를 고용량 섭취하면 리놀레산이 암세포로 들어가는 것을 줄여 암세포 성장을 감소시킨다. 산업적

251

식용유의 섭취를 줄이면 암 발생 및 암세포의 성장 위험도 감소시킨다.

오메가3는 심혈관질환 위험을 감소시킨다

오메가3는 심혈관질환의 위험성을 감소시킨다. 이 특별한 지방산은 항염증 작용이 있어 혈압을 낮추고, 비정상적 혈전 형성을 줄이고, 혈관의 정상적 기능을 촉진한다.

오메가6는 공복감과 지방 축적을 증가시킨다

식단에서 오메가6를 제한함으로써 여러분은 비로서 공복감을 해소할 수 있고 불필요한 체지방을 줄일 수 있게 된다. 여러분의 오메가6/오메가3 비율을 낮춤으로써 여러분의 몸에 저장된 지방이 좀더 쉽게 연소하여 배출될 수 있게 된다.

오메가3는 근육량을 늘이고 지방 연소를 촉진한다

오메가3를 섭취하면 골격근량은 늘이고 지방의 연소는 증가시켜 건강한 체중을 위한 윈-윈 게임이 된다. 특히 DHA는 여러분 세포의 페이스메이커이다. 즉, DHA가 많을수록 기초대사량을 늘여, 운동할 때뿐만 아니라 항상 에너지를 소모하도록 한다.

여러분 자신의 건강뿐 아니라 여러분 자녀와 그 자녀의 자녀까지 건강하기 위해 기본으로 돌아가야 한다. 자연이 만든 영양이 풍부한 음식을 가능한 한 가까이 하라. 음식으로만 불균형이 해소될 수 없는 경우에는 보충제를 전략적으로 사용하는 것이 좋다. 여러분 스스로가 건강의 모든 측면을 잘 관리하지 못할 수 있지만, 어쨌든 여러분은 현재와 미래의 건강한 상태로 향하는 자동차의 운전석에 앉아 있는 것이다. 필요한 것은 여러분이 섭취하는 음식을 변화시키는 것이다. 우리는 이 책이 그런 일을 할 수 있도록 그 구체적인 방법을 충분하게 제시하였기를 바란다.

참고 문헌

프롤로그

1. Adapted from Enig, M. Know your fats. Silver Spring (MD): Bethesda Press; 2000. 358 p.

2. Fallon, S, Enig, M. The great con-ola [Internet]. Washington (DC): The Weston A. Price Foundation; 2002 Jul 28 [cited 2018 Jun 4]. Available from http://www.westonaprice.org/know-your-fats/the-great-con-ola/

3. Blasbalg TL, Hibbeln JR, Ramsden CE, et al. Changes in consumption of omega-3 and omega-6 fatty acids in the United States during the 20th century. *Am J Clin Nutr.* 2011 May;93(5):950-62.

4. Ibid.

5. Simopoulos AP. Essential fatty acids in health and chronic disease. *Am J Clin Nutr* 1999 Sep;70 (3 Suppl):560s-9s.

6. Simopoulos AP, DiNicolantonio JJ. The importance of a balanced omega-6 to omega-3 ratio in the prevention and management of obesity. *Open Heart.* 2016 Sep;3(2):e000385.

7. DiNicolantonio JJ, McCarty MF, Chatterjee S, et al. A higher dietary ratio of long-chain omega-3 to total omega-6 fatty acids for prevention of COX-2-dependent adenocarcinomas. *Nutr Cancer.* 2014;66(8):1279-84.

8. Simopoulos AP. Essential fatty acids in health and chronic disease. *Am J Clin Nutr.* 1999 Sep;70 (3 Suppl):560s-9s.

9. Kuipers RS, Luxwolda MF, Dijck-Brouwer DA, et al. Estimated macronutrient and fatty acid intakes from an East African Paleolithic diet. *Br J Nutr.* 2010 Dec;104(11):1666-87.

10. Singh RB, Demeester F, Wilczynska A. The tsim tsoum approaches for prevention of cardiovascular disease. *Cardiol Res Pract.* 2010;2010:824938.

11. Rodriguez-Leyva D, Dupasquier CM, McCullough R, et al. The cardiovascular effects of flaxseed and its omega-3 fatty acid, alpha-linolenic acid. *Can J Cardiol.* 2010 Nov;26(9):489-96.

12. Burdge GC, Wootton SA. Conversion of alpha-linolenic acid to eicosapentaenoic, docosapentaenoic and docosahexaenoic acids in young women. *Br J Nutr.* 2002 Oct;88(4):411-20.

13. Kuipers RS, Luxwolda MF, Dijck-Brouwer DA, et al. Estimated macronutrient and fatty acid intakes from an East African Paleolithic diet. *Br J Nutr.* 2010 Dec;104(11):1666-87.

14. Eaton SB, Eaton SB 3rd, Sinclair AJ, et al. Dietary intake of long-chain polyunsaturated fatty acids during the paleolithic. *World Rev Nutr Diet.* 1998;83:12-23.

Chapter 1

1. Keys A. Atherosclerosis: a problem in newer public health. *J Mt Sinai Hosp* N Y. 1953 Jul-Aug;20(2):118-39.

2. Yerushalmy J, Hilleboe HE. Fat in the diet and mortality from heart disease; a methodologic note. *N Y State J Med.* 1957 Jul 15;57(14):2343-54.

3. DiNicolantonio JJ, Lucan SC, O' Keefe JH. The evidence for saturated fat and for sugar related to coronary heart disease. *Prog Cardiovasc Dis.* 2016;58(5):464-72.

4. DiNicolantonio JJ. The cardiometabolic consequences of replacing saturated fats with carbohydrates or Ω-6 polyunsaturated fats: Do the dietary guidelines have it wrong? *Open Heart.* 2014 Feb 8;1(1):e000032. doi:10.1136/openhrt-2013 -000032.

5. Ahrens EH Jr., Insull W Jr., Blomstrand R, et al. The influence of dietary fats on serum-lipid levels in man. *Lancet.* 1957 May 11;272(6976):943-53.

6. Ahrens EH Jr., Blankenhorn DH, Tsaltas TT. Effect on human serum lipids of substituting plant for animal fat in diet. *Proc Soc Exp Biol Med.* 1954 Aug 1;86(4):872-8.

7. Parodi PW. Has the association between saturated fatty acids, serum cholesterol and coronary heart disease been over emphasized? *Intl Dairy J.* 2009 Jun- Jul;19(6-7):345-61.

8. Kannel WB, Dawber TR, Kagan A, et al. Factors of risk in the development of coronary heart disease--six year follow-up experience. The Framingham Study. *Ann Intern Med.* 1961 Jul;55:33-50.

9. Ramsden CE, Hibbeln JR, Majchrzak-Hong SF. All PUFAs are not created equal: absence of CHD benefit specific to linoleic acid in randomized controlled trials and prospective observational cohorts. *World Rev Nutr Diet.* 2011;102:30-43.

10. Mustad VA, Ellsworth JL, Cooper AD, et al. Dietary linoleic acid increases and palmitic acid decreases hepatic LDL receptor protein and mRNA abundance in young pigs. *J Lipid Res.* 1996 Nov;37(11):2310–23.

11. Ibid.

12. Fernandez ML, West KL. Mechanisms by which dietary fatty acids modulate plasma lipids. *J Nutr.* 2005 Sep;135(9):2075–8.

13. Dias CB, Garg R, Wood LG, et al. Saturated fat consumption may not be the main cause of increased blood lipid levels. *Med Hypotheses.* 2014 Feb;82(2):187–95.

14. Steinberg D. Thematic review series: the pathogenesis of atherosclerosis. An interpretive history of the cholesterol controversy, part V: the discovery of the statins and the end of the controversy. *J Lipid Res.* 2006 Jul;47(7):1339–51.

15. Parodi PW. Has the association between saturated fatty acids, serum cholesterol and coronary heart disease been over emphasized? *Intl Dairy J.* 2009 Jun–Jul;19(6–7):345–61.

16. Select Committee on Nutrition and Human Needs. Dietary goals for the United States [Internet]. Washington, DC: United States Senate; 1977 [cited 2018 Jul 15]. Available from http://zerodiseasecom /archive/Dietary_Goals_For_ The_United_States.pdf.

17. Hu FB, Stampfer MJ, Manson JE, et al. Dietary fat intake and the risk of coronary heart disease in women. *N Engl J Med.* 1997;337(21):1491–9.

18. Oh K, Hu FB, Manson JE, et al. Dietary fat intake and risk of coronary heart disease in women: 20 years of follow-up of the nurses' health study. *Am J Epidemiol.* 2005 Apr 1;161(7):672–9.

19. Ramsden CE, Hibbeln JR, Majchrzak-Hong SF. All PUFAs are not created equal: absence of CHD benefit specific to linoleic acid in randomized controlled trials and prospective observational cohorts. *World Rev Nutr Diet.* 2011;102:30–43.

20. Huang X, Sjogren P, Arnlov J, et al. Serum fatty acid patterns, insulin sensitivity and the metabolic syndrome in individuals with chronic kidney disease. *J Intern Med.* 2014 Jan;275(1):71–83.

21. Wu JH, Lemaitre RN, King IB, et al. Circulating omega-6 polyunsaturated fatty acids and total and cause-specific mortality: the Cardiovascular Health Study. *Circulation.* 2014 Oct 7;130(15):1245–53.

22. Warensjo E, Sundstrom J, Vessby B, et al. Markers of dietary fat quality

and fatty acid desaturation as predictors of total and cardiovascular mortality: a population-based prospective study. *Am J Clin Nutr*. 2008 Jul;88(1):203-9.

23. de Goede J, Verschuren WM, Boer JM, et al. N-6 and N-3 fatty acid cholesteryl esters in relation to fatal CHD in a Dutch adult population: a nested case-control study and meta-analysis. *PLoS One*. 2013 May 31;8(5):e59408.

24. Fernandez-Real JM, Broch M, Vendrell J, et al. Insulin resistance, inflammation, and serum fatty acid composition. *Diabetes Care*. 2003 May;26(5):1362-8.

25. Miettinen TA, Naukkarinen V, Huttunen JK, et al. Fatty-acid composition of serum lipids predicts myocardial infarction. *Br Med J (Clin Res Ed)*. 1982 Oct 9;285(6347):993-6.

26. Wu JH, Lemaitre RN, King IB, et al. Circulating omega-6 polyunsaturated fatty acids and total and cause-specific mortality: the Cardiovascular Health Study. *Circulation*. 2014 Oct 7;130(15):1245-53.

27. Marventano S, Kolacz P, Castellano S, et al. A review of recent evidence in human studies of n-3 and n-6 PUFA intake on cardiovascular disease, cancer, and depressive disorders: does the ratio really matter? *Int J Food Sci Nutr*. 2015;66(6):611-22.

28. Keys A. Coronary heart disease in seven countries. 1970. *Nutrition*. 1997 Mar 13;13(3):250-2; discussion 49, 3.

29. Keys A. Mediterranean diet and public health: personal reflections. *Am J Clin Nutr*. 1995 Jun;61(6 Suppl):1321s-3s.

30. Ibid.

31. Dias CB, Garg R, Wood LG, et al. Saturated fat consumption may not be the main cause of increased blood lipid levels. *Med Hypotheses*. 2014 Feb;82(2):187-95.

32. Yano K, Rhoads GG, Kagan A, et al. Dietary intake and the risk of coronary heart disease in Japanese men living in Hawaii. *Am J Clin Nutr*. 1978 Jul;31(7):1270-9.

33. Ibid.

34. Keys A, Kimura N, Kusukawa A, et al. Lessons from serum cholesterol studies in Japan, Hawaii and Los Angeles. *Ann Intern Med*. 1958 Jan 1;48(1):83-94.

35. Parodi PW. Has the association between saturated fatty acids, serum cholesterol and coronary heart disease been over emphasized? *Int Dairy J.* 2009 Jun– Jul;19(6–7):345–61.

36. Ibid.

37. Ibid.

38. Ibid.

39. Ibid.

40. Campos H, Blijlevens E, McNamara JR, et al. LDL particle size distribution. Results from the Framingham Offspring Study. *Arterioscler Thromb.* 1992 Dec;12(1):1410–9.

41. Dreon DM, Fernstrom HA, Campos H, et al. Change in dietary saturated fat intake is correlated with change in mass of large low-density-lipoprotein particles in men. *Am J Clin Nutr.* 1998 May;67(5):828–36.

42. Parodi PW. Has the association between saturated fatty acids, serum cholesterol and coronary heart disease been over emphasized? *Int Dairy J.* 2009 (Jun– Jul;19(6–7):345–61.

43. Ibid.

44. Rizzo M, Berneis K. Low-density lipoprotein size and cardiovascular risk assessment. *QJM.* 2006 Jan;99(1):1–14.

45. Dreon DM, Fernstrom HA, Williams PT, et al. A very low-fat diet is not associated with improved lipoprotein profiles in men with a predominance of large, low-density lipoproteins. *Am J Clin Nutr.* 1999 Mar;69(3):411–8.

46. Turpeinen O, Karvonen MJ, Pekkarinen M, et al. Dietary prevention of coronary heart disease: the Finnish Mental Hospital Study. *Int J Epidemiol.* 1979 Jun;8(2):99–118.

47. Parodi PW. Has the association between saturated fatty acids, serum cholesterol and coronary heart disease been over emphasized? *Int Dairy J.* 2009 Jun– Jul;19(6–7):345–61.

48. Dayton S, Pearce ML. Diet high in unsaturated fat. A controlled clinical trial. *Minn Med.* 1969 Aug;52(8):1237–42.

49. Loffredo L, Perri L, Di Castelnuovo A, et al. Supplementation with vitamin E alone is associated with reduced myocardial infarction: a meta-analysis. *Nutr Metab Cardiovasc Dis.* 2015 Apr;25(4):354–63.

50. Ramsden CE, Hibbeln JR, Majchrzak SF, et al. n–6 fatty acid-specific

and mixed polyunsaturate dietary interventions have different effects on CHD risk: a meta-analysis of randomised controlled trials. *Br J Nutr.* 2010 Dec;104(11):1586–600.

51. Ibid.

52. Frantz ID Jr., Dawson EA, Ashman PL, et al. Test of effect of lipid lowering by diet on cardiovascular risk. The Minnesota Coronary Survey. *Arteriosclerosis.* 1989 Jan–Feb;9(1):129–35.

53. Baum SJ, Kris-Etherton PM, Willett WC, et al. Fatty acids in cardiovascular health and disease: a comprehensive update. *J Clin Lipidol.* 2012 May–Jun;6(3):216–34.

54. Christakis G, Rinzler SH, Archer M, et al. Effect of the Anti-Coronary Club program on coronary heart disease. Risk-factor status. *JAMA.* 1966 Nov 7;198(6):597–604.

55. DiNicolantonio JJ. The cardiometabolic consequences of replacing saturated fats with carbohydrates or Ω–6 polyunsaturated fats: Do the dietary guidelines have it wrong? *Open Heart,* 2014 Feb 8;1(1):e000032. doi:10.1136/openhrt-2013-000032.

56. Christakis G, Rinzler SH, Archer M, et al. The anti-coronary club. A dietary approach to the prevention of coronary heart disease–a seven-year report. *Am J Public Health Nations Health.* 1966 Feb;56(2):299–314.

57. Rose GA, Thomson WB, Williams RT. Corn oil in treatment of ischaemic heart disease. *Br Med J.* 1965 Jun 12;1(5449):1531–3.

58. Ibid.

59. de Lorgeril M, Salen P, Martin JL, et al. Mediterranean diet, traditional risk factors, and the rate of cardiovascular complications after myocardial infarction: final report of the Lyon Diet Heart Study. *Circulation.* 1999 Feb 16;99(6):779–85.

60. de Lorgeril M, Renaud S, Mamelle N, et al. Mediterranean alpha-linolenic acid-rich diet in secondary prevention of coronary heart disease. *Lancet.* 1994 Jun 11;343(8911):1454–9.

61. Estruch R, Ros E, Salas-Salvado J, et al. Primary prevention of cardiovascular disease with a Mediterranean diet. *N Engl J Med.* 2013 Apr 4;368(14):1279–90.

62. de Lorgeril M, Salen P, Defaye P, et al. Recent findings on the health effects of omega-3 fatty acids and statins, and their interactions: do statins inhibit omega-3? *BMC Med.* 2013;11:5.

63. DiNicolantonio JJ, Niazi AK, McCarty MF, et al. Omega-3s and cardiovascular health. *Ochsner J.* 2014 Fall;14(3):399-412.

64. DiNicolantonio JJ, Niazi AK, O' Keefe JH, Lavie CJ. Explaining the recent fish oil trial "failures". *J Glycomics Lipidomics.* 2013;3(1): e112. doi:10.4172/2153-0637.1000e112.

65. Burr ML, Fehily AM, Gilbert JF, et al. Effects of changes in fat, fish, and fibre intakes on death and myocardial reinfarction: diet and reinfarction trial (DART). *Lancet.* 1989 Sep 30;2(8666):757-61.

66. Burr ML, Sweetham PM, Fehily AM. Diet and reinfarction. *Eur Heart J.* 1994 Aug;15(8):1152-3.

67. Marchioli R, Barzi F, Bomba E, et al. Early protection against sudden death by n-3 polyunsaturated fatty acids after myocardial infarction: time-course analysis of the results of the Gruppo Italiano per lo Studio della Sopravvivenza nell' Infarto Miocardico (GISSI)-Prevenzione. *Circulation.* 2002 Apr 23;105(16):1897-903.

68. Dietary supplementation with n-3 polyunsaturated fatty acids and vitamin E after myocardial infarction: results of the GISSI-Prevenzione trial. Gruppo Italiano per lo Studio della Sopravvivenza nell' Infarto miocardico. *Lancet.* 1999 Aug 7;354(9177):447-55.

69. Tavazzi L, Maggioni AP, Marchioli R, et al. Effect of n-3 polyunsaturated fatty acids in patients with chronic heart failure (the GISSI-HF trial): a randomised, double-blind, placebo-controlled trial. *Lancet.* 2008 Oct 4;372(9645):1223-30.

70. Yokoyama M, Origasa H, Matsuzaki M, et al. Effects of eicosapentaenoic acid on major coronary events in hypercholesterolaemic patients (JELIS): a randomised open-label, blinded endpoint analysis. *Lancet.* 2007 Mar 31;369(9567):1090-8.

71. Ibid.

72. Tanaka K, Ishikawa Y, Yokoyama M, et al. Reduction in the recurrence of stroke by eicosapentaenoic acid for hypercholesterolemic patients: subanalysis of the JELIS trial. *Stroke.* 2008 Jul;39(7):2052-8.

73. Einvik G, Klemsdal TO, Sandvik L, et al. A randomized clinical trial on n-3 polyunsaturated fatty acids supplementation and all-cause mortality in elderly men at high cardiovascular risk. *Eur J Cardiovasc Prev Rehabil.* 2010 Oct;17(5):588-92.

74. Simopoulos AP. The importance of the ratio of omega-6/omega-3

essential fatty acids. *Biomed Pharmacother.* 2002 Oct;56(8):365–79.

75. DiNicolantonio JJ, Meier P, O' Keefe JH. Omega–3 polyunsaturated fatty acids for the prevention of cardiovascular disease: do formulation, dosage & comparator matter? *Mo Med.* 2013 Nov–Dec;110(6):495–8.

76. Simopoulos AP, Leaf A, Salem N Jr. Essentiality of and recommended dietary intakes for omega–6 and omega–3 fatty acids. *Ann Nutr Metab.* 1999;43(2):127–30.

77. Harris WS, Von Schacky C. The omega–3 index: a new risk factor for death from coronary heart disease? *Prev Med.* 2004 Jul;39(1):212–20.

Chapter 2

1. Lee KW, Lee HJ, Cho HY, et al. Role of the conjugated linoleic acid in the prevention of cancer. *Crit Rev Food Sci Nutr.* 2005;45(2):135–44.

2. Wang Y, Lu J, Ruth MR, et al. Trans–11 vaccenic acid dietary supplementation induces hypolipidemic effects in JCR:LA–cp rats. *J Nutr.* 2008 Nov;138(1):2117–22.

3. Micha R, Mozaffarian D. Trans fatty acids: effects on cardiometabolic health and implications for policy. *Prostaglandins Leukot Essent Fatty Acids.* 2008;79(3–5):147–52.

4. Kinsella JE, Bruckner G, Mai J, et al. Metabolism of trans fatty acids with emphasis on the effects of trans, trans–octadecadienoate on lipid composition, essential fatty acid, and prostaglandins: an overview. *Am J Clin Nutr.* 1981 Oct;34(1):2307–18.

5. Tardy AL, Morio B, Chardigny JM, et al. Ruminant and industrial sources of trans–fat and cardiovascular and diabetic diseases. *Nut Res Rev.* 2011 Jun;24(1):111–7.

6. Morris MC, Evans DA, Bienias JL, et al. Dietary fats and the risk of incident Alzheimer disease. *Arch Neurol.* 2003 Feb;60(2):194–200.

7. Chavarro JE, Stampfer MJ, Campos H, et al. A prospective study of trans–fatty acid levels in blood and risk of prostate cancer. *Cancer Epidemiol Biomarkers Prev.* 2008 Jan;17(1):95–101.

8. Chajes V, Thiebaut AC, Rotival M, et al. Association between serum trans–monounsaturated fatty acids and breast cancer risk in the E3N–EPIC Study. *Am J Epidemiol.* 2008 Jun 1;167(11):1312–20.

9. Phivilay A, Julien C, Tremblay C, et al. High dietary consumption of

trans fatty acids decreases brain docosahexaenoic acid but does not alter amyloid-beta and tau pathologies in the 3xTg-AD model of Alzheimer's disease. *Neuroscience.* 2009 Mar 3;159(1):296-307.

10. Golomb BA, Bui AK. A fat to forget: trans fat consumption and memory. *PLoS One.* 2015 Jun 17;10(6):e0128129.

11. Sanchez-Villegas A, Verberne L, De Irala J, et al. Dietary fat intake and the risk of depression: the SUN Project. *PLoS One.* 2011 Jan 26;6(1):e16268.

12. A scientific discovery which will affect every kitchen in America. *Ladies Home Journal.* 2012:45. Available from https://hdl.handle.net/2027/mdp.39015011414177?urlappend=%3Bseq=53.1177-9.

13. Rupp, R. The butter wars: when margarine was pink [Internet]. *Nat Geographic.* 2014 Aug 13 [cited 4 June 2018]. Available from http://theplate.nationalgeographic.com/2014/08/13/the-butter-wars-when-margarine-was-pink/.

14. Braun, AD. Turning bacon into bombs [Internet]. *Atlantic.* 2014 Apr 18 [cited 4 June 2018]. Available from http://www.theatlantic.com/health/archive /2014/04/reluctantly-turning-bacon-into-bombs-during-world-war-ii/360298/.

15. History of the American Heart Association [Internet]. *Am Heart Assn.* [cited 4 June 2018]. Available from http://www.heart.org/HEARTORG /General/History-of-the-American-Heart-Association_UCM _308120_Article.jsp?appName =MobileApp.

16. Enig, M, Fallon S. Eat fat, lose fat: the healthy alternative to trans fats. New York (NY): Penguin; 2004. 304 p.

17. Christakis, G. The anti-coronary club. A dietary approach to the prevention of coronary heath disease: a seven-year report. *Am J Pub Health.* 1966 Feb;56(2):299-314. Available from http://www.epi.umn.edu/cvdepi/study198 -synopsis/anti-coronary-club-trial/.

18. Christakis G, Rinzler SH, Archer M, et al. Effect of the Anti-Coronary Club program on coronary heart disease. Risk-factor status. *JAMA.* 1966 Nov 7;198(6):597-604.

19. Johnston PV, Johnson OC, Kummerow FA. Occurrence of trans fatty acids in human tissue. *Science.* 1957 Oct 11;126(3296):698-9.

20. Kummerow FA, et al. The influence of three sources of dietary fats and cholesterol on lipid composition of swine serum lipids and aorta tissue.

Artery 4. 1978:360–384.

21. Schleifer D. We spent a million bucks and then we had to do something: the unexpected implications of industry involvement in trans fat research [Internet]. *Bull of Science,* Tech & Soc. 2011 Oct 4 [cited 4 June 2018];31(6):460–471. Available from http://journals.sagepub.com/doi/abs/10.1177/0270467611422837

22. Guidance for industry: trans fatty acids in nutrition labeling, nutrient content claims, health claims; small entity compliance guide [Internet]. FDA. 2018 Aug [cited 4 June 2018]. Available from http://www.fda.gov/RegulatoryInformation /Guidances/ucm053479.htm.

23. AMA supports ban of artificial trans fats in restaurants and bakeries nationwide. *AMA.* 2008 Press release, 2008 Nov 10 [accessed 2 June 2009]. Available from http://www.ama-assn.org/ama/pub/category /20273.html.

24. United States military casualties of war [Internet]. Wikipedia. 2018 May 21 [cited 4 June 2018]. Available from https://en.wikipedia.org /wiki/United_States _military_casualties_of_war.

Chapter 3

1. Leaf A, Weber PC. A new era for science in nutrition. *Am J Clin Nutr.* 1987 May;45(5 Suppl):1048–53.

2. Ibid.

3. Singh RB, Demeester F, Wilczynska A. The tsim tsoum approaches for prevention of cardiovascular disease. *Cardiol Res Pract.* 2010;2010:824938.

4. Ibid.

5. Kuipers RS, Luxwolda MF, Dijck-Brouwer DA, et al. Estimated macronutrient and fatty acid intakes from an East African Paleolithic diet. *Br J Nutr.* 2010 Dec;104(11):1666–87.

6. Sprecher H. Dietary w3 and w6 fatty acids: biological effects and nutritional essentiality. *NATO Series A, Life Sciences.* 1989 Jan:69–79.

7. Peskin B. Plants vs. fish: why plants win. *Aging Matters Magazine.* 2015;1:6–11.

8. Kemsley T. Animal brains a favorite among early humans: a study [Internet]. *Nature World News.* 2013 May 6 [cited 4 June 2018]. Available

from http:// www.natureworldnews.com/articles/1765/20130506/animal-brains-favorite -early-humans-study.htm.

9. Cordain L, Watkins BA, Florant GL, et al. Fatty acid analysis of wild ruminant tissues: evolutionary implications for reducing diet-related chronic disease. *Eur J Clin Nutr.* 2002 Mar;56(3):181-91.

10. Ferraro JV, Plummer TW, Pobiner BL, et al. Earliest archaeological evidence of persistent hominin carnivory. *PLoS One.* 2013 Apr 25;8(4):e62174.

11. Eaton SB, Eaton SB 3rd, Sinclair AJ, et al. Dietary intake of long-chain polyunsaturated fatty acids during the paleolithic. *World Rev Nutr Diet.* 1998;83:12-23.

12. Kuipers RS, Luxwolda MF, Dijck-Brouwer DA, et al. Estimated macronutrient and fatty acid intakes from an East African Paleolithic diet. *Br J Nutr.* 2010 Dec;104(11):1666-87.

13. Mathias RA, Fu W, Akey JM, et al. Adaptive evolution of the FADS gene cluster within Africa. *PLoS One.* 2012;7(9):e44926.

14. Kuipers RS, Luxwolda MF, Dijck-Brouwer DA, et al. Estimated macronutrient and fatty acid intakes from an East African Paleolithic diet. *Br J Nutr.* 2010 Dec;104(11):1666-87.

15. Plourde M, Cunnane SC. Extremely limited synthesis of long chain polyunsaturates in adults: implications for their dietary essentiality and use as supplements. *Appl Phys Nutr Metab.* 2007 Aug;32(4):619-34.

16. Leaf A, Weber PC. A new era for science in nutrition. *Am J Clin Nutr.* 1987 May;45(5 Suppl):1048-53.

17. Eaton SB, Konner M. Paleolithic nutrition. A consideration of its nature and current implications. *N Engl J Med.* 1985 Jan 31;312(5):283-9.

18. Cordain L, Watkins BA, Florant GL, et al. Fatty acid analysis of wild ruminant tissues: evolutionary implications for reducing diet-related chronic disease. *Eur J Clin Nutr.* 2002 Mar;56(3):181-91.

19. Sprecher H. Dietary w3 and w6 fatty acids: biological effects and nutritional essentiality. *NATO Series A, Life Sciences.* 1989 Jan:69-79.

20. Ibid.

21. Cordain L, Watkins BA, Florant GL, et al. Fatty acid analysis of wild ruminant tissues: evolutionary implications for reducing diet-related chronic disease. *Eur J Clin Nutr.* 2002 Mar;56(3):181-91.

22. Ibid.

23. Singh RB, Demeester F, Wilczynska A. The tsim tsoum approaches for prevention of cardiovascular disease. *Cardiol Res Pract*. 2010;2010:824938.

24. Ibid.

25. Eaton SB, Eaton SB 3rd, Sinclair AJ, et al. Dietary intake of long–chain polyunsaturated fatty acids during the paleolithic. *World Rev Nutr Diet*. 1998;83:12–23.

26. Kris–Etherton PM, Taylor DS, Yu–Poth S, et al. Polyunsaturated fatty acids in the food chain in the United States. *Am J Clin Nutr*. 2000 Jan;71(1 Suppl):179s–88s.

27. Singh RB, Demeester F, Wilczynska A. The tsim tsoum approaches for prevention of cardiovascular disease. *Cardiol Res Pract*. 2010;2010:824938.

28. Rodriguez–Leyva D, Dupasquier CM, McCullough R, et al. The cardiovascular effects of flaxseed and its omega–3 fatty acid, alpha-linolenic acid. *Can J Cardiol*. 2010 Nov;26(9):489–96.

29. Kuipers RS, Luxwolda MF, Dijck–Brouwer DA, et al. Estimated macronutrient and fatty acid intakes from an East African Paleolithic diet. *Br J Nutr*. 2010 Dec;104(11):1666–87.

30. Eaton SB, Eaton SB 3rd, Sinclair AJ, et al. Dietary intake of long–chain polyunsaturated fatty acids during the paleolithic. *World Rev Nutr Diet*. 1998;83:12–23.

31. Peskin B. Plants vs. fish: why plants win. *Aging Matters Magazine*. 2015;1:6–11.

32. Ramsden CE, Ringel A, Feldstein AE, et al. Lowering dietary linoleic acid reduces bioactive oxidized linoleic acid metabolites in humans. *Prostaglandins Leukot Essent Fatty Acids*. 2012 Oct–Nov;87(4–5):135–41.

33. Singh RB, Demeester F, Wilczynska A. The tsim tsoum approaches for prevention of cardiovascular disease. *Cardiol Res Pract*. 2010;2010:824938.

34. Kuipers RS, Luxwolda MF, Dijck–Brouwer DA, et al. Estimated macronutrient and fatty acid intakes from an East African Paleolithic diet. *Br J Nutr*. 2010 Dec;104 (11):1666–87.

35. Eaton SB, Eaton SB 3rd, Sinclair AJ, et al. Dietary intake of long–chain

polyunsaturated fatty acids during the paleolithic. *World Rev Nutr Diet.* 1998;83:12−23.

36. Kris−Etherton PM, Taylor DS, Yu−Poth S, et al. Polyunsaturated fatty acids in the food chain in the United States. *Am J Clin Nutr.* 2000 Jan;71(1 Suppl):179s−88s.

37. Singh RB, Demeester F, Wilczynska A. The tsim tsoum approaches for prevention of cardiovascular disease. *Cardiol Res Pract.* 2010;2010:824938.

38. Kuipers RS, Luxwolda MF, Dijck−Brouwer DA, et al. Estimated macronutrient and fatty acid intakes from an East African Paleolithic diet. *Br J Nutr.* 2010 Dec;104(11):1666−87.

39. Rodriguez−Leyva D, Dupasquier CM, McCullough R, et al. The cardiovascular effects of flaxseed and its omega−3 fatty acid, alpha−linolenic acid. *Can J Cardiol.* 2010 Nov;26(9):489−96.

40. Kuipers RS, Luxwolda MF, Dijck−Brouwer DA, et al. Estimated macronutrient and fatty acid intakes from an East African Paleolithic diet. *Br J Nutr.* 2010 Dec;104(11):1666−87.

41. Eaton SB, Eaton SB 3rd, Sinclair AJ, et al. Dietary intake of long−chain polyunsaturated fatty acids during the paleolithic. *World Rev Nutr Diet.* 1998;83:12−23.

42. Singh RB, Demeester F, Wilczynska A. The tsim tsoum approaches for prevention of cardiovascular disease. *Cardiol Res Pract.* 2010;2010:824938.

43. Rodriguez−Leyva D, Dupasquier CM, McCullough R, et al. The cardiovascular effects of flaxseed and its omega−3 fatty acid, alpha−linolenic acid. *Can J Cardiol.* 2010 Nov;26(9):489−96.

44. Kuipers RS, Luxwolda MF, Dijck−Brouwer DA, et al. Estimated macronutrient and fatty acid intakes from an East African Paleolithic diet. *Br J Nutr.* 2010 Dec;104(11):1666−87.

45. Ibid.

46. DeFilippis AP, Sperling LS. Understanding omega−3's. *Am Heart J.* 2006 Mar;151(3):564−70.

47. Kuipers RS, Luxwolda MF, Dijck−Brouwer DA, et al. Estimated macronutrient and fatty acid intakes from an East African Paleolithic diet. *Br J Nutr.* 2010 Dec;104(11):1666−87.

48. Hite AH, Feinman RD, Guzman GE, et al. In the face of contradictory evidence: report of the Dietary Guidelines for Americans Committee. *Nutrition.* 2010 Oct;26(1):915–24.

49. Wells, HF, Buzby JC. Dietary assessment of major trends in U.S. food consumption, 1970–2005. *ERS Report Summary.* 2008 Mar.

50. Food labeling: trans fatty acids in nutrition labeling, nutrient content claims, and health claims. Final rule. *Fed Regist.* 2003 Jul 11;68(133):41433–1506.

Chapter 4

1. Simopoulos AP. The importance of the omega–6/omega–3 fatty acid ratio in cardiovascular disease and other chronic diseases. *Exp Biol Med (Maywood).* 2008 Jun;233(6):674–88.

2. Simopoulos AP. The importance of the ratio of omega–6/omega–3 essential fatty acids. *Biomed Pharmacother.* 2002 Oct;56(8):365–79.

3. Ibid.

4. Leaf A, Weber PC. A new era for science in nutrition. *Am J Clin Nutr.* 1987 May;45(5 Suppl):1048–53.

5. Ibid.

6. Simopoulos AP. The importance of the ratio of omega–6/omega–3 essential fatty acids. *Biomed Pharmacother.* 2002 Oct;56(8):365–79.

7. Leaf A, Weber PC. A new era for science in nutrition. *Am J Clin Nutr.* 1987 May;45(5 Suppl):1048–53.

8. Sperling LS, Nelson JR. History and future of omega–3 fatty acids in cardiovascular disease. *Curr Med Res Opin.* 2016;32(2):301–11.

9. Kromann N, Green A. Epidemiological studies in the Upernavik district, Greenland. Incidence of some chronic diseases 1950–1974. *Acta Med Scand.* 1980 Jan–Dec;208:401–6.

10. Okuyama H, Kobayashi T, Watanabe S. Dietary fatty acids—the N–6/N–3 balance and chronic elderly diseases. Excess linoleic acid and relative N–3 deficiency syndrome seen in Japan. *Prog Lipid Res.* 1996 Dec;35(4):409–57.

11. Ibid.

12. Ibid.

13. Ibid.

14. Imaida K, Sato H, Okamiya H, et al. Enhancing effect of high fat diet on 4-nitroquinoline 1-oxide-induced pulmonary tumorigenesis in ICR male mice. *Jpn J Cancer Res.* 1989 Jun;80(6):499-502.

15. Okuyama H, Kobayashi T, Watanabe S. Dietary fatty acids-the N-6/N-3 balance and chronic elderly diseases. Excess linoleic acid and relative N-3 deficiency syndrome seen in Japan. *Prog Lipid Res.* 1996 Dec;35(4):409-57.

16. Ibid.

17. Ibid.

18. Ibid.

19. Malhotra SL. Epidemiology of ischaemic heart disease in India with special reference to causation. *Br Heart J.* 1967 Nov;29(6):895-905.

20. Ibid.

21. Padmavati S. Epidemiology of cardiovascular disease in India. II. Ischemic heart disease. *Circulation.* 1962 Apr;25:711-7.

22. Malhotra SL. Epidemiology of ischaemic heart disease in India with special reference to causation. *Br Heart J.* 1967 Nov;29(6):895-905.

23. Ibid.

24. Ibid.

25. Ibid.

26. Ibid.

27. Ghee [Internet]. *Wikipedia.* 2018 May 21 [cited 4 Jun 2018]. Available from https://en.wikipedia.org/wiki/Ghee.

28. Padmavati S. Epidemiology of cardiovascular disease in India. II. Ischemic heart disease. *Circulation.* 1962 Apr;25:711-7.

29. Malhotra SL. Geographical aspects of acute myocardial infarction in India with special reference to patterns of diet and eating. *Br Heart J.* 1967 May;29(3):337-44.

30. Padmavati S. Epidemiology of cardiovascular disease in India. II. Ischemic heart disease. *Circulation.* 1962 Apr;25:711-7.

31. Ibid.

32. Ibid.

33. Raheja BS, Sadikot SM, Phatak RB, et al. Significance of the N-6/N-3 ratio for insulin action in diabetes. *Ann N Y Acad Sci.* 1993 Jun 14;683:258-71.

34. Ibid.

35. Ibid.

36. Lindeberg S, Nilsson-Ehle P, Vessby B. Lipoprotein composition and serum cholesterol ester fatty acids in nonwesternized Melanesians. Lipids. 1996 Feb;31(2):153-8.

37. Ibid.

38. Esposito K, Marfella R, Ciotola M, et al. Effect of a mediterranean-style diet on endothelial dysfunction and markers of vascular inflammation in the metabolic syndrome: a randomized trial. *JAMA.* 2004 Sep 22;292(12):1440-6.

39. Ibid.

40. Singh RB, Demeester F, Wilczynska A. The tsim tsoum approaches for prevention of cardiovascular disease. *Cardiol Res Pract.* 2010;2010:824938.

41. Adapted from Singh RB, Demeester F, Wilczynska A. The tsim tsoum approaches for prevention of cardiovascular disease. *Cardiol Res Pract.* 2010;2010:824938.

42. Massaro M, Habib A, Lubrano L, et al. The omega-3 fatty acid docosahexaenoate attenuates endothelial cyclooxygenase-2 induction through both NADP(H) oxidase and PKC epsilon inhibition. *Proc Natl Acad Sci U S A.* 2006 Oct 10;103(41):15184-9.

43. Sun Q, Ma J, Campos H, et al. Comparison between plasma and erythrocyte fatty acid content as biomarkers of fatty acid intake in US women. *Am J Clin Nutr.* 2007 Jul;86(1):74-81.

44. Grenon SM, Conte MS, Nosova E, et al. Association between n-3 polyunsaturated fatty acid content of red blood cells and inflammatory biomarkers in patients with peripheral artery disease. *J Vasc Surg.* 2013 Nov;58(5):1283-90.

45. Harris WS. The omega-3 index as a risk factor for coronary heart disease. *Am J Clin Nutr.* 2008 Jun;87(6):1997s-2002s.

46. Farzaneh-Far R, Harris WS, Garg S, et al. Inverse association of

erythrocyte n-3 fatty acid levels with inflammatory biomarkers in patients with stable coronary artery disease: The Heart and Soul Study. *Atherosclerosis.* 2009 Aug;205(2):538-43.

Chapter 5

1. Pope AJ, Druhan L, Guzman JE, et al. Role of DDAH-1 in lipid peroxidation product-mediated inhibition of endothelial NO generation. *Am J Physiol Cell Physiol.* 2007 Nov;293(5):C1679-86.

2. Ibid.

3. Chen L, Zhou JP, Kuang DB, et al. 4-HNE increases intracellular ADMA levels in cultured HUVECs: evidence for miR-21-dependent mechanisms. *PLoS One.* 2013 May 22;8(5):e64148.

4. Yla-Herttuala S, Palinski W, Rosenfeld ME, et al. Evidence for the presence of oxidatively modified low density lipoprotein in atherosclerotic lesions of rabbit and man. *J Clin Invest.* 1989 Oct;84(4):1086-95.

5. Lahoz C, Alonso R, Ordovas JM, et al. Effects of dietary fat saturation on eicosanoid production, platelet aggregation and blood pressure. *Eur J Clin Invest.* 1997 Sep;27(9):780-7.

6. Gradinaru D, Borsa C, Ionescu C, et al. Oxidized LDL and NO synthesis—Biomarkers of endothelial dysfunction and ageing. *Mech Ageing Dev.* 2015 Nov;151:101-13.

7. Bonaa KH, Bjerve KS, Straume B, et al. Effect of eicosapentaenoic and docosahexaenoic acids on blood pressure in hypertension. A population-based intervention trial from the Tromso study. *N Engl J Med.* 1990;322:795-801.

8. Ibid.

9. Ferrara LA, Raimondi AS, d'Episcopo L, et al. Olive oil and reduced need for antihypertensive medications. *Arch Intern Med.* 2000 Mar 27;160(6):837-42.

10. Ibid.

11. Ibid.

12. Pope AJ, Druhan L, Guzman JE, et al. Role of DDAH-1 in lipid peroxidation product-mediated inhibition of endothelial NO generation. *Am J Physiol Cell Physiol.* 2007 Nov;293(5):C1679-86.

13. Wang XL, Zhang L, Youker K, et al. Free fatty acids inhibit insulin signaling-stimulated endothelial nitric oxide synthase activation through upregulating PTEN or inhibiting Akt kinase. *Diabetes*. 2006 Aug;55(8):2301-10.

14. Gradinaru D, Borsa C, Ionescu C, et al. Oxidized LDL and NO synthesis-Biomarkers of endothelial dysfunction and ageing. *Mech Ageing Dev*. 2015 Nov;151:101-13.

15. Lahoz C, Alonso R, Ordovas JM, et al. Effects of dietary fat saturation on eicosanoid production, platelet aggregation and blood pressure. *Eur J Clin Invest*. 1997 Sep;27(9):780-7.

16. Marchix J, Choque B, Kouba M, et al. Excessive dietary linoleic acid induces proinflammatory markers in rats. *J Nutr Biochem*. 2015 Dec;26(12):1434-41.

17. Hennig B, Toborek M, McClain CJ. High-energy diets, fatty acids and endothelial cell function: implications for atherosclerosis. *J Am Coll Nutr*. 2001 Apr;20(2 Suppl):97-105.

18. Simpson HC, Mann JI, Meade TW, et al. Hypertriglyceridaemia and hypercoagulability. *Lancet* 1983 Apr 9;1(8328):786-90.

19. Yosefy C, Viskoper JR, Laszt A, et al. The effect of fish oil on hypertension, plasma lipids and hemostasis in hypertensive, obese, dyslipidemic patients with and without diabetes mellitus. *Prostaglandins Leukot Essent Fatty Acids*. 1999 Aug;61(2):83-7.

20. Morris MC, Sacks F, Rosner B. Does fish oil lower blood pressure? A meta-analysis of controlled trials. *Circulation*. 1993 Aug 1;88(2):523-33.

21. Appel LJ, Miller ER 3rd, Seidler AJ, et al. Does supplementation of diet with 'fish oil' reduce blood pressure? A meta-analysis of controlled clinical trials. *Arch Intern Med*. 1993 Jun 28;153(12):1429-38.

22. Geleijnse JM, Giltay EJ, Grobbee DE, et al. Blood pressure response to fish oil supplementation: metaregression analysis of randomized trials. *J Hypertens*. 2002 Aug;20(8):1493-9.

23. Wang Q, Liang X, Wang L, et al. Effect of omega-3 fatty acids supplementation on endothelial function: a meta-analysis of randomized controlled trials. *Atherosclerosis*. 2012 Apr;221(2):536-43.

24. Egert S, Stehle P. Impact of n-3 fatty acids on endothelial function: results from human interventions studies. *Curr Opin Clin Nutr Metab Care*. 2011 Mar;14(2):121-31.

25. Berry EM, Hirsch J. Does dietary linolenic acid influence blood pressure? *Am J Clin Nutr.* 1986 Sep;44(3):336-40.

26. Griffin MD, Sanders TA, Davies IG, et al. Effects of altering the ratio of dietary n-6 to n-3 fatty acids on insulin sensitivity, lipoprotein size, and postprandial lipemia in men and postmenopausal women aged 45-70 y: the OPTILIP Study. *Am J Clin Nutr.* 2006 Dec;84(6):1290-8.

27. Hartwich J, Malec MM, Partyka L, et al. The effect of the plasma n-3/n-6 polyunsaturated fatty acid ratio on the dietary LDL phenotype transformation — Insights from the LIPGENE study. *Clin Nutr.* 2009 Oct;28(5):510-5.

28. Ibid.

29. Calabresi L, Donati D, Pazzucconi F, et al. Omacor in familial combined hyperlipidemia: effects on lipids and low density lipoprotein subclasses. *Atherosclerosis.* 2000 Feb;148(2):387-96.

30. Ibid.

31. Egert S, Kannenberg F, Somoza V, et al. Dietary alpha-linolenic acid, EPA, and DHA have differential effects on LDL fatty acid composition but similar effects on serum lipid profiles in normolipidemic humans. *J Nutr.* 2009 May;139(5):861-8.

32. Wilkinson P, Leach C, Ah-Sing EE, et al. Influence of alpha-linolenic acid and fish-oil on markers of cardiovascular risk in subjects with an atherogenic lipoprotein phenotype. *Atherosclerosis.* 2005 Jul;181(1):115-24.

33. Ibid.

34. Mori TA, Burke V, Puddey IB, et al. Purified eicosapentaenoic and docosahexaenoic acids have differential effects on serum lipids and lipoproteins, LDL particle size, glucose, and insulin in mildly hyperlipidemic men. *Am J Clin Nutr.* 2000 May;71(5):1085-94.

35. Kelley DS, Siegel D, Vemuri M, et al. Docosahexaenoic acid supplementation improves fasting and postprandial lipid profiles in hypertriglyceridemic men. *Am J Clin Nutr.* 2007 Aug;86(2):324-33.

36. Egert S, Kannenberg F, Somoza V, et al. Dietary alpha-linolenic acid, EPA, and DHA have differential effects on LDL fatty acid composition but similar effects on serum lipid profiles in normolipidemic humans. *J Nutr.* 2009 May;139(5):861-8.

37. Buckley R, Shewring B, Turner R, et al. Circulating triacylglycerol and

apoE levels in response to EPA and docosahexaenoic acid supplementation in adult human subjects. *Br J Nutr.* 2004 Sep;92(3):477–83.

38. Nestel P, Shige H, Pomeroy S, et al. The n–3 fatty acids eicosapentaenoic acid and docosahexaenoic acid increase systemic arterial compliance in humans. *Am J Clin Nutr.* 2002 Aug;76(2):326–30.

39. Mori TA, Woodman RJ. The independent effects of eicosapentaenoic acid and docosahexaenoic acid on cardiovascular risk factors in humans. *Curr Opin Clin Nutr Metab Care.* 2006 Mar;9(2):95–104.

40. Din JN, Harding SA, Valerio CJ, et al. Dietary intervention with oil rich fish reduces platelet–monocyte aggregation in man. *Atherosclerosis.* 2008 Mar;197(1):290–6.

41. Harris WS. Expert opinion: omega–3 fatty acids and bleeding&–cause for concern? *Am J Cardiol.* 2007 Mar 19;99(6A):44c–6c.

42. Olsen SF, Sorensen JD, Secher NJ, et al. Randomised controlled trial of effect of fish–oil supplementation on pregnancy duration. *Lancet.* 1992 Apr 25;339(8800):1003–7.

43. Harris WS. Expert opinion: omega–3 fatty acids and bleeding–cause for concern? *Am J Cardiol.* 2007 Mar 19;99(6A):44c–6c.

44. Reiffel JA, McDonald A. Antiarrhythmic effects of omega–3 fatty acids. *Am J Cardiol.* 2006 Aug 21;98(4A):50i–60i.

45. AHA releases 2015 heart and stroke statistics [Internet]. *SCA News.* 2014 Dec 30 [cited 4 Jun 2018]. Available from http://www.sca-aware.org/sca-news/aha –releases–2015–heart–and–stroke–statistics.

46. Sudden cardiac arrest [Internet]. *SCA News* [cited 4 Jun 2018]. Available from http://www.sca-aware.org/about-sca.

47. Marchioli R, Barzi F, Bomba E, et al. Early protection against sudden death by n–3 polyunsaturated fatty acids after myocardial infarction: time–course analysis of the results of the Gruppo Italiano per lo Studio della Sopravvivenza nell' Infarto Miocardico (GISSI)–Prevenzione. *Circulation.* 2002 Apr 23;105(16):1897–903.

48. De Backer G, Ambrosioni E, Borch–Johnsen K, et al. European guidelines on cardiovascular disease prevention in clinical practice. Third Joint Task Force of European and Other Societies on cardiovascular disease prevention in clinical practice. *Eur Heart J.* 2003 Sep;24(17):1601–10.

274

49. Marchioli R, Barzi F, Bomba E, et al. Early protection against sudden death by n-3 polyunsaturated fatty acids after myocardial infarction: time-course analysis of the results of the Gruppo Italiano per lo Studio della Sopravvivenza nell' Infarto Miocardico (GISSI)-Prevenzione. *Circulation.* 2002 Apr 23;105(16):1897-903.

50. Reiffel JA, McDonald A. Antiarrhythmic effects of omega-3 fatty acids. *Am J Cardiol.* 2006 Aug 21;98(4A):50i-60i.

51. von Schacky C. Cardiovascular disease prevention and treatment. *Prostaglandins Leukot Essent Fatty Acids.* 2009 Aug-Sep;81(2-3):193-8.

52. Ibid.

53. Itomura M, Fujioka S, Hamazaki K, et al. Factors influencing EPA+DHA levels in red blood cells in Japan. *In Vivo.* 2008 Jan-Feb;22(1):131-5.

54. Harris WS, Von Schacky C. The omega-3 index: a new risk factor for death from coronary heart disease? *Prev Med.* 2004 Jul;39:212-20.

55. von Schacky C, Harris WS. Cardiovascular benefits of omega-3 fatty acids. *Cardiovasc Res.* 2007 Jan 15;73(2):310-5.

56. Siscovick DS, Raghunathan TE, King I, et al. Dietary intake and cell membrane levels of long-chain n-3 polyunsaturated fatty acids and the risk of primary cardiac arrest. *JAMA.* 1995 Nov 1;274(17):1363-7.

57. Zampelas A, Roche H, Knapper JM, et al. Differences in postprandial lipaemic response between Northern and Southern Europeans. *Atherosclerosis.* 1998 Jul;139(1):83-93.

58. Perez-Jimenez F, Lopez-Miranda J, Mata P. Protective effect of dietary monounsaturated fat on arteriosclerosis: beyond cholesterol. *Atherosclerosis.* 2002 Aug;163(2):385-98.

59. Dubnov G, Berry EM. Omega-6/omega-3 fatty acid ratio: the Israeli paradox. *World Rev Nutr Diet.* 2003;92:81-91.

60. Yam D, Eliraz A, Berry EM. Diet and disease-the Israeli paradox: possible dangers of a high omega-6 polyunsaturated fatty acid diet. *Isr J Med Sci.* 1996 Nov;32(11):1134-43.

61. Renaud S, de Lorgeril M, Delaye J, et al. Cretan Mediterranean diet for prevention of coronary heart disease. *Am J Clin Nutr.* 1995 Jun 1;61(6):1360s-7s.

62. Covas MI, Nyyssonen K, Poulsen HE, et al. The effect of polyphenols in olive oil on heart disease risk factors: a randomized trial. *Ann Intern*

Med. 2006 Sep 5;145(5):333–41.

63. Ibid.

64. Is your olive oil fake? [Internet]. *Mercola.com.* 2016 Dec 17 [cited 4 Jun 2018]. Available from https://articles.mercola.com/sites/ articles /archive/2016/12/17/fake-olive-oil.aspx.

Chapter 6

1. Borkman M, Storlien LH, Pan DA, et al. The relation between insulin sensitivity and the fatty-acid composition of skeletal-muscle phospholipids. *N Engl J Med.* 1993 Jan 28;328(4):238–44.

2. Vessby B, Gustafsson IB, Tengblad S, et al. Desaturation and elongation of fatty acids and insulin action. *Ann N Y Acad Sci.* 2002 Jun;967:183–95.

3. de Lorgeril M, Salen P, Defaye P, et al. Recent findings on the health effects of omega-3 fatty acids and statins, and their interactions: do statins inhibit omega-3? *BMC Med.* 2013;11:5.

4. Rise P, Ghezzi S, Priori I, et al. Differential modulation by simvastatin of the metabolic pathways in the n-9, n-6 and n-3 fatty acid series, in human monocytic and hepatocytic cell lines. *Biochem Pharmacol.* 2005 Apr 1;69(7):1095–100.

5. de Lorgeril M, Salen P, Guiraud A, et al. Lipid-lowering drugs and essential omega-6 and omega-3 fatty acids in patients with coronary heart disease. *Nutr Metab Cardiovasc Dis.* 2005 Feb;15(1):36–41.

6. Nozue T, Yamamoto S, Tohyama S, et al. Comparison of effects of serum n-3 to n-6 polyunsaturated fatty acid ratios on coronary atherosclerosis in patients treated with pitavastatin or pravastatin undergoing percutaneous coronary intervention. *Am J Cardiol.* 2013 Jun1;111(11):1570–5.

7. Harris JI, Hibbeln JR, Mackey RH, et al. Statin treatment alters serum n-3 and n-6 fatty acids in hypercholesterolemic patients. *Prostaglandins Leukot Essent Fatty Acids.* 2004 Oct;71(4):263–9.

8. Kurisu S, Ishibashi K, Kato Y, et al. Effects of lipid-lowering therapy with strong statin on serum polyunsaturated fatty acid levels in patients with coronary artery disease. *Heart Vessels.* 2013 Jan;28(1):34–8.

9. Nozue T, Yamamoto S, Tohyama S, et al. Effects of statins on serum n-3

to n−6 polyunsaturated fatty acid ratios in patients with coronary artery disease. *Am J Cardiol.* 2013 Jan 1;111(1):6−11.

10. Morris DH. Metabolism of alpha−linolenic acid. *Flax Council of Canada.* 2014.

11. Barcelo−Coblijn G, Murphy EJ. Alpha−linolenic acid and its conversion to longer chain n−3 fatty acids: benefits for human health and a role in maintaining tissue n−3 fatty acid levels. *Prog Lipid Res.* 2009 Nov;48(6):355−74.

12. Al MD, Badart−Smook A, von Houwelingen AC, et al. Fat intake of women during normal pregnancy: relationship with maternal and neonatal essential fatty acid status. *J Am Coll Nutr.* 1996;15(1):49−55.

13. Carlson SE, Werkman SH, Peeples JM, et al. Long−chain fatty acids and early visual and cognitive development of preterm infants. *Eur J Clin Nutr.* 1994 Aug;48 Suppl 2:S27−30.

14. Hornstra G. Essential fatty acids in mothers and their neonates. *Am J Clin Nutr.* 2000 May;71(5 Suppl):1262s−9s.

15. Burdge GC, Wootton SA. Conversion of alpha−linolenic acid to eicosapentaenoic, docosapentaenoic and docosahexaenoic acids in young women. *Br J Nutr.* 2002 Oct;88:411−20.

16. Docosahexaenoic acid (DHA). Monograph. *Altern Med Rev.* 2009;14(4):391−9.

17. Hornstra G. Essential fatty acids in mothers and their neonates. *Am J Clin Nutr.* 2000 May;71(5 Suppl):1262s−9s.

18. Barcelo−Coblijn G, Murphy EJ. Alpha−linolenic acid and its conversion to longer chain n−3 fatty acids: benefits for human health and a role in maintaining tissue n−3 fatty acid levels. *Prog Lipid Res.* 2009 Nov;48(6):355−74.

19. Ibid.

20. Gibson RA, Neumann MA, Makrides M. Effect of increasing breast milk docosahexaenoic acid on plasma and erythrocyte phospholipid fatty acids and neural indices of exclusively breast fed infants. *Eur J Clin Nutr.* 1997 Sep;51(9):578−84.

21. Hornstra G. Essential fatty acids in mothers and their neonates. *Am J Clin Nutr.* 2000 May;71(5 Suppl):1262s−9s.

22. Barcelo−Coblijn G, Murphy EJ. Alpha−linolenic acid and its conversion

to longer chain n-3 fatty acids: benefits for human health and a role in maintaining tissue n-3 fatty acid levels. *Prog Lipid Res.* 2009 Nov;48(6):355-74.

23. Youdim KA, Martin A, Joseph JA. Essential fatty acids and the brain: possible health implications. *Int J Dev Neurosci.* 2000 Jul-Aug;18(4-5):383-99.

24. Willatts P, Forsyth JS, DiModugno MK, et al. Effect of long-chain polyunsaturated fatty acids in infant formula on problem solving at 10 months of age. *Lancet.* 1998 Aug 29;352(9129):688-91.

25. Youdim KA, Martin A, Joseph JA. Essential fatty acids and the brain: possible health implications. *Int J Dev Neurosci.* 2000 Jul-Aug;18(4-5):383-99.

26. Barcelo-Coblijn G, Murphy EJ. Alpha-linolenic acid and its conversion to longer chain n-3 fatty acids: benefits for human health and a role in maintaining tissue n-3 fatty acid levels. *Prog Lipid Res.* 2009 Nov;48(6):355-74.

27. Lucas A, Morley R, Cole TJ, et al. Breast milk and subsequent intelligence quotient in children born preterm. *Lancet.* 1992 Feb 1;339(8788):261-4.

28. Rodgers B. Feeding in infancy and later ability and attainment: a longitudinal study. *Dev Med Child Neurol.* 1978 Aug;20(4):421-6.

29. Taylor B, Wadsworth J. Breast feeding and child development at five years. *Dev Med Child Neurol.* 1984 Feb;26(1):73-80.

30. Rogan WJ, Gladen BC. Breast-feeding and cognitive development. *Early Hum Dev.* 1993 Jan;31(3):181-93.

31. Horwood LJ, Fergusson DM. Breastfeeding and later cognitive and academic outcomes. *Pediatrics.* 1998 Jan;101(1):E9.

32. Lanting CI, Fidler V, Huisman M, et al. Neurological differences between 9-year-old children fed breast-milk or formula-milk as babies. *Lancet.* 1994 Nov 12;344(8933):1319-22.

33. Menkes JH. Early feeding history of children with learning disorders. *Dev Med Child Neurol.* 1977 Apr;19(2):169-71.

34. Rodgers B. Feeding in infancy and later ability and attainment: a longitudinal study. *Dev Med Child Neurol.* 1978 Aug;20(4):421-6.

35. Taylor B, Wadsworth J. Breast feeding and child development at five

years. *Dev Med Child Neurol.* 1984 Feb;26(1):73–80.

36. Hornstra G. Essential fatty acids in mothers and their neonates. *Am J Clin Nutr.* 2000 May;71(5 Suppl):1262s–9s.

37. Popeski D, Ebbeling LR, Brown PB, et al. Blood pressure during pregnancy in Canadian Inuit: community differences related to diet. *CMAJ.* 1991 Sep 1;145(5):445–54.

38. Williams MA, Zingheim RW, King IB, et al. Omega–3 fatty acids in maternal erythrocytes and risk of preeclampsia. *Epidemiology.* 1995 May;6(3):232–7.

39. Ibid.

40. Onwude JL, Lilford RJ, Hjartardottir H, et al. A randomised double blind placebo controlled trial of fish oil in high risk pregnancy. *Br J Obstet Gynaecol.* 1995 Feb;102(2):95–100.

41. Logan AC. Neurobehavioral aspects of omega–3 fatty acids: possible mechanisms and therapeutic value in major depression. *Altern Med Rev.* 2003 Nov;8(4):410–25.

42. Klerman GL, Weissman MM. Increasing rates of depression. *JAMA.* 1989 Apr 21;261(15):2229–35.

43. Kornstein SG, Schneider RK. Clinical features of treatment–resistant depression. *J Clin Psychiatry.* 2001;62 Suppl 16:18–25.

44. Lin PY, Huang SY, Su KP. A meta–analytic review of polyunsaturated fatty acid compositions in patients with depression. *Biol Psychiatry.* 2010 Jul 15;68(2):140–7.

45. Tanskanen A, Hibbeln JR, Tuomilehto J, et al. Fish consumption and depressive symptoms in the general population in Finland. *Psychiatr Serv.* 2001 Apr;52(4):529–31.

46. Maes M, Smith RS. Fatty acids, cytokines, and major depression. *Biol Psychiatry.* 1998 Mar 1;43(5):313–4.

47. Ibid.

48. Mazereeuw G, Lanctot KL, Chau SA, et al. Effects of omega–3 fatty acids on cognitive performance: a meta–analysis. *Neurobiol Aging.* 2012 Jul;33(7):1482. e17–29.

49. Xia Z, DePierre JW, Nassberger L. Tricyclic antidepressants inhibit IL–6, IL–1 beta and TNF–alpha release in human blood monocytes and IL–2 and interferon–gamma in T cells. *Immunopharmacology.* 1996

Aug;34(1):27–37.

50. Serhan CN, Arita M, Hong S, et al. Resolvins, docosatrienes, and neuroprotectins, novel omega-3-derived mediators, and their endogenous aspirin-triggered epimers. *Lipids.* 2004 Nov;39(11):1125–32.

51. Hibbeln JR. Fish consumption and major depression. *Lancet.* 1998 Apr 18;351(9110):1213.

52. Hibbeln JR, Gow RV. The potential for military diets to reduce depression, suicide, and impulsive aggression: a review of current evidence for omega-3 and omega-6 fatty acids. *Mil Med.* 2014 Nov;17911 Suppl):117–28.

53. Tanskanen A, Hibbeln JR, Tuomilehto J, et al. Fish consumption and depressive symptoms in the general population in Finland. *Psychiatr Serv.* 2001 Apr;52(4):529–31.

54. Silvers KM, Scott KM. Fish consumption and self-reported physical and mental health status. *Public Health Nutr.* 2002 Jun;5(3):427–31.

55. Adams PB, Lawson S, Sanigorski A, et al. Arachidonic acid to eicosapentaenoic acid ratio in blood correlates positively with clinical symptoms of depression. *Lipids.* 1996 Mar;31 Suppl:S157–61.

56. Tiemeier H, van Tuijl HR, Hofman A, et al. Plasma fatty acid composition and depression are associated in the elderly: the Rotterdam Study. *Am J Clin Nutr.* 2003 Jul;78(1):40–6.

57. Mamalakis G, Tornaritis M, Kafatos A. Depression and adipose essential polyunsaturated fatty acids. *Prostaglandins Leukot Essent Fatty Acids.* 2002 Nov;67(5):311–8.

58. Hibbeln JR. Seafood consumption, the DHA content of mothers' milk and prevalence rates of postpartum depression: a cross-national, ecological analysis. *J Affect Disord.* 2002 May;69(1–3):15–29.

59. Mazereeuw G, Lanctot KL, Chau SA, et al. Effects of omega-3 fatty acids on cognitive performance: a meta-analysis. *Neurobiol Aging.* 2012 Jul;33(7):1482. e17–29.

60. Ibid.

61. Ibid.

62. Nemets B, Stahl Z, Belmaker RH. Addition of omega-3 fatty acid to maintenance medication treatment for recurrent unipolar depressive disorder. *Am J Psychiatry.* 2002 Mar;159(3):477–9.

63. Su KP, Huang SY, Chiu CC, et al. Omega-3 fatty acids in major depressive disorder. A preliminary double-blind, placebo-controlled trial. *Eur Neuropsychopharmacol.* 2003 Aug;13(4):267-71.

64. Lin PY, Huang SY, Su KP. A meta-analytic review of polyunsaturated fatty acid compositions in patients with depression. *Biol Psychiatry.* 2010 Jul 15;68(2):140-7.

65. Grosso G, Pajak A, Marventano S, et al. Role of omega-3 fatty acids in the treatment of depressive disorders: a comprehensive meta-analysis of randomized clinical trials. *PLoS One.* 2014;9(5):e96905.

66. Nemets B, Stahl Z, Belmaker RH. Addition of omega-3 fatty acid to maintenance medication treatment for recurrent unipolar depressive disorder. *Am J Psychiatry.* 2002 Mar;159(3):477-9.

67. Peet M, Horrobin DF. A dose-ranging study of the effects of ethyl-eicosapentaenoate in patients with ongoing depression despite apparently adequate treatment with standard drugs. *Arch Gen Psychiatry.* 2002 Oct;59(1):913-9.

68. Frangou S, Lewis M, McCrone P. Efficacy of ethyl-eicosapentaenoic acid in bipolar depression: randomised double-blind placebo-controlled study. *Br J Psychiatry.* 2006 Jan;188:46-50.

69. Nemets H, Nemets B, Apter A, et al. Omega-3 treatment of childhood depression: a controlled, double-blind pilot study. *Am J Psychiatry.* 2006 Jun;163(6):1098-100.

70. Su KP, Huang SY, Chiu TH, et al. Omega-3 fatty acids for major depressive disorder during pregnancy: results from a randomized, double-blind, placebo-controlled trial. *J Clin Psychiatry.* 2008 Apr;69(4):644-51.

71. Jazayeri S, Tehrani-Doost M, Keshavarz SA, et al. Comparison of therapeutic effects of omega-3 fatty acid eicosapentaenoic acid and fluoxetine, separately and in combination, in major depressive disorder. *Aust N Z J Psychiatry.* 2008 Mar;42(3):192-8.

72. Jadoon A, Chiu CC, McDermott L, et al. Associations of polyunsaturated fatty acids with residual depression or anxiety in older people with major depression. *J Affect Disord.* 2012 Feb;136(3):918-25.

73. Wolfe AR, Ogbonna EM, Lim S, et al. Dietary linoleic and oleic fatty acids in relation to severe depressed mood: 10 years follow-up of a national cohort. *Prog Neuropsychopharmacol Biol Psychiatry.* 2009 Aug 31;33(6):972-7.

74. Lucas M, Mirzaei F, O' Reilly EJ, et al. Dietary intake of n−3 and n−6 fatty acids and the risk of clinical depression in women: a 10−y prospective follow−up study. *Am J Clin Nutr.* 2011 Jun;93(6):1337−43.

75. Kidd PM. Omega−3 DHA and EPA for cognition, behavior, and mood: clinical findings and structural−functional synergies with cell membrane phospholipids. *Altern Med Rev.* 2007 Sep;12(3):207−27.

76. Ibid.

77. Hirayama S, Hamazaki T, Terasawa K. Effect of docosahexaenoic acid−containing food administration on symptoms of attention−deficit/hyperactivity disorder − a placebo−controlled double−blind study. *Eur J Clin Nutr.* 2004 Mar;58(3):467−73.

78. Stevens L, Zhang W, Peck L, et al. EFA supplementation in children with inattention, hyperactivity, and other disruptive behaviors. *Lipids.* 2003 Oct;38(1):1007−21.

79. Vancassel S, Durand G, Barthelemy C, et al. Plasma fatty acid levels in autistic children. *Prostaglandins Leukot Essent Fatty Acids.* 2001 Jul;65(1):1−7.

80. Kidd PM. Omega−3 DHA and EPA for cognition, behavior, and mood: clinical findings and structural−functional synergies with cell membrane phospholipids. *Altern Med Rev.* 2007 Sep;12(3):207−27.

81. Ibid.

82. Amminger GP, Berger GE, Schafer MR, et al. Omega−3 fatty acids supplementation in children with autism: a double−blind randomized, placebo−controlled pilot study. *Biol Psychiatry.* 2007 Feb 15;61(4):551−3.

83. Kidd PM. Omega−3 DHA and EPA for cognition, behavior, and mood: clinical findings and structural−functional synergies with cell membrane phospholipids. *Altern Med Rev.* 2007 Sep;12(3):207−27.

84. Fontani G, Corradeschi F, Felici A, et al. Cognitive and physiological effects of omega−3 polyunsaturated fatty acid supplementation in healthy subjects. *Eur J Clin Invest.* 2005 Nov;35(11):691−9.

85. Kidd PM. Omega−3 DHA and EPA for cognition, behavior, and mood: clinical findings and structural−functional synergies with cell membrane phospholipids. *Altern Med Rev.* 2007 Sep;12(3):207−27.

86. Zanarini MC, Frankenburg FR. Omega−3 fatty acid treatment of women with borderline personality disorder: a double−blind, placebo−controlled pilot study. *Am J Psychiatry.* 2003 Jan;160(1):167−9.

87. De Vriese SR, Christophe AB, Maes M. In humans, the seasonal variation in poly-unsaturated fatty acids is related to the seasonal variation in violent suicide and serotonergic markers of violent suicide. *Prostaglandins Leukot Essent Fatty Acids*. 2004 Jul;71(1):13-8.

88. Lewis MD, Hibbeln JR, Johnson JE, et al. Suicide deaths of active-duty US military and omega-3 fatty-acid status: a case-control comparison. *J Clin Psychiatry*. 2011 Dec;72(1):1585-90.

89. Huan M, Hamazaki K, Sun Y, et al. Suicide attempt and n-3 fatty acid levels in red blood cells: a case control study in China. *Biol Psychiatry*. 2004 Oct 1;56(7):490-6.

90. Hallahan B, Hibbeln JR, Davis JM, et al. Omega-3 fatty acid supplementation in patients with recurrent self-harm. Single-centre double-blind randomised controlled trial. *Br J Psychiatry*. 2007 Feb;190:118-22.

91. Green P, Hermesh H, Monselise A, et al. Red cell membrane omega-3 fatty acids are decreased in nondepressed patients with social anxiety disorder. *Eur Neuropsychopharmacol*. 2006 Feb;16(2):107-13.

92. Chiu CC, Huang SY, Su KP, et al. Polyunsaturated fatty acid deficit in patients with bipolar mania. *Eur Neuropsychopharmacol*. 2003 Mar;13(2):99-103.

93. Kidd PM. Omega-3 DHA and EPA for cognition, behavior, and mood: clinical findings and structural-functional synergies with cell membrane phospholipids. *Altern Med Rev*. 2007 Sep;12(3):207-27.

94. Connor WE, Connor SL. The importance of fish and docosahexaenoic acid in Alzheimer disease. *Am J Clin Nutr*. 2007 Apr;85(4):929-30.

95. Andlin-Sobocki P, Jonsson B, Wittchen HU, et al. Cost of disorders of the brain in Europe. *Eur J Neurol*. 2005 Jun;12 Suppl 1:1-27.

96. Olesen J, Gustavsson A, Svensson M, et al. The economic cost of brain disorders in Europe. *Eur J Neurol*. 2012 Jan;19(1):155-62.

97. Prasad MR, Lovell MA, Yatin M, et al. Regional membrane phospholipid alterations in Alzheimer's disease. *Neurochem Res*. 1998 Jan;23(1):81-8.

98. Kidd PM. Omega-3 DHA and EPA for cognition, behavior, and mood: clinical findings and structural-functional synergies with cell membrane phospholipids. *Altern Med Rev*. 2007 Sep;12(3):207-27.

99. Das UN. Essential fatty acids: biochemistry, physiology and pathology. *Biotechnology J*. 2006 Apr;1(4):420-39.

100. Moyad MA. An introduction to dietary/supplemental omega-3 fatty acids for general health and prevention: part II. *Urol Oncol.* 2005 Jan-Feb;23(1):36-48.

101. Kalmijn S, Launer LJ, Ott A, et al. Dietary fat intake and the risk of incident dementia in the Rotterdam Study. *Ann Neurol.* 1997 Nov;42(5):776-82.

102. Barberger-Gateau P, Letenneur L, Deschamps V, et al. Fish, meat, and risk of dementia: cohort study. *BMJ.* 2002 Oct 26;325(7370):932-3.

103. Morris MC, Evans DA, Bienias JL, et al. Consumption of fish and n-3 fatty acids and risk of incident Alzheimer disease. *Arch Neurol.* 2003 Jul;60(7):940-6.

104. Freemantle E, Vandal M, Tremblay-Mercier J, et al. Omega-3 fatty acids, energy substrates, and brain function during aging. *Prostaglandins Leukot Essent Fatty Acids.* 2006 Sep;75(3):213-20.

105. Ibid.

106. Ibid.

107. Ibid.

108. Ibid.

109. Tully AM, Roche HM, Doyle R, et al. Low serum cholesteryl ester-docosahexaenoic acid levels in Alzheimer's disease: a case-control study. *Br J Nutr.* 2003 Apr;89(4):483-9.

110. Conquer JA, Tierney MC, Zecevic J, et al. Fatty acid analysis of blood plasma of patients with Alzheimer's disease, other types of dementia, and cognitive impairment. *Lipids.* 2000 Dec;35(12):1305-12.

111. Huang TL. Omega-3 fatty acids, cognitive decline, and Alzheimer's disease: a critical review and evaluation of the literature. *J Alzheimers Dis.* 2010;21(3):673-90.

112. Whalley LJ, Deary IJ, Starr JM, et al. n-3 Fatty acid erythrocyte membrane content, APOE varepsilon4, and cognitive variation: an observational follow-up study in late adulthood. *Am J Clin Nutr.* 2008 Feb;87(2):449-54.

113. Mazereeuw G, Lanctot KL, Chau SA, et al. Effects of omega-3 fatty acids on cognitive performance: a meta-analysis. *Neurobiol Aging.* 2012 Jul;33(7):1482. e17-29.

114. Freemantle E, Vandal M, Tremblay-Mercier J, et al. Omega-3 fatty

acids, energy substrates, and brain function during aging. *Prostaglandins Leukot Essent Fatty Acids*. 2006 Sep;75(3):213-20.

115. Conquer JA, Tierney MC, Zecevic J, et al. Fatty acid analysis of blood plasma of patients with Alzheimer's disease, other types of dementia, and cognitive impairment. *Lipids*. 2000 Dec;35(12):1305-12.

116. Schaefer EJ, Bongard V, Beiser AS, et al. Plasma phosphatidylcholine docosahexaenoic acid content and risk of dementia and Alzheimer disease: the Framingham Heart Study. *Arch Neurol*. 2006 Nov;63(11):1545-50.

117. Freund-Levi Y, Eriksdotter-Jonhagen M, Cederholm T, et al. Omega-3 fatty acid treatment in 174 patients with mild to moderate Alzheimer disease: OmegAD study: a randomized double-blind trial. *Arch Neurol*. 2006 Oct;63(1):1402-8.

118. Mazereeuw G, Lanctot KL, Chau SA, et al. Effects of omega-3 fatty acids on cognitive performance: a meta-analysis. *Neurobiol Aging*. 2012 Jul;33(7):1482. e17-29.

119. Shinto L, Quinn J, Montine T, et al. A randomized placebo-controlled pilot trial of omega-3 fatty acids and alpha lipoic acid in Alzheimer's disease. *J Alzheimers Dis*. 2014;38(1):111-20.

120. Mazereeuw G, Lanctot KL, Chau SA, et al. Effects of omega-3 fatty acids on cognitive performance: a meta-analysis. *Neurobiol Aging*. 2012 Jul;33(7):1482. e17-29.

121. Kalmijn S, Launer LJ, Ott A, et al. Dietary fat intake and the risk of incident dementia in the Rotterdam Study. *Ann Neurol*. 1997 Nov;42(5):776-82.

122. Barberger-Gateau P, Letenneur L, Deschamps V, et al. Fish, meat, and risk of dementia: cohort study. *BMJ*. 2002 Oct 26;325(7370):932-3.

123. Richardson AJ, Puri BK. A randomized double-blind, placebo-controlled study of the effects of supplementation with highly unsaturated fatty acids on ADHD-related symptoms in children with specific learning difficulties. *Prog Neuropsychopharmacol Biol Psychiatry*. 2002 Feb;26(2):233-9.

124. Vancassel S, Durand G, Barthelemy C, et al. Plasma fatty acid levels in autistic children. *Prostaglandins Leukot Essent Fatty Acids*. 2001 Jul;65(1):1-7.

125. Mamalakis G, Tornaritis M, Kafatos A. Depression and adipose

essential polyunsaturated fatty acids. *Prostaglandins Leukot Essent Fatty Acids.* 2002 Nov;67(5):311-8.

126. Mamalakis G, Kalogeropoulos N, Andrikopoulos N, et al. Depression and long chain n-3 fatty acids in adipose tissue in adults from Crete. *Eur J Clin Nutr.* 2006 Jul;60(7):882-8.

127. Zanarini MC, Frankenburg FR. Omega-3 fatty acid treatment of women with borderline personality disorder: a double-blind, placebo-controlled pilot study. *Am J Psychiatry.* 2003 Jan;160(1):167-9.

128. Assies J, Lieverse R, Vreken P, et al. Significantly reduced docosahexaenoic and docosapentaenoic acid concentrations in erythrocyte membranes from schizophrenic patients compared with a carefully matched control group. *Biol Psychiatry.* 2001 Mar 15;49(6):510-22.

129. Hamazaki T, Sawazaki S, Itomura M, et al. Effect of docosahexaenoic acid on hostility. *World Rev Nutr Diet.* 2001;88:47-52.

130. Mamalakis G, Kafatos A, Tornaritis M, et al. Anxiety and adipose essential fatty acid precursors for prostaglandin E1 and E2. *J Am Coll Nutr.* 1998 Jun;17(3):239-43.

131. Shakeri J, Khanegi M, Golshani S, et al. Effects of omega-3 supplement in the treatment of patients with bipolar I disorder. *Int J Prev Med.* 2016 May 19;7:77.

132. Vesco AT, Lehmann J, Gracious BL, et al. Omega-3 supplementation for psychotic mania and comorbid anxiety in children. *J Child Adolesc Psychopharmacol.* 2015 Sep 1;25(7):526-34.

133. Cott J, Hibbeln JR. Lack of seasonal mood change in Icelanders. *Am J Psychiatry.* 2001 Feb;158(2):328.

134. Wong-Ekkabut J, Xu Z, Triampo W, et al. Effect of lipid peroxidation on the properties of lipid bilayers: a molecular dynamics study. *Biophys J.* 2007 Dec 15;93(12):4225-36.

135. Spiteller G. Peroxyl radicals: inductors of neurodegenerative and other inflammatory diseases. Their origin and how they transform cholesterol, phospholipids, plasmalogens, polyunsaturated fatty acids, sugars, and proteins into deleterious products. *Free Radic Biol Med.* 2006 Aug 1;41(3):362-87.

136. Ibid.

137. Ibid.

138. Moran JH, Mon T, Hendrickson TL, et al. Defining mechanisms of toxicity for linoleic acid monoepoxides and diols in Sf-21 cells. *Chem Res Toxicol*. 2001 Apr;14(4):431-7.

139. Montine TJ, Amarnath V, Martin ME, et al. E-4-hydroxy-2-nonenal is cytotoxic and cross-links cytoskeletal proteins in P19 neuroglial cultures. *Am J Pathol*. 1996 Jan;148(1):89-93.

140. Best KP, Gold M, Kennedy D, et al. Omega-3 long-chain PUFA intake during pregnancy and allergic disease outcomes in the offspring: a systematic review and meta-analysis of observational studies and randomized controlled trials. *Am J Clin Nutr*. 2016 Jan;103(1):128-43.

141. Ibid.

142. Ibid.

143. Maslova E, Strom M, Oken E, et al. Fish intake during pregnancy and the risk of child asthma and allergic rhinitis – longitudinal evidence from the Danish National Birth Cohort. *Br J Nutr*. 2013 Oct;110(7):1313-25.

144. Nwaru BI, Erkkola M, Lumia M, et al. Maternal intake of fatty acids during pregnancy and allergies in the offspring. *Br J Nutr*. 2012 Aug;108(4):720-32.

145. Jedrychowski W, Perera F, Maugeri U, et al. Effects of prenatal and perinatal exposure to fine air pollutants and maternal fish consumption on the occurrence of infantile eczema. *Int Arch Allergy Immunol*. 2011;155(3):275-81.

146. Willers SM, Devereux G, Craig LC, et al. Maternal food consumption during pregnancy and asthma, respiratory and atopic symptoms in 5-year-old children. *Thorax*. 2007 Sep;62(9):773-9.

147. Janakiram NB, Mohammed A, Rao CV. Role of lipoxins, resolvins, and other bioactive lipids in colon and pancreatic cancer. *Cancer Metastasis Rev*. 2011 Dec;30(3-4):507-23.

148. Gonzalez MJ, Schemmel RA, Gray JI, et al. Effect of dietary fat on growth of MCF-7 and MDA-MB231 human breast carcinomas in athymic nude mice: relationship between carcinoma growth and lipid peroxidation product levels. *Carcinogenesis*. 1991 Jul;12(7):1231-5.

149. Gonzalez MJ, Schemmel RA, Dugan L, Jr., et al. Dietary fish oil inhibits human breast carcinoma growth: a function of increased lipid peroxidation. *Lipids*. 1993 Sep;28(9):827-32.

150. Hudson EA, Beck SA, Tisdale MJ. Kinetics of the inhibition of tumour

growth in mice by eicosapentaenoic acid—reversal by linoleic acid. *Biochem Pharmacol.* 1993 Jun 9;45(11):2189–94.

151. Conklin KA. Dietary polyunsaturated fatty acids: impact on cancer chemotherapy and radiation. *Altern Med Rev.* 2002 Feb;7(1):4–21.

152. Ibid.

153. Ibid.

154. Ibid.

Chapter 7

1. Ogden CL, Carroll MD, Kit BK, et al. Prevalence of obesity in the United States, 2009–2010. *NCHS data brief.* 2012 Jan:(82)1–8.

2. Yki-Jarvinen H. Fat in the liver and insulin resistance. *Ann Med.* 2005;37(5): 347–56.

3. Jung SH, Ha KH, Kim DJ. Visceral fat mass has stronger associations with diabetes and prediabetes than other anthropometric obesity indicators among Korean adults. *Yonsei Med J.* 2016 May 1;57(3):674–80.

4. Sheth SG, Chopra Sanjive. Epidemiology, clinical features, and diagnosis of nonalcoholic fatty liver disease in adults [Internet]. *UpToDate.* 2018. Available from http://www.uptodate.com/contents/epidemiology-clinical-features-and -diagnosis-of-nonalcoholic-fatty-liver-disease-in-adults.

5. Vernon G, Baranova A, Younossi ZM. Systematic review: the epidemiology and natural history of non-alcoholic fatty liver disease and non-alcoholic steatohepatitis in adults. *Aliment Pharmacol Ther.* 2011 Aug;34(3):274–85.

6. Williams CD, Stengel J, Asike MI, et al. Prevalence of nonalcoholic fatty liver disease and nonalcoholic steatohepatitis among a largely middle-aged population utilizing ultrasound and liver biopsy: a prospective study. *Gastroenterology.* 2011 Jan;140(1):124–31.

7. Menke A, Casagrande S, Geiss L, et al. Prevalence of and trends in diabetes among adults in the United States, 1988–2012. JAMA. 2015 Sep 8;314(1):1021–9.

8. Lopategi A, Lopez-Vicario C, Alcaraz-Quiles J, et al. Role of bioactive lipid mediators in obese adipose tissue inflammation and endocrine dysfunction. *Mol Cell Endocrinol.* 2016 Jan5;419:44–59.

9. Ibid.

10. Claria J, Nguyen BT, Madenci AL, et al. Diversity of lipid mediators in human adipose tissue depots. *Am J Physiol Cell Physiol.* 2013 Jun 15;304(12):C1141-9.

11. Claria J, Dalli J, Yacoubian S, et al. Resolvin D1 and resolvin D2 govern local inflammatory tone in obese fat. *J Immunol.* 2012 Sep 1;189(5):2597-605.

12. Lopategi A, Lopez-Vicario C, Alcaraz-Quiles J, et al. Role of bioactive lipid mediators in obese adipose tissue inflammation and endocrine dysfunction. *Mol Cell Endocrinol.* 2016 Jan5;419:44-59.

13. White PJ, Arita M, Taguchi R, et al. Transgenic restoration of long-chain n-3 fatty acids in insulin target tissues improves resolution capacity and alleviates obesity-linked inflammation and insulin resistance in high-fat-fed mice. *Diabetes.* 2010 Dec;59(12):3066-73.

14. Neuhofer A, Zeyda M, Mascher D, et al. Impaired local production of proresolving lipid mediators in obesity and 17-HDHA as a potential treatment for obesity-associated inflammation. *Diabetes.* 2013 Jun;62(6):1945-56.

15. Hellmann J, Tang Y, Kosuri M, et al. Resolvin D1 decreases adipose tissue macrophage accumulation and improves insulin sensitivity in obese-diabetic mice. *FASEB J.* 2011 Jul;25(7):2399-407.

16. Lopategi A, Lopez-Vicario C, Alcaraz-Quiles J, et al. Role of bioactive lipid mediators in obese adipose tissue inflammation and endocrine dysfunction. *Mol Cell Endocrinol.* 2016 Jan5;419:44-59.

17. Ibid.

18. Guyenet SJ, Carlson SE. Increase in adipose tissue linoleic acid of US adults in the last half century. *Advances in Nutrition.* 2015 Nov 1;6(6):660-4.

19. Surette ME, Koumenis IL, Edens MB, et al. Inhibition of leukotriene synthesis, pharmacokinetics, and tolerability of a novel dietary fatty acid formulation in healthy adult subjects. *Clin Ther.* 2003 Mar;25(3):948-71.

20. James MJ, Gibson RA, Cleland LG. Dietary polyunsaturated fatty acids and inflammatory mediator production. *Am J Clin Nutr.* 2000 Jan;71(1 Suppl):343s-8s.

21. Manole, Bogdan A. Effect of alpha-linolenic acid on global fatty oxidation in adipocytes and skeletal muscle cells [honors thesis project].

University of Tennessee; 2011.

22. Ikemoto S, Takahashi M, Tsunoda N, et al. High-fat diet-induced hyperglycemia and obesity in mice: differential effects of dietary oils. *Metabolism*. 1996 Dec;45(12):1539-46.

23. Hill JO, Peters JC, Lin D, et al. Lipid accumulation and body fat distribution is influenced by type of dietary fat fed to rats. *Int J Obes Relat Metab Disord*. 1993 Apr;17(4):223-36.

24. Flachs P, Rossmeisl M, Kuda O, et al. Stimulation of mitochondrial oxidative capacity in white fat independent of UCP1: a key to lean phenotype. *Biochim Biophys Acta*. 2013 May;1831(5):986-1003.

25. Flachs P, Horakova O, Brauner P, et al. Polyunsaturated fatty acids of marine origin upregulate mitochondrial biogenesis and induce beta-oxidation in white fat. *Diabetologia*. 2005 Nov;48(11):2365-75.

26. Hensler M, Bardova K, Jilkova ZM, et al. The inhibition of fat cell proliferation by n-3 fatty acids in dietary obese mice. *Lipids Health Dis*. 2011 Aug 2;10:128.

27. Ruzickova J, Rossmeisl M, Prazak T, et al. Omega-3 PUFA of marine origin limit diet-induced obesity in mice by reducing cellularity of adipose tissue. *Lipids*. 2004 Dec;39(12):1177-85.

28. Spalding KL, Arner E, Westermark PO, et al. Dynamics of fat cell turnover in humans. *Nature*. 2008 Jun 5;453(7196):783-7.

29. Azain MJ. Role of fatty acids in adipocyte growth and development. *J Anim Sci*. 2004 Mar;82(3):916-24.

30. Hutley LJ, Newell FM, Joyner JM, et al. Effects of rosiglitazone and linoleic acid on human preadipocyte differentiation. *Eur J Clin Invest*. 2003 Jul;33(7):574-81.

31. Alvheim AR, Malde MK, Osei-Hyiaman D, et al. Dietary linoleic acid elevates endogenous 2-AG and anandamide and induces obesity. *Obesity (Silver Spring)*. 2012 Oct;20(1):1984-94.

32. Massiera F, Saint-Marc P, Seydoux J, et al. Arachidonic acid and prostacyclin signaling promote adipose tissue development: a human health concern? *J Lipid Res*. 2003 Feb;44(2):271-9.

33. Moon RJ, Harvey NC, Robinson SM, et al. Maternal plasma polyunsaturated fatty acid status in late pregnancy is associated with offspring body composition in childhood. *J Clin Endocrinol Metab*. 2013 Jan;98(1):299-307.

34. Donahue SM, Rifas-Shiman SL, Gold DR, et al. Prenatal fatty acid status and child adiposity at age 3 y: results from a US pregnancy cohort. *Am J Clin Nutr.* 2011 Apr;93(4):780-8.

35. Hill JO, Peters JC, Lin D, et al. Lipid accumulation and body fat distribution is influenced by type of dietary fat fed to rats. *Int J Obes Relat Metab Disord.* 1993 Apr;17(4):223-36.

36. Su W, Jones PJ. Dietary fatty acid composition influences energy accretion in rats. *J Nutr.* 1993 Dec;123(12):2109-14.

37. Baillie RA, Takada R, Nakamura M, et al. Coordinate induction of peroxisomal acyl-CoA oxidase and UCP-3 by dietary fish oil: a mechanism for decreased body fat deposition. *Prostaglandins Leukot Essent Fatty Acids.* 1999 May- Jun;60(5-6):351-6.

38. Belzung F, Raclot T, Groscolas R. Fish oil n-3 fatty acids selectively limit the hypertrophy of abdominal fat depots in growing rats fed high-fat diets. *Am J Physiol.* 1993 Jun;264(6 Pt 2):R1111-8.

39. Kunesova M, Braunerova R, Hlavaty P, et al. The influence of n-3 polyunsaturated fatty acids and very low calorie diet during a short-term weight reducing regimen on weight loss and serum fatty acid composition in severely obese women. *Physiol Res.* 2006;55(1):63-72.

40. Ibid.

41. Thorsdottir I, Tomasson H, Gunnarsdottir I, et al. Randomized trial of weight-loss-diets for young adults varying in fish and fish oil content. *Int J Obes (Lond).* 2007 Oct;31(1):1560-6.

42. Mater MK, Thelen AP, Pan DA, et al. Sterol response element-binding protein 1c (SREBP1c) is involved in the polyunsaturated fatty acid suppression of hepatic S14 gene transcription. *J Biol Chem.* 1999 Nov;274(46):32725-32.

43. Hulbert AJ, Else PL. Membranes as possible pacemakers of metabolism. *J Theor Biol.* 1999 Aug 7;199(3):257-74.

44. Allport S. The queen of fats: why omega-3s were removed from the western diet and what we can do to replace them. *Oakland (CA): University of California Press;* 2006. 232 p.

45. Hulbert AJ, Else PL. Membranes as possible pacemakers of metabolism. *J Theor Biol.* 1999 Aug 7;199(3):257-74.

46. Ibid.

291

47. Smith GI, Atherton P, Reeds DN, et al. Dietary omega−3 fatty acid supplementation increases the rate of muscle protein synthesis in older adults: a randomized controlled trial. *Am J Clin Nutr.* 2011 Feb;93(2):402−12.

48. Smith GI, Julliand S, Reeds DN, et al. Fish oil−derived n−3 PUFA therapy increases muscle mass and function in healthy older adults. *Am J Clin Nutr.* 2015 Jul;102(1):115−22.

49. Gingras AA, White PJ, Chouinard PY, et al. Long−chain omega−3 fatty acids regulate bovine whole−body protein metabolism by promoting muscle insulin signalling to the Akt−mTOR−S6K1 pathway and insulin sensitivity. *J Physiol.* 2007 Feb 15;579(Pt 1):269−84.

50. Alexander JW, Saito H, Trocki O, et al. The importance of lipid type in the diet after burn injury. *Ann Surg.* 1986 Jul;204(1):1−8.

51. Berbert AA, Kondo CR, Almendra CL, et al. Supplementation of fish oil and olive oil in patients with rheumatoid arthritis. *Nutrition.* 2005 Feb;21(2):131−6.

52. Murphy RA, Mourtzakis M, Chu QS, et al. Nutritional intervention with fish oil provides a benefit over standard of care for weight and skeletal muscle mass in patients with nonsmall cell lung cancer receiving chemotherapy. *Cancer.* 2011 Apr 15;117(8):1775−82.

53. Rodacki CL, Rodacki AL, Pereira G, et al. Fish−oil supplementation enhances the effects of strength training in elderly women. *Am J Clin Nutr.* 2012 Feb;95(2):428−36.

54. Ryan AM, Reynolds JV, Healy L, et al. Enteral nutrition enriched with eicosapentaenoic acid (EPA) preserves lean body mass following esophageal cancer surgery: results of a double−blinded randomized controlled trial. *Ann Surg.* 2009 Mar;249(3):355−63.

55. Whitehouse AS, Smith HJ, Drake JL, et al. Mechanism of attenuation of skeletal muscle protein catabolism in cancer cachexia by eicosapentaenoic acid. *Cancer Res.* 2001 May;61(9):3604−9.

56. Smith GI, Julliand S, Reeds DN, et al. Fish oil−derived n−3 PUFA therapy increases muscle mass and function in healthy older adults. *Am J Clin Nutr.* 2015 Jul;102(1):115−22.

57. Jucker BM, Cline GW, Barucci N, et al. Differential effects of safflower oil versus fish oil feeding on insulin−stimulated glycogen synthesis, glycolysis, and pyruvate dehydrogenase flux in skeletal muscle: a 13C nuclear magnetic resonance study. *Diabetes.* 1999 Jan;48(1):134−40.

292

58. Neschen S, Moore I, Regittnig W, et al. Contrasting effects of fish oil and safflower oil on hepatic peroxisomal and tissue lipid content. *Am J Physiol Endocrinol Metab.* 2002 Feb;282(2):E395-401.

59. Vaughan RA, Garcia-Smith R, Bisoffi M, et al. Conjugated linoleic acid or omega 3 fatty acids increase mitochondrial biosynthesis and metabolism in skeletal muscle cells. *Lipids Health Dis.* 2012 Oct 30;11:142.

60. Rodacki CL, Rodacki AL, Pereira G, et al. Fish-oil supplementation enhances the effects of strength training in elderly women. *Am J Clin Nutr.* 2012 Feb;95(2):428-36.

61. Peoples GE, McLennan PL, Howe PR, et al. Fish oil reduces heart rate and oxygen consumption during exercise. *J Cardiovasc Pharmacol.* 2008 Dec;52(6):540-7.

Chapter 8

1. Van Woudenbergh GJ, Kuijsten A, Van der Kallen CJ, et al. Comparison of fatty acid proportions in serum cholesteryl esters among people with different glucose tolerance status: the CoDAM study. *Nutr Metab Cardiovasc Dis.* 2012 Feb;22(2):133-40.

2. Adapted from Eicosanoids [Internet]. *Wikipedia.* Available from https://upload.wikimedia.org/wikipedia/ commons/5/58/EFA_to_ Eicosanoids.svg.

3. Van Woudenbergh GJ, Kuijsten A, Van der Kallen CJ, et al. Comparison of fatty acid proportions in serum cholesteryl esters among people with different glucose tolerance status: the CoDAM study. *Nutr Metab Cardiovasc Dis.* 2012 Feb;22(2):133-40.

4. Salomaa V, Ahola I, Tuomilehto J, et al. Fatty acid composition of serum cholesterol esters in different degrees of glucose intolerance: a population-based study. *Metabolism.* 1990 Dec;39(1):1285-91.

5. Steffen LM, Vessby B, Jacobs DR, Jr., et al. Serum phospholipid and cholesteryl ester fatty acids and estimated desaturase activities are related to overweight and cardiovascular risk factors in adolescents. *Int J Obes (Lond).* 2008 Aug;32(8):1297-304.

6. Warensjo E, Rosell M, Hellenius ML, et al. Associations between estimated fatty acid desaturase activities in serum lipids and adipose tissue in humans: links to obesity and insulin resistance. *Lipids Health Dis.* 2009 Aug 27;8:37.

7. Pan DA, Lillioja S, Milner MR, et al. Skeletal muscle membrane lipid composition is related to adiposity and insulin action. *J Clin Invest.* 1995 Dec;96(6):2802–8.

8. Brenner RR. Hormonal modulation of delta6 and delta5 desaturases: case of diabetes. *Prostaglandins Leukot Essent Fatty Acids.* 2003 Feb;68(2):151–62.

9. Ibid.

10. Bezard J, Blond JP, Bernard A, et al. The metabolism and availability of essential fatty acids in animal and human tissues. *Reprod Nutr Dev.* 1994;34(6):539–68.

11. Emken EA, Adlof RO, Gulley RM. Dietary linoleic acid influences desaturation and acylation of deuterium-labeled linoleic and linolenic acids in young adult males. *Biochim Biophys Acta.* 1994 Aug 4;1213(3):277–88.

12. St-Onge MP, Bosarge A, Goree LL, et al. Medium chain triglyceride oil consumption as part of a weight loss diet does not lead to an adverse metabolic profile when compared to olive oil. *J Am Coll Nutr.* 2008 Oct;27(5):547–52.

13. Van Wymelbeke V, Himaya A, Louis-Sylvestre J, et al. Influence of medium-chain and long-chain triacylglycerols on the control of food intake in men. *Am J Clin Nutr.* 1998 Aug;68(2):226–34.

14. Mumme K, Stonehouse W. Effects of medium-chain triglycerides on weight loss and body composition: a meta-analysis of randomized controlled trials. *J Acad Nutr Diet.* 2015 Feb;115(2):249–63.

15. Binnert C, Pachiaudi C, Beylot M, et al. Influence of human obesity on the metabolic fate of dietary long- and medium-chain triacylglycerols. *Am J Clin Nutr.* 1998 Apr;67(4):595–601.

16. Assuncao ML, Ferreira HS, dos Santos AF, et al. Effects of dietary coconut oil on the biochemical and anthropometric profiles of women presenting abdominal obesity. *Lipids.* 2009 Jul;44(7):593–601.

17. Liau KM, Lee YY, Chen CK, et al. An open-label pilot study to assess the efficacy and safety of virgin coconut oil in reducing visceral adiposity. *ISRN Pharmacol.* 2011;2011:949686.

18. DeLany JP, Windhauser MM, Champagne CM, et al. Differential oxidation of individual dietary fatty acids in humans. *Am J Clin Nutr.* 2000 Oct;72(4):905–11.

19. Lasekan JB, Rivera J, Hirvonen MD, et al. Energy expenditure in rats maintained with intravenous or intragastric infusion of total parenteral nutrition solutions containing medium- or long-chain triglyceride emulsions. *J Nutr.* 1992 Jul;122(7):1483-92.

20. DeLany JP, Windhauser MM, Champagne CM, et al. Differential oxidation of individual dietary fatty acids in humans. *Am J Clin Nutr.* 2000 Oct;72(4):905-11.

21. Ibid.

22. Leyton J, Drury PJ, Crawford MA. Differential oxidation of saturated and unsaturated fatty acids in vivo in the rat. *Br J Nutr.* 1987 May;57(3):383-93.

23. Lasekan JB, Rivera J, Hirvonen MD, et al. Energy expenditure in rats maintained with intravenous or intragastric infusion of total parenteral nutrition solutions containing medium- or long-chain triglyceride emulsions. *J Nutr.* 1992 Jul;122(7):1483-92.

24. McCarty MF, DiNicolantonio JJ. Lauric acid-rich medium-chain triglycerides can substitute for other oils in cooking applications and may have limited pathogenicity. *Open Heart.* 2016 Jul 27;3(2):105.

25. Albert BB, Derraik JG, Cameron-Smith D, et al. Fish oil supplements in New Zealand are highly oxidised and do not meet label content of n-3 PUFA. *Sci Rep* 2015;5:7928.

26. von Schacky C. Cardiovascular disease prevention and treatment. *Prostaglandins Leukot Essent Fatty Acids.* 2009 Aug-Sep;81(2-3):193-8.

27. Bunea R, El Farrah K, Deutsch L. Evaluation of the effects of Neptune Krill Oil on the clinical course of hyperlipidemia. *Altern Med Rev.* 2004 Dec;9(4):420-8.

28. Schuchardt JP, Schneider I, Meyer H, et al. Incorporation of EPA and DHA into plasma phospholipids in response to different omega-3 fatty acid formulations—a comparative bioavailability study of fish oil vs. krill oil. *Lipids Health Dis.* 2011 Aug 22;10:145.

29. Neubronner J, Schuchardt JP, Kressel G, et al. Enhanced increase of omega-3 index in response to long-term n-3 fatty acid supplementation from triacylglycerides versus ethyl esters. *Eur J Clin Nutr.* 2011 Deb;65(2):247-54.

30. Dyerberg J, Madsen P, Moller JM, et al. Bioavailability of marine n-3 fatty acid formulations. *Prostaglandins Leukot Essent Fatty Acids.* 2010

Sep;83(3):137-41.

31. Krill [Internet]. *Nat Geog*. Available from http://www. national-geographic.com /animals/invertebrates/group/krill/.

32. Ulven SM, Kirkhus B, Lamglait A, et al. Metabolic effects of krill oil are essentially similar to those of fish oil but at lower dose of EPA and DHA, in healthy volunteers. *Lipids*. 2011 Jan;46(1):37-46.

33. Nguyen LN, Ma D, Shui G, et al. Mfsd2a is a transporter for the essential omega-3 fatty acid docosahexaenoic acid. *Nature*. 2014 May 22;509(7501):503-6.

34. Alakbarzade V, Hameed A, Quek DQ, et al. A partially inactivating mutation in the sodium-dependent lysophosphatidylcholine transporter MFSD2A causes a non-lethal microcephaly syndrome. *Nat Genet*. 2015 Jul;47(7):814-7.

35. Guemez-Gamboa A, Nguyen LN, Yang H, et al. Inactivating mutations in MFSD2A, required for omega-3 fatty acid transport in brain, cause a lethal microcephaly syndrome. *Nat Genet*. 2015 Jul;47(7):809-13.

36. Nishida Y, Yamashita E, Miki W, et al. Quenching activities of common hydrophilic and lipophilic antioxidants against singlet oxygen using chemiluminescence detection system. *Carotenoid Science*. 2007 Jan;11(6):16-20.

37. Corbin KD, Zeisel SH. Choline metabolism provides novel insights into nonalcoholic fatty liver disease and its progression. *Curr Opin Gastroenterol*. 2012 Mar;28(2):159-65.

38. Nguyen LN, Ma D, Shui G, et al. Mfsd2a is a transporter for the essential omega-3 fatty acid docosahexaenoic acid. *Nature*. 2014 May 22;509(7501):503-6.

39. Alakbarzade V, Hameed A, Quek DQ, et al. A partially inactivating mutation in the sodium-dependent lysophosphatidylcholine transporter MFSD2A causes a non-lethal microcephaly syndrome. *Nat Genet*. 2015 Jul;47(7):814-7.

40. Guemez-Gamboa A, Nguyen LN, Yang H, et al. Inactivating mutations in MFSD2A, required for omega-3 fatty acid transport in brain, cause a lethal microcephaly syndrome. *Nat Genet*. 2015 Jul;47(7):809-13.

41. MSC labelled Aker Biomarine krill products are from a sustainable and well-managed fishery [Internet. Marine Stewardship Counci. 2018 Mar 27. Available from http://www.msc.org/newsroom/news/msc-labelled-

aker-biomarine-krill-products-are-from-a-sustainable-and-well-managed-fishery.

42. Ulven SM, Kirkhus B, Lamglait A, et al. Metabolic effects of krill oil are essentially similar to those of fish oil but at lower dose of EPA and DHA, in healthy volunteers. *Lipids*. 2011 Jan;46(1):37-46.

43. Krill oil. Monograph. *Altern Med Rev*. 2010 Apr;15(1):84-6.

44. Maki KC, Reeves MS, Farmer M, et al. Krill oil supplementation increases plasma concentrations of eicosapentaenoic and docosahexaenoic acids in overweight and obese men and women. *Nutr Res*. 2009 Sep;29(9):609-15.

45. Deutsch L. Evaluation of the effect of Neptune Krill Oil on chronic inflammation and arthritic symptoms. *J Am Coll Nutr*. 2007 Feb;26(1):39-48.

46. Sampalis F, Bunea R, Pelland MF, et al. Evaluation of the effects of Neptune Krill Oil on the management of premenstrual syndrome and dysmenorrhea. *Altern Med Rev*. 2003 May;8(2):171-9.

47. Gamma-linolenic acid (GLA). Monograph. *Altern Med Rev*. 2004 Mar;9(1):70-8.

48. Ibid.

49. Leventhal LJ, Boyce EG, Zurier RB. Treatment of rheumatoid arthritis with gammalinolenic acid. *Ann Intern Med*. 1993 Nov 1;119(9):867-73.

50. Zurier RB, Rossetti RG, Jacobson EW, et al. gamma-Linolenic acid treatment of rheumatoid arthritis. A randomized, placebo-controlled trial. *Arthritis Rheum*. 1996 Nov;39(11):1808-17.

51. Gamma-linolenic acid (GLA). Monograph. *Altern Med Rev*. 2004 Mar;9(1):70-8.

52. Leventhal LJ, Boyce EG, Zurier RB. Treatment of rheumatoid arthritis with blackcurrant seed oil. *Br J Rheumatol*. 1994 Sep;33(9):847-52.

53. Melnik BC, Plewig G. Is the origin of atopy linked to deficient conversion of omega-6-fatty acids to prostaglandin E1? *J Am Acad Dermatol*. 1989 Sep;21(3 Pt 1):557-63.

54. Morse PF, Horrobin DF, Manku MS, et al. Meta-analysis of placebo-controlled studies of the efficacy of Epogam in the treatment of atopic eczema. Relationship between plasma essential fatty acid changes and clinical response. *Br J Dermatol*. 1989 Jul;121(1):75-90.

55. Horrobin DF. Nutritional and medical importance of gamma-linolenic acid. *Prog Lipid Res.* 1992;31(2):163-94.

56. Hansen AE. Essential fatty acids and infant nutrition; Borden award address. *Pediatrics* 1958 Mar;21(3):494-501.

57. Surette ME, Stull D, Lindemann J. The impact of a medical food containing gammalinolenic and eicosapentaenoic acids on asthma management and the quality of life of adult asthma patients. *Curr Med Res Opin.* 2008 Feb;24(2):559-67.

58. Brush MG, Watson SJ, Horrobin DF, et al. Abnormal essential fatty acid levels in plasma of women with premenstrual syndrome. *Am J Obstet Gynecol.* 1984 Oct;150(4):363-6.

59. Arnold LE, Pinkham SM, Votolato N. Does zinc moderate essential fatty acid and amphetamine treatment of attention-deficit/hyperactivity disorder? *J Child Adolesc Psychopharmacol.* 2000 Summer;10(2):111-7.

60. Kruger MC, Coetzer H, de Winter R, et al. Calcium, gamma-linolenic acid and eicosapentaenoic acid supplementation in senile osteoporosis. *Aging (Milano).* 1998 Oct;10(5):385-94.

61. Barabino S, Rolando M, Camicione P, et al. Systemic linoleic and gamma-linolenic acid therapy in dry eye syndrome with an inflammatory component. *Cornea.* 2003 Mar;22(2):97-101.

62. Guillaume D, Charrouf Z. Argan oil. Monograph. *Altern Med Rev.* 2011 Sep;16(3):275-9.

63. Charrouf Z, Guillaume D. Should the amazigh diet (regular and moderate argan-oil consumption) have a beneficial impact on human health? *Crit Rev Food Sci Nutr.* 2010 May;50(5):473-7.

64. Guillaume D, Charrouf Z. Argan oil. Monograph. *Altern Med Rev.* 2011 Sep;16(3):275-9.

65. Ibid.

66. Harhar H, Gharby S, Kartah B, et al. Influence of argan kernel roasting-time on virgin argan oil composition and oxidative stability. *Plant Foods Hum Nutr.* 2011 Jan;66(2):163-8.

67. Guillaume D, Charrouf Z. Argan oil. Monograph. *Altern Med Rev.* 2011 Sep;16(3):275-9.

68. Ibid.

69. Dobrev H. Clinical and instrumental study of the efficacy of a new

sebum control cream. *J Cosmet Dermatol*. 2007 Jun;6(2):113-8.

70. Berrougui H, Ettaib A, Herrera Gonzalez MD, et al. Hypolipidemic and hypocholesterolemic effect of argan oil (Argania spinosa L.) in Meriones shawi rats. *J Ethnopharmacol*. 2003 Nov;89(1):15-8.

71. Derouiche A, Cherki M, Drissi A, et al. Nutritional intervention study with argan oil in man: effects on lipids and apolipoproteins. *Ann Nutr Metab*. 2005 May-Jun;49(3):196-201.

72. Berrougui H, Cloutier M, Isabelle M, et al. Phenolic-extract from argan oil (Argania spinosa L.) inhibits human low-density lipoprotein (LDL) oxidation and enhances cholesterol efflux from human THP-1 macrophages. *Atherosclerosis*. 2006 Feb;184(2):389-96.

73. Cherki M, Derouiche A, Drissi A, et al. Consumption of argan oil may have an antiatherogenic effect by improving paraoxonase activities and antioxidant status: Intervention study in healthy men. *Nutr Metab Cardiovasc Dis*. 2005 Oct;15(5):352-60.

74. Ould Mohamedou MM, Zouirech K, El Messal M, et al. Argan oil exerts an antiatherogenic effect by improving lipids and susceptibility of LDL to oxidation in type 2 diabetes patients. *Int J Endocrinol*. 2011;2011:747835.

75. Ibid.

76. Haimeur A, Messaouri H, Ulmann L, et al. Argan oil prevents prothrombotic complications by lowering lipid levels and platelet aggregation, enhancing oxidative status in dyslipidemic patients from the area of Rabat (Morocco). *Lipids Health Dis*. 2013;12:107.

77. Ibid.

78. Mekhfi H, Belmekki F, Ziyyat A, et al. Antithrombotic activity of argan oil: an in vivo experimental study. *Nutrition*. 2012 Sep;28(9):937-41.

79. El Midaoui A, Haddad Y, Couture R. Beneficial effects of argan oil on blood pressure, insulin resistance, and oxidative stress in rat. *Nutrition*. 2016 Oct;32(10):1132-7.

80. Bellahcen S, Hakkou Z, Ziyyat A, et al. Antidiabetic and antihypertensive effect of Virgin Argan Oil in model of neonatal streptozotocin-induced diabetic and l-nitroarginine methylester (l-NAME) hypertensive rats. *J Complement Integr Med*. 2013 Jul 6;10.

81. Berrougui H, Alvarez de Sotomayor M, Perez-Guerrero C, et al. Argan (Argania spinosa) oil lowers blood pressure and improves endothelial dysfunction in spontaneously hypertensive rats. *Br J Nutr*. 2004

Dec;92(6):921–9.

82. Berrada Y, Settaf A, Baddouri K, et al. [Experimental evidence of an antihypertensive and hypocholesterolemic effect of oil of argan, Argania sideroxylon]. *Therapie*. 2000 May–Jun;55(3):375–8.

83. Guillaume D, Charrouf Z. Argan oil. Monograph. *Altern Med Rev*. 2011 Sep;16(3):275–9.

Chapter 9

1. Daley CA, Abbott A, Doyle PS, et al. A review of fatty acid profiles and antioxidant content in grass–fed and grain–fed beef. *Nutr J*. 2010 Mar;9:10.

2. Moyad MA. An introduction to dietary/supplemental omega–3 fatty acids for general health and prevention: part I. *Urol Oncol*. 2005 Jan–Feb;23(1):28–35.

3. Arab–Tehrany E, Jacquot M, Gaiani C, et al. Beneficial effects and oxidative stability of omega–3 long–chain polyunsaturated fatty acids. *Trends in Food Science & Technology*. 2012 May;25(1):24–33.

4. Modified from Arab–Tehrany E, Jacquot M, Gaiani C, et al. Beneficial effects and oxidative stability of omega–3 long–chain polyunsaturated fatty acids. *Trends in Food Science & Technology*. 2012 May;25(1):24–33.

5. How safe is your shrimp? [Internet]. *Consumer Reports*. 2015 Apr 24 [cited 4 Jun 2018].Available from http://www.consumerreports. org/cro/magazine/ 2015/06/shrimp–safety/index.htm.

6. Wild caught vs. farm raised [Internet]. *Carson & Co*. [cited 4 Jun 2018]. Available from http://www.carsonandcompany.net/shrimp–products/wild–caught–shrimp–vs–farm–raised.

7. Au WW. Susceptibility of children to environmental toxic substances. *Int J Hyg Env Health*. 2002; 205(1). Available from http://www.citizen.org/cmep/article _redirect.cfm?ID=12706.

8. DiNicolantonio JJ, McCarty MF, Chatterjee S, et al. A higher dietary ratio of long–chain omega–3 to total omega–6 fatty acids for prevention of COX–2–dependent adenocarcinomas. *Nutr Cancer*. 2014;66(8):1279–84.

9. *Selfnutritiondata*. http://nutritiondata.self.com. Accessed 2/12/2018.

10. Herrera-Camacho J, Soberano-Martinez A, Orozco Duran KE. Effect of fatty acids on reproductive performance of ruminants. *Artificial Insemination in Farm Animals*. 2011 Jun 21:217-242. Available at http://www.intechopen.com /books/artificial-insemination-in-farm-animals/effect-of-fatty-acids-on -reproductive-performance-of-ruminants.

11. *USDA Food Composition Databases* [Internet]. Available from https://ndb.nal .usda.gov/ndb/.

12. Adapted from Rodriguez-Leyva D, Dupasquier CM, McCullough R, et al. The cardiovascular effects of flaxseed and its omega-3 fatty acid, alpha-linolenic acid. Can J Cardiol. 2010 Nov;26(9):489-96.

13. James MJ, Gibson RA, Cleland LG. Dietary polyunsaturated fatty acids and inflammatory mediator production. *Am J Clin Nutr.* 2000 Jan;71(1 Suppl):343s-8s.

14. Rallidis LS, Paschos G, Liakos GK, et al. Dietary alpha-linolenic acid decreases C-reactive protein, serum amyloid A and interleukin-6 in dyslipidaemic patients. *Atherosclerosis.* 2003 Apr;167(2):237-42.

15. Paschos GK, Rallidis LS, Liakos GK, et al. Background diet influences the anti-inflammatory effect of alpha-linolenic acid in dyslipidaemic subjects. *Br J Nutr.* 2004 Oct;92(4):649-55.

16. Bemelmans WJ, Lefrandt JD, Feskens EJ, et al. Increased alpha-linolenic acid intake lowers C-reactive protein, but has no effect on markers of atherosclerosis. *Eur J Clin Nutr.* 2004 Jul;58(7):1083-9.

17. Allman MA, Pena MM, Pang D. Supplementation with flaxseed oil versus sunflowerseed oil in healthy young men consuming a low fat diet: effects on platelet composition and function. *Eur J Clin Nutr.* 1995 Mar;49(3):169-78.

18. Zhao G, Etherton TD, Martin KR, et al. Dietary alpha-linolenic acid reduces inflammatory and lipid cardiovascular risk factors in hypercholesterolemic men and women. *J Nutr.* 2004 Nov;134(11):2991-7.

19. Faintuch J, Horie LM, Barbeiro HV, et al. Systemic inflammation in morbidly obese subjects: response to oral supplementation with alpha-linolenic acid. *Obes Surg.* 2007 Mar;17(3):341-7.

20. Mandasescu S, Mocanu V, Dascalita AM, et al. Flaxseed supplementation in hyperlipidemic patients. *Rev Med Chir Soc Med Nat Iasi.* 2005 Jul-Sep;109(3):502-6.

21. Bloedon LT, Balikai S, Chittams J, et al. Flaxseed and cardiovascular risk factors: results from a double blind, randomized, controlled clinical trial. *J Am Coll Nutr.* 2008 Feb;27(1):65–74.

22. Mandasescu S, Mocanu V, Dascalita AM, et al. Flaxseed supplementation in hyperlipidemic patients. *Rev Med Chir Soc Med Nat Iasi.* 2005 Jul–Sep;109(3):502–6.

23. Kawakami Y, Yamanaka–Okumura H, Naniwa–Kuroki Y, et al. Flaxseed oil intake reduces serum small dense low–density lipoprotein concentrations in Japanese men: a randomized, double blind, crossover study. *Nutr J.* 2015 Apr 21;14:39.

24. Bassett CM, McCullough RS, Edel AL, et al. The alpha–linolenic acid content of flaxseed can prevent the atherogenic effects of dietary trans fat. *Am J Physiol Heart Circ Physiol* 2011;301:H2220–6.

25. Manda D, Giurcaneanu G, Ionescu L, et al. Lipid profile after alpha–linolenic acid (ALA) enriched eggs diet: a study on healthy volunteers. *Archiva Zootechnica.* 2008;11(2):35–41.

26. Daley CA, Abbott A, Doyle PS, et al. A review of fatty acid profiles and antioxidant content in grass–fed and grain–fed beef. *Nutr J.* 2010 Mar;9:10.

27. Ibid.

28. Pariza MW, Park Y, Cook ME. Mechanisms of action of conjugated linoleic acid: evidence and speculation. *Proc Soc Exp Biol Med.* 2000 Jan;223(1):8–13.

29. Moon HS. Biological effects of conjugated linoleic acid on obesity–related cancers. *Chem Biol Interact.* 2014 Dec 5;224:189–95.

30. Daley CA, Abbott A, Doyle PS, et al. A review of fatty acid profiles and antioxidant content in grass–fed and grain–fed beef. *Nutrition Journal.* 2010;9:10.

31. Dhiman TR, Anand GR, Satter LD, et al. Conjugated linoleic acid content of milk from cows fed different diets. *J Dairy Sci.* 1999 Oct;82(1):2146–56.

32. Lehnen TE, da Silva MR, Camacho A, et al. A review on effects of conjugated linoleic fatty acid (CLA) upon body composition and energetic metabolism. *J Int Soc Sports Nutr.* 2015;12:36.

33. McCrorie TA, Keaveney EM, Wallace JM, et al. Human health effects of conjugated linoleic acid from milk and supplements. *Nutr Res Rev.* 2011

Dec;24(2):206–27.

34. Gaullier JM, Halse J, Hoivik HO, et al. Six months supplementation with conjugated linoleic acid induces regional-specific fat mass decreases in overweight and obese. *Br J Nutr.* 2007 Mar;97(3):550–60.

35. Wang Y, Jones PJ. Dietary conjugated linoleic acid and body composition. *Am J Clin Nutr.* 2004 Jun;79(6 Suppl):1153s–8s.

36. Daley CA, Abbott A, Doyle PS, et al. A review of fatty acid profiles and antioxidant content in grass-fed and grain-fed beef. *Nutr J.* 2010 Mar;9:10.

37. Ibid.

38. Ibid.

39. Ibid.

40. Descalzo AM, Rossetti L, Grigioni G, et al. Antioxidant status and odour profile in fresh beef from pasture or grain-fed cattle. *Meat Sci.* 2007 Feb;75(2):299–307.

41. Gatellier P, Mercier Y, Renerre M. Effect of diet finishing mode (pasture or mixed diet) on antioxidant status of Charolais bovine meat. *Meat Sci.* 2004 Jul;67(3):385–94.

42. Daley CA, Abbott A, Doyle PS, et al. A review of fatty acid profiles and antioxidant content in grass-fed and grain-fed beef. *Nutr J.* 2010 Mar;9:10.

43. Mercola J. The unsavory aspects of farmed shrimp [Internet]. *Mercola.* 2013 Aug 14 [cited 4 Jun 2018]. Available from http://articles.mercola.com/sites/articles/ archive/2013/08/14/farmed-shrimp.aspx.

44. How safe is your shrimp? [Internet]. *Consumer Reports.* 2015 Apr 24 [cited 4 Jun 2018]. Available from http://www.consumerreports.org/cro/magazine /2015/06/ shrimp-safety/index.htm.

45. Gunnars K. Grass-fed vs. grain-fed beef-what's the difference? [Internet]. *Healthline.* 2018 May 7 [cited 4 Jun 2018]. Available from https:// authoritynutrition.com/grass-fed-vs-grain-fed-beef/.

46. Robinson J. Health benefits of grass-fed products [Internet]. *Eatwild.* [cited 4 Jun 2018]. Available from http://www.eatwild.com/healthbenefits.htm.

47. Ibid.

48. Chicken, broilers or fryers, back, meat and skin, cooked, rotisserie, original seasoning [Internet]. *Selfnutritiondata* [cited 4 Jun 2018]. Available from. http://nutritiondata.self.com/facts/poultry-products/10483/2.

49. Pork, fresh, loin, blade (chops), bone-in, separable lean and fat, cooked, braised [Internet]. *Selfnutritiondata* [cited 4 Jun 2018]. Available from http:// nutritiondata.self.com/facts/pork-products/2120/2.

50. Beef, tenderloin, separable lean and fat, trimmed to 0" fat, all grades, cooked, broiled [Internet]. *Selfnutritiondata* [cited 4 Jun 2018]. Available from http:// nutritiondata.self.com/facts/beef-products/3574/2.